先端
アンチエイジング医療

本当に安心できる医学ガイド

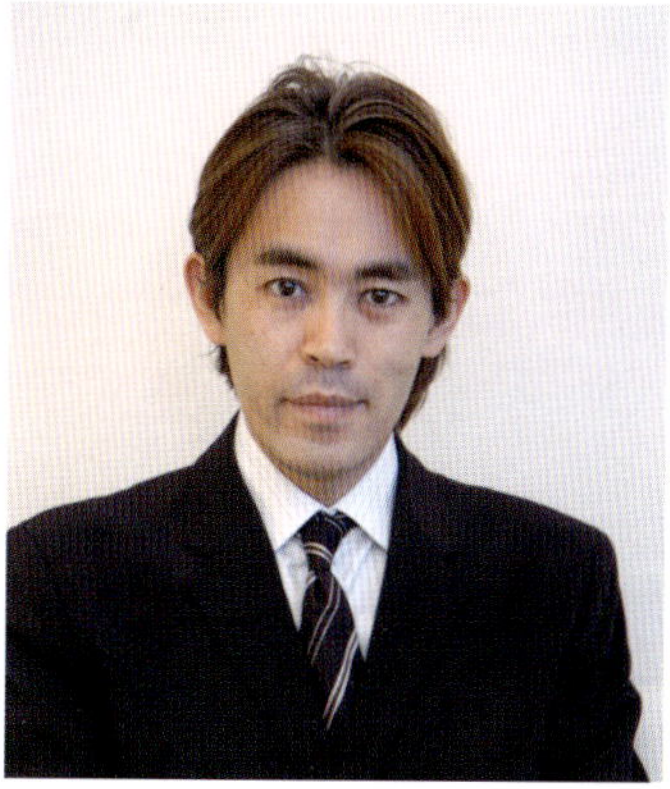

日本美容外科学会認定専門医
トップアスリート（株）代表取締役
さかえクリニック院長

医学博士
末武信宏

美肌作り（ウルティマ）

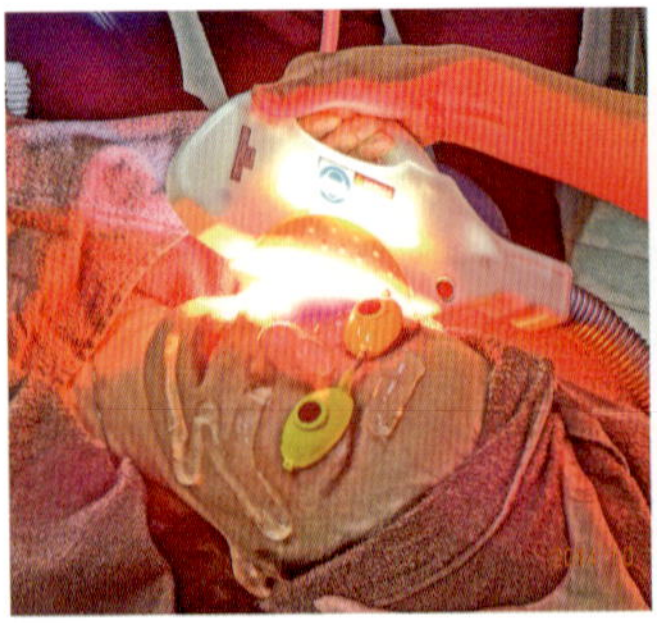

ウルティマによるIPL美肌治療

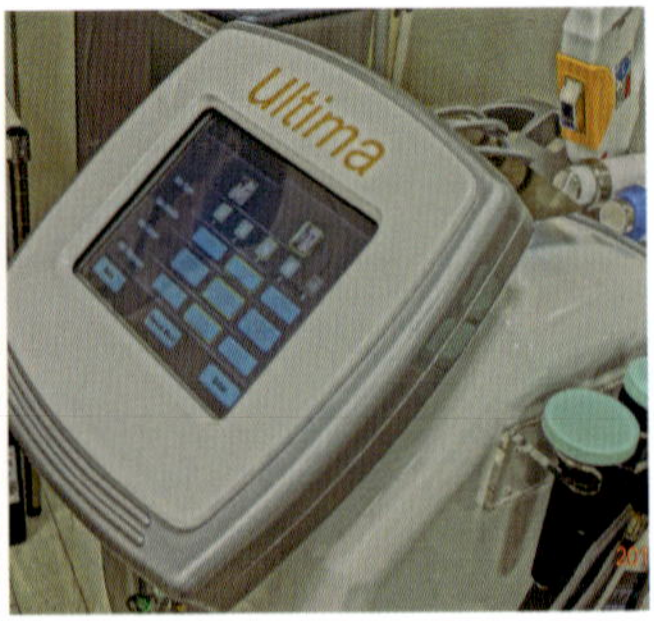

複合美容治療システム　ウルティマ

治療後　毛穴の開きの改善が認められる

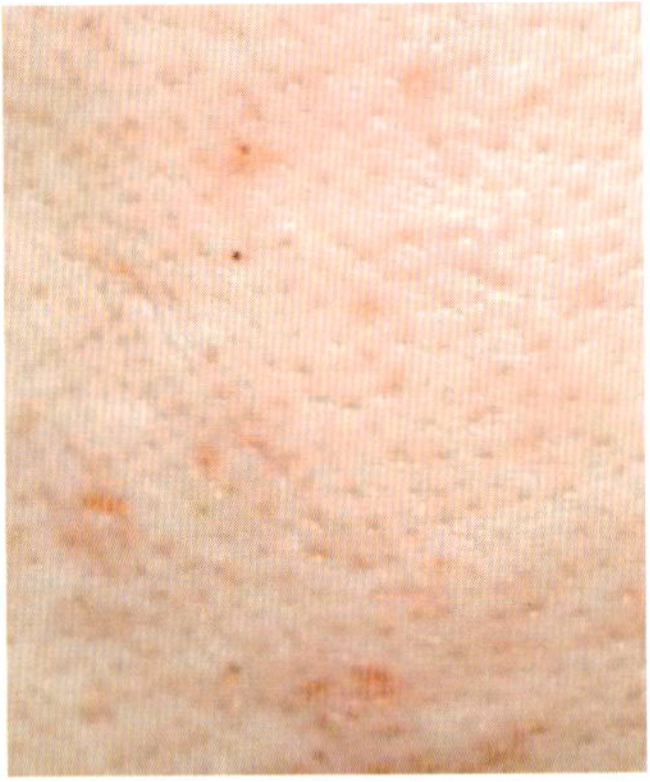

治療前　毛穴の開きが目立つ

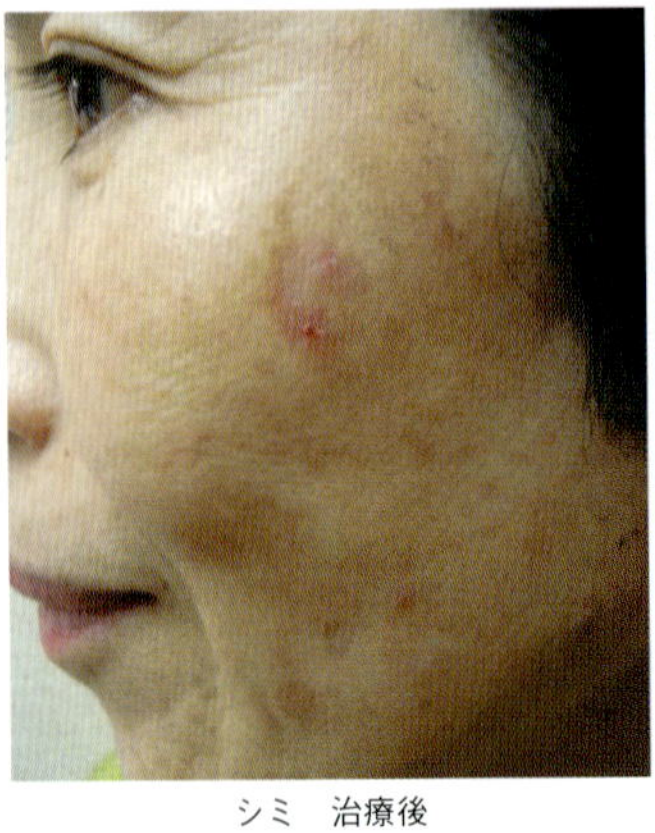

シミ　治療後

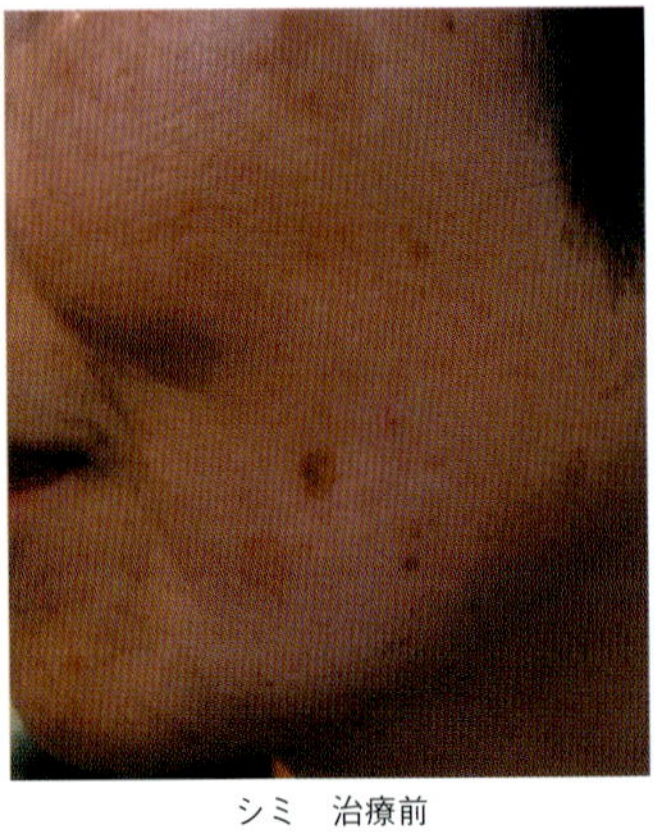

シミ　治療前

タルミ・シワ（ウルトラフォーマー）

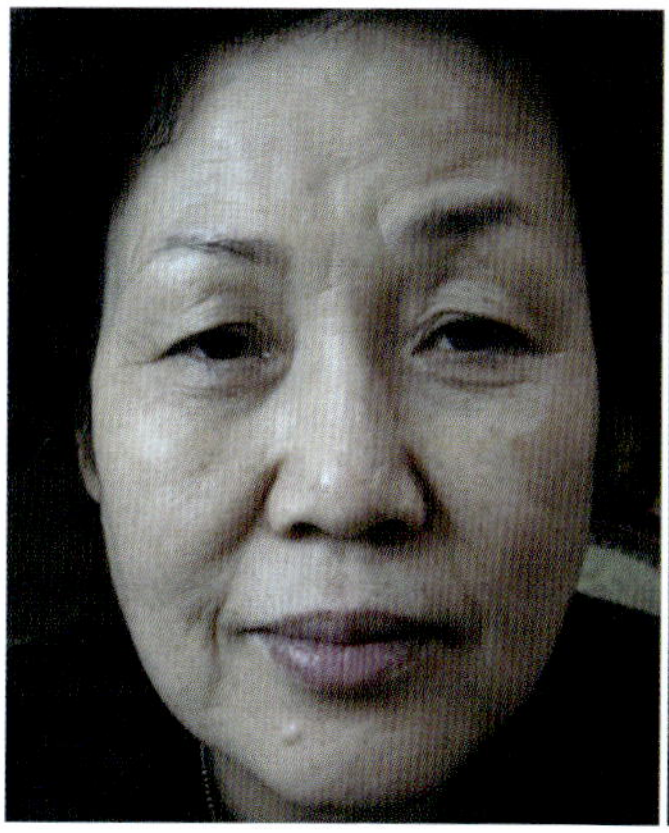

ウルトラフォーマー施術前

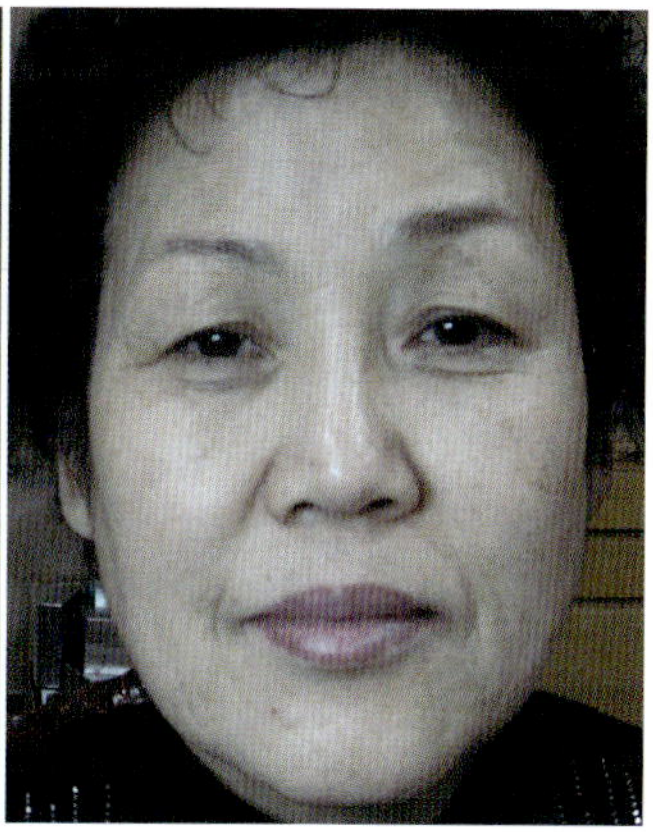

ウルトラフォーマー施術後

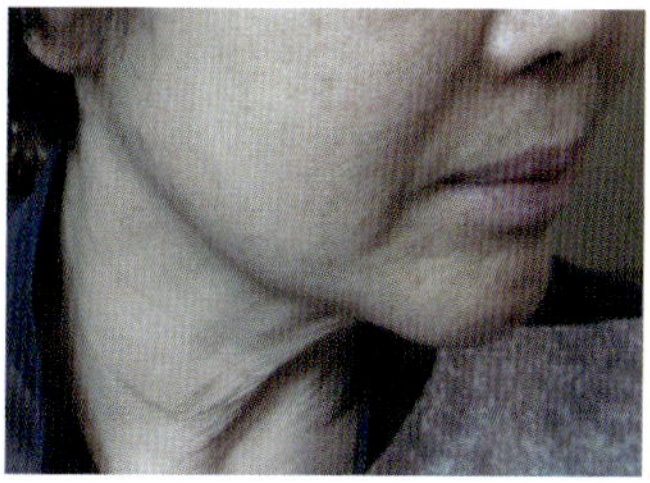

ウルトラフォーマー施術前

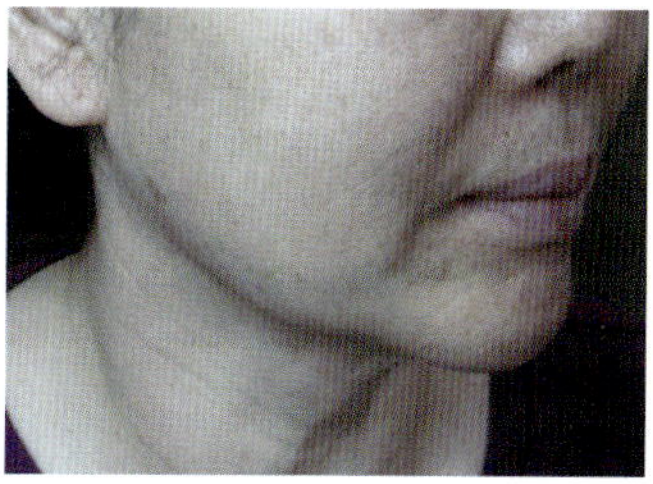

ウルトラフォーマー施術後

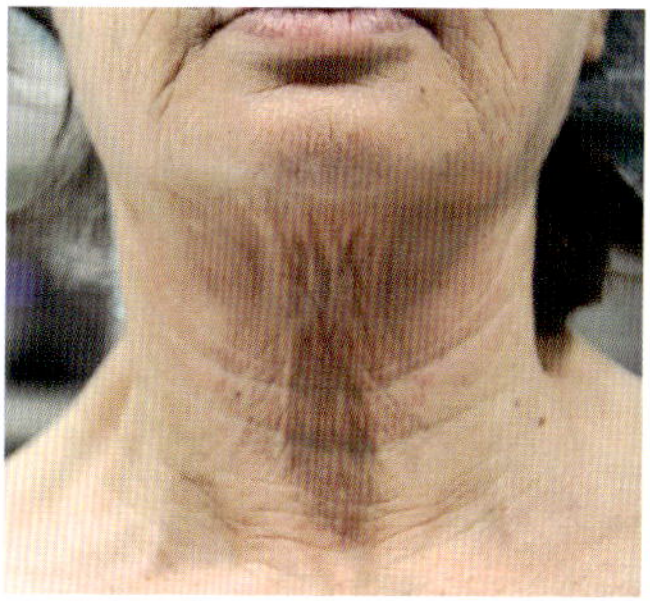

治療前

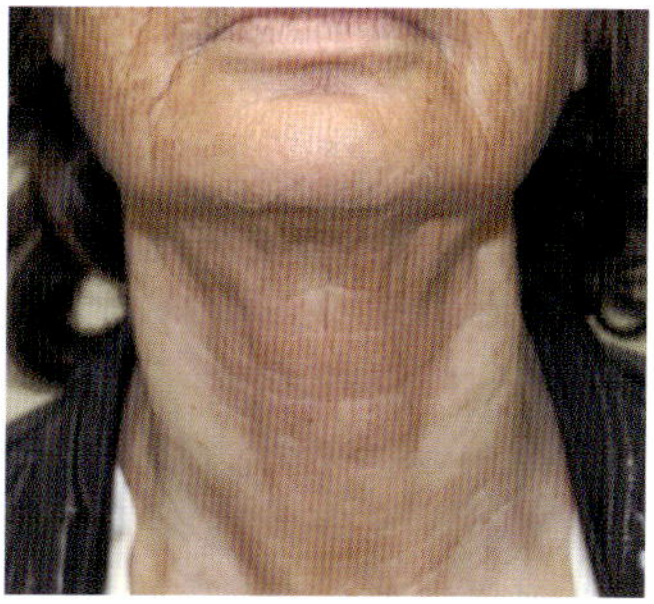

治療２カ月後

二重まぶた

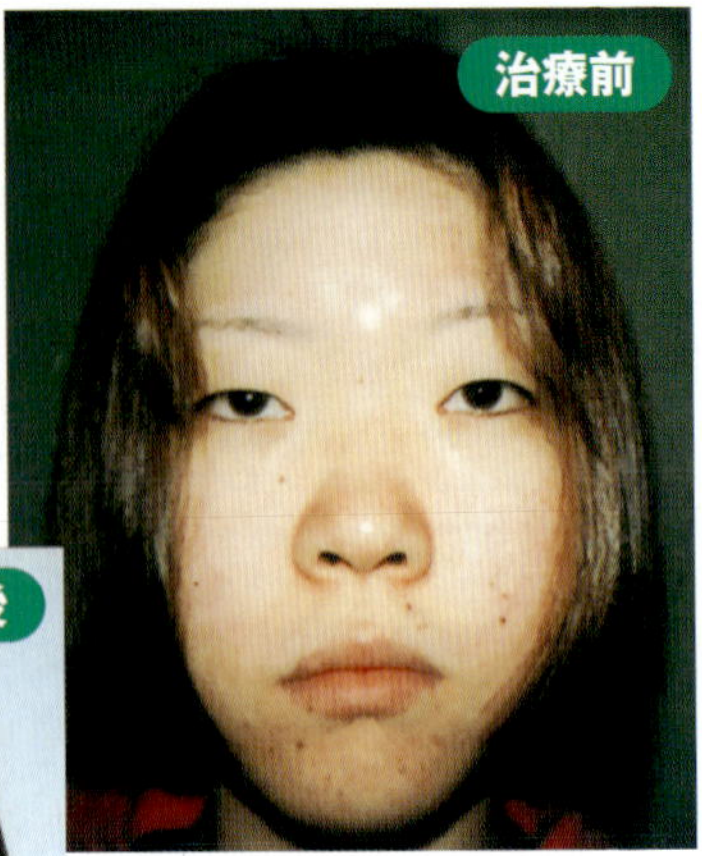

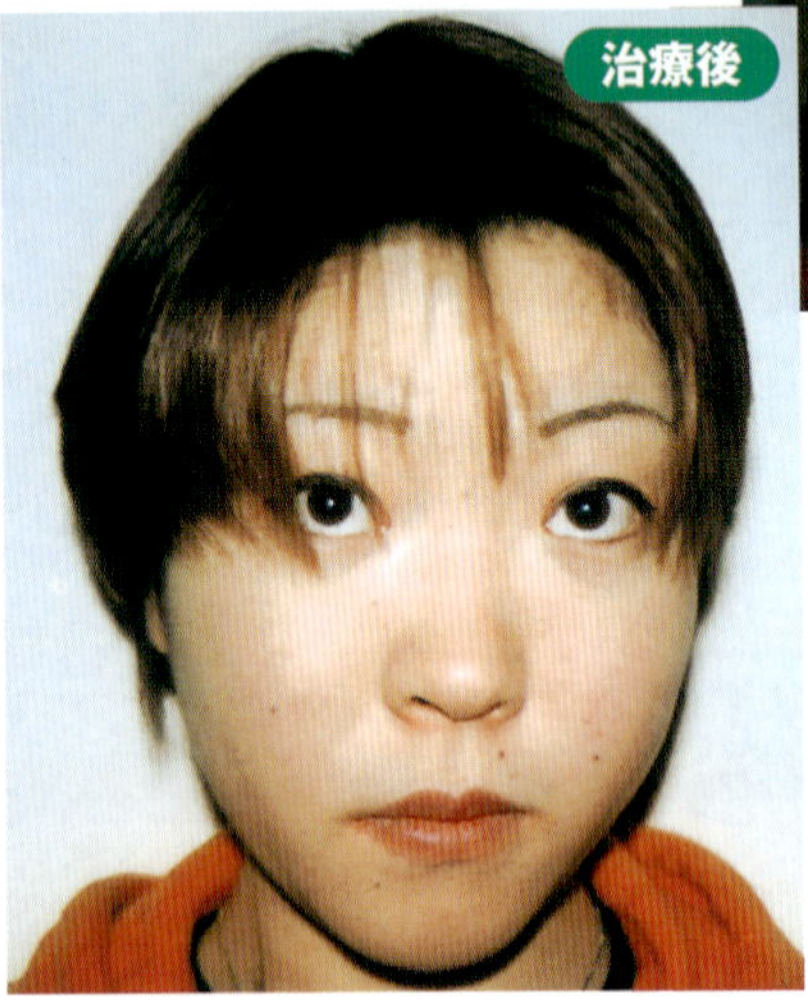

埋没法ならメスを使わずに
こんなに変身できます

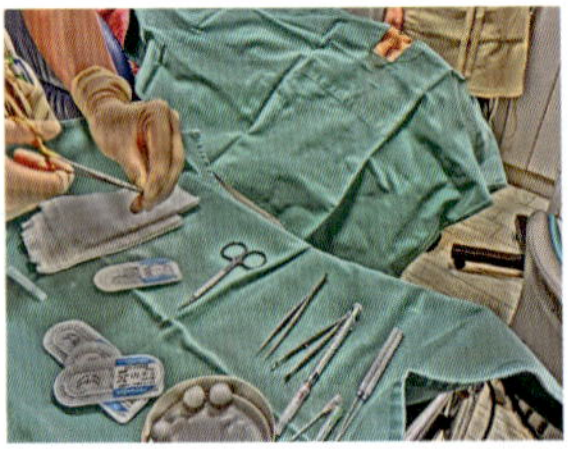

二重まぶた手術準備

小顔（エラ BOTOX）

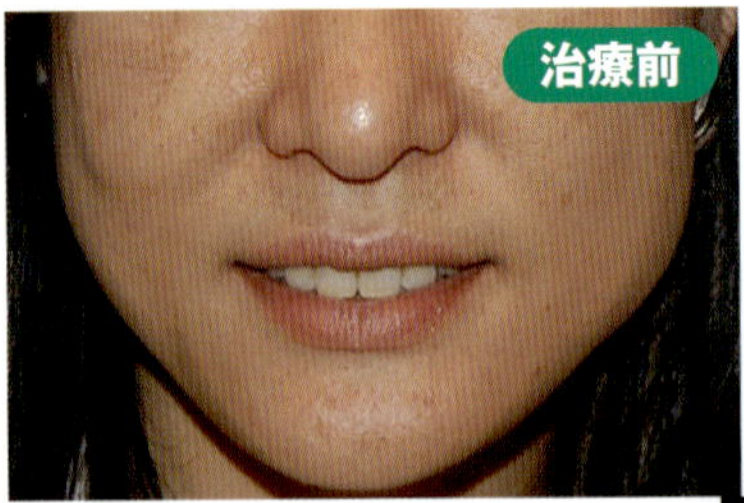

エラBOTOX 治療前

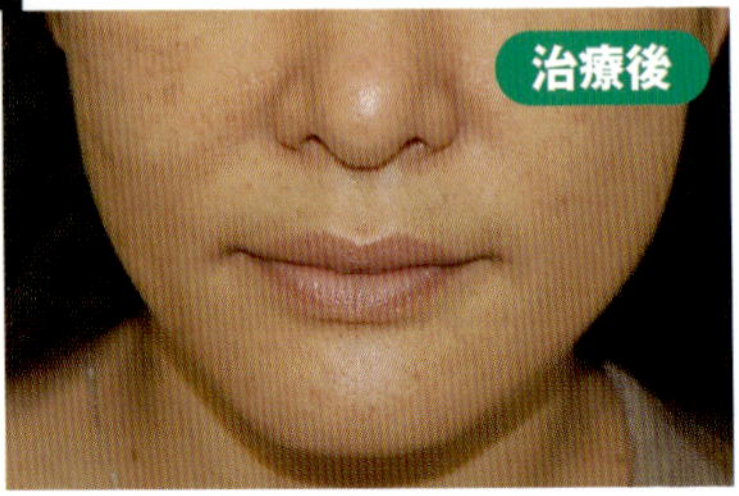

エラBOTOX治療２カ月後

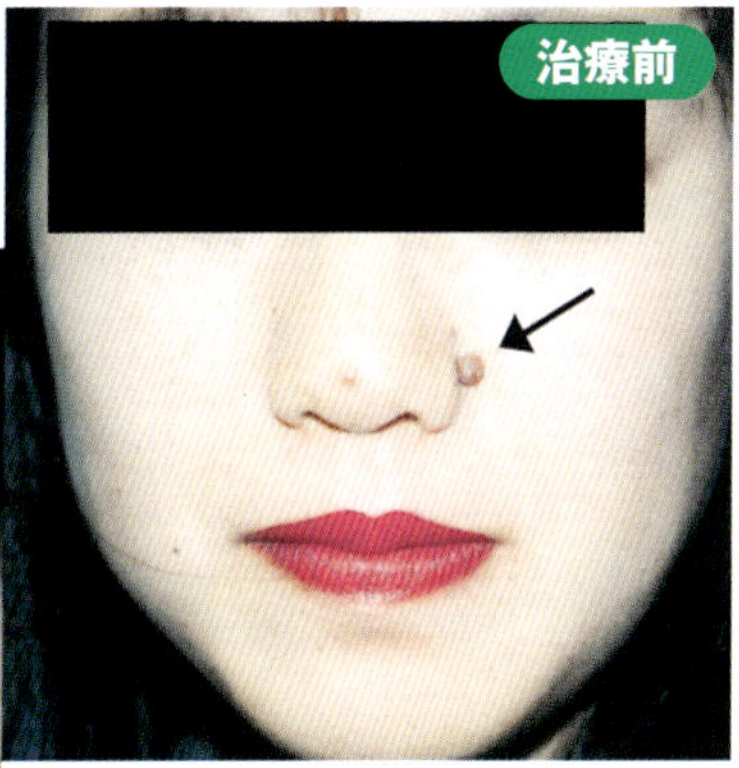

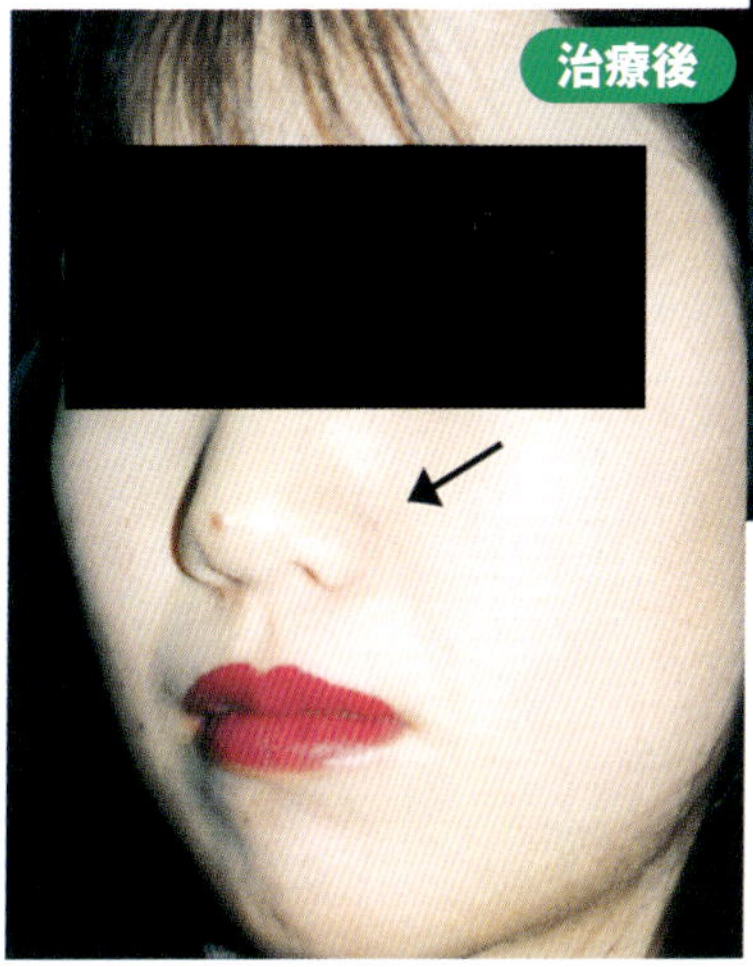

電気分解でこんなホクロも
きれいに取れてしまいます

ホクロ

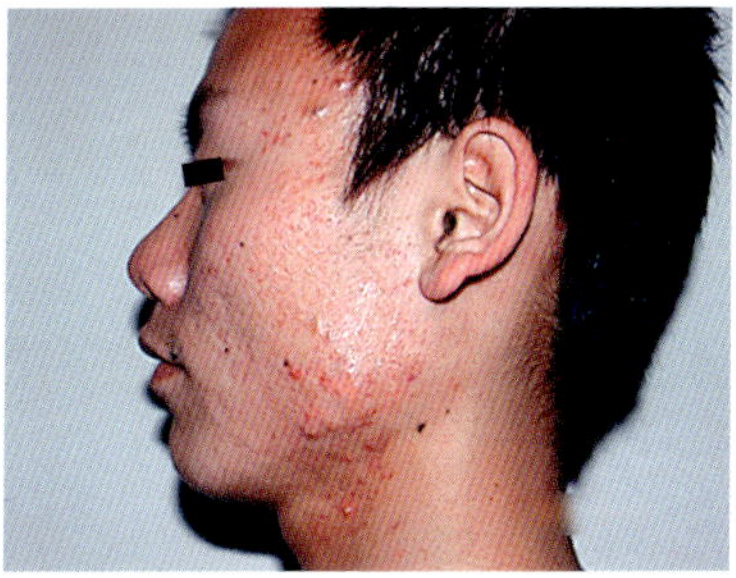

治療後

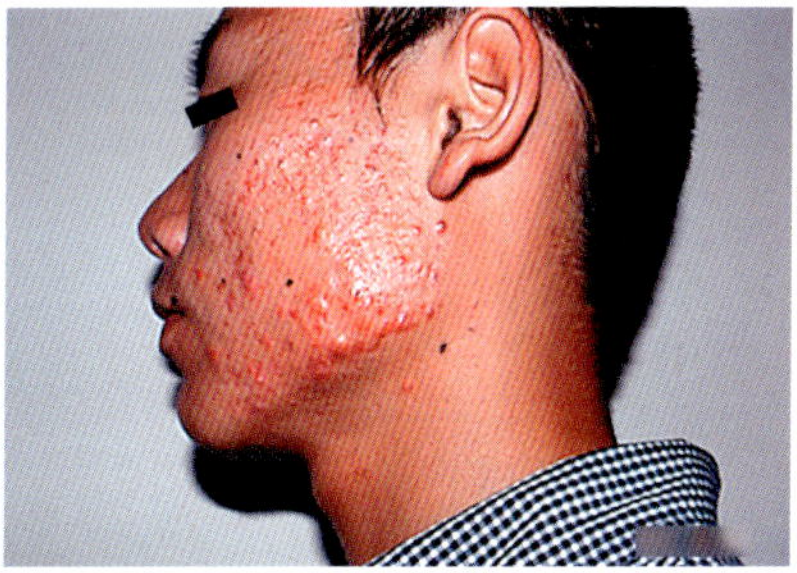

治療前

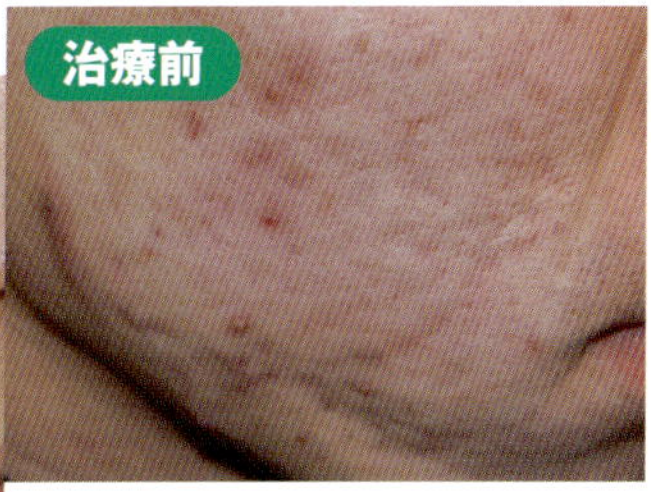

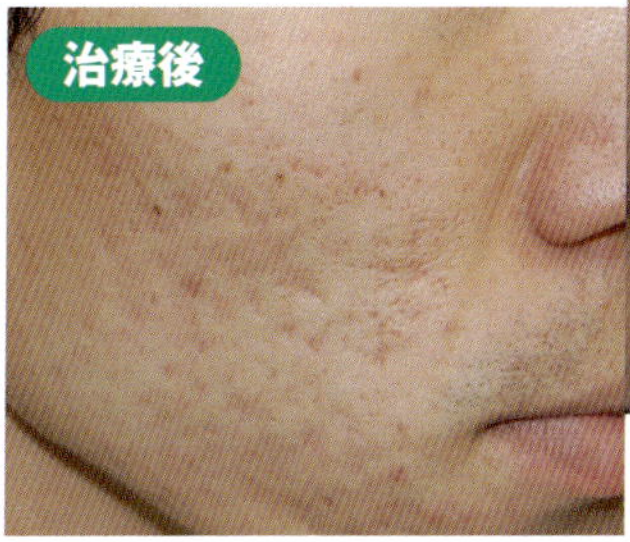

ニキビ

新しい美容治療

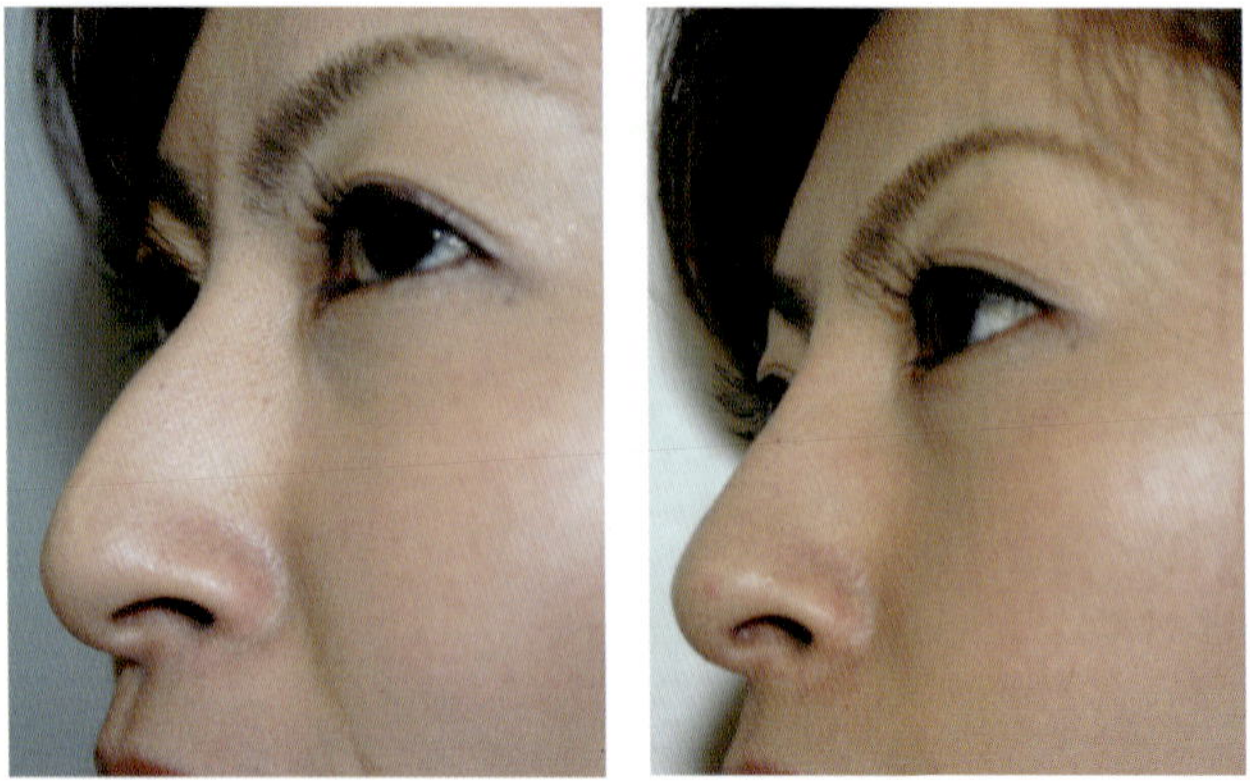

プチ整形　ヒアルロン酸注入

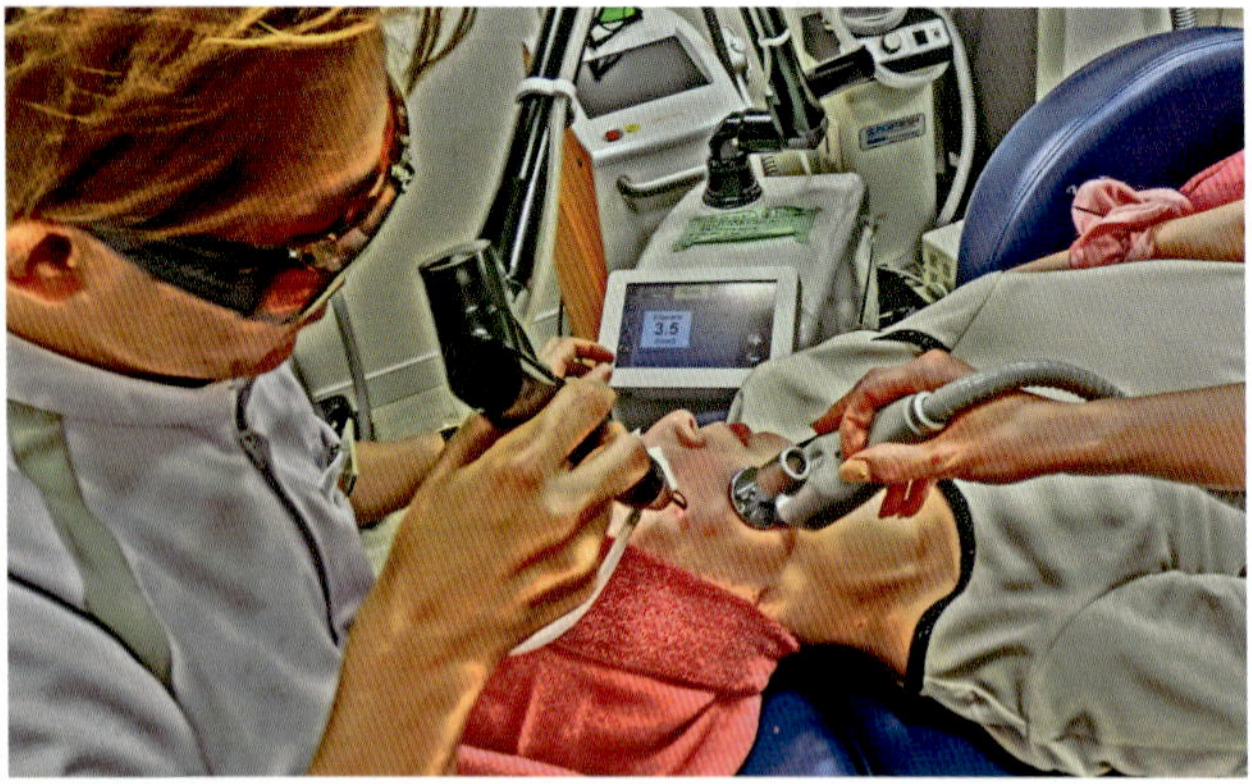

レーザートーニング治療

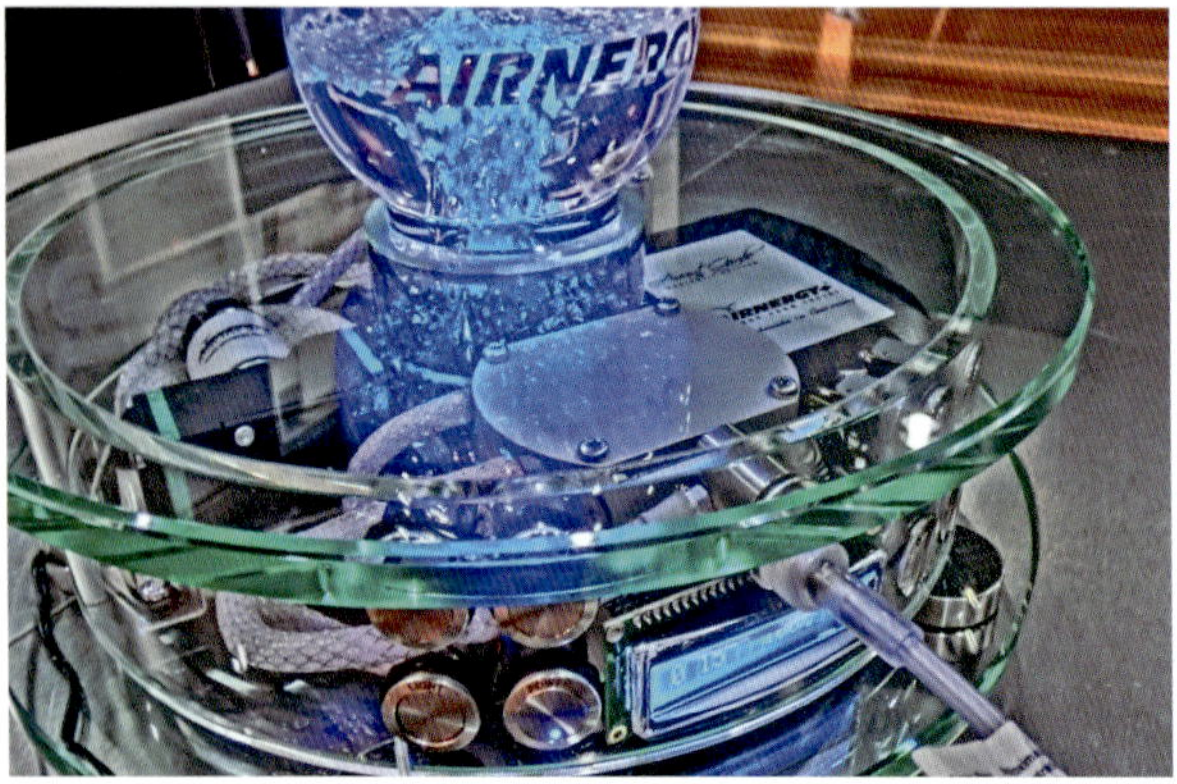

最新エアナジーシステムで抗酸化治療

再生医療（PRP療法）

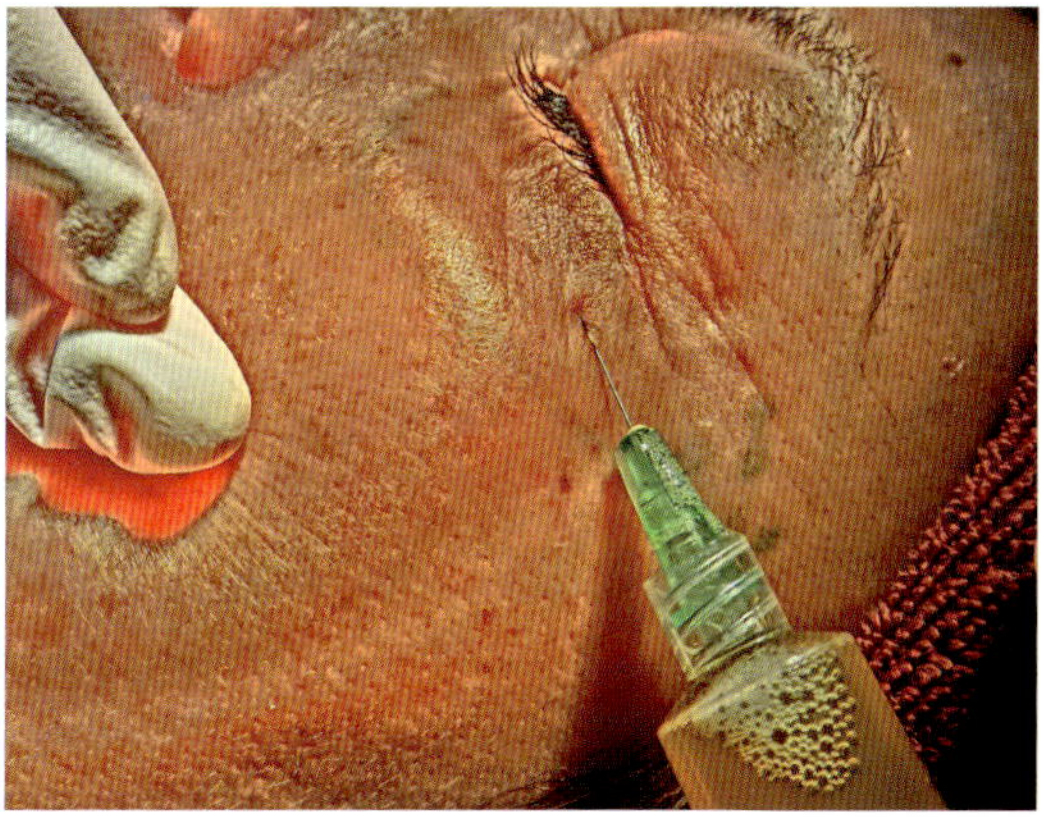

PRP療法による下眼瞼へのたるみ、シワ治療

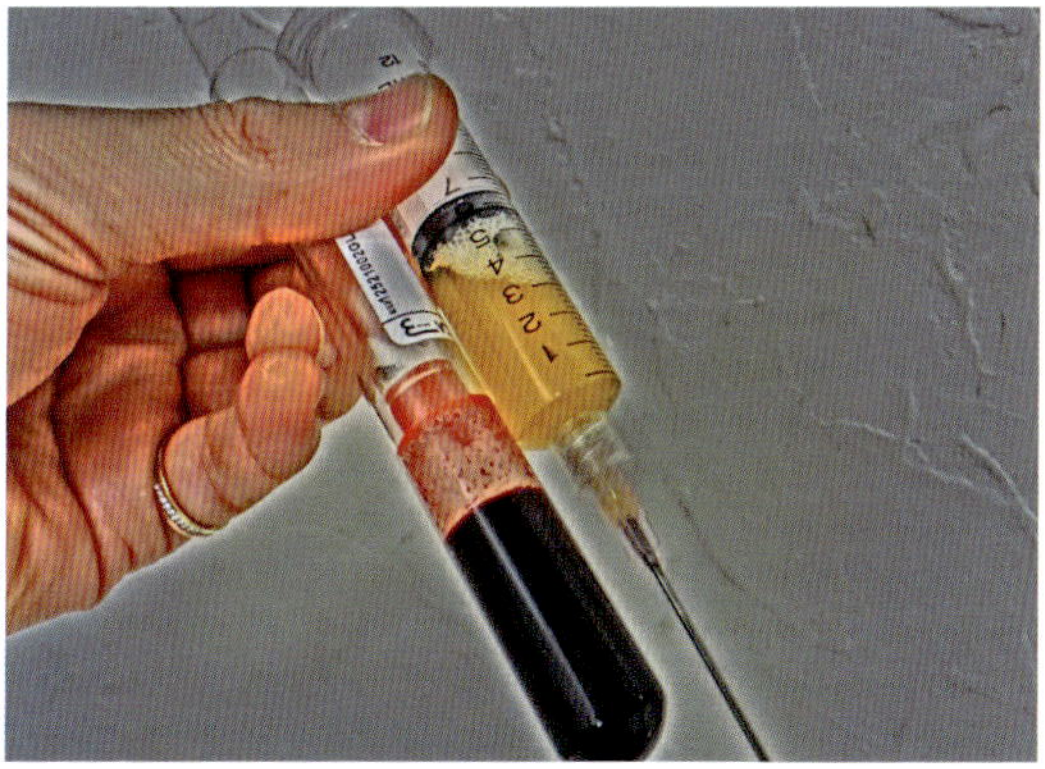

セパレートジェルとフィルターで分離されたPRP　が含まれた血漿

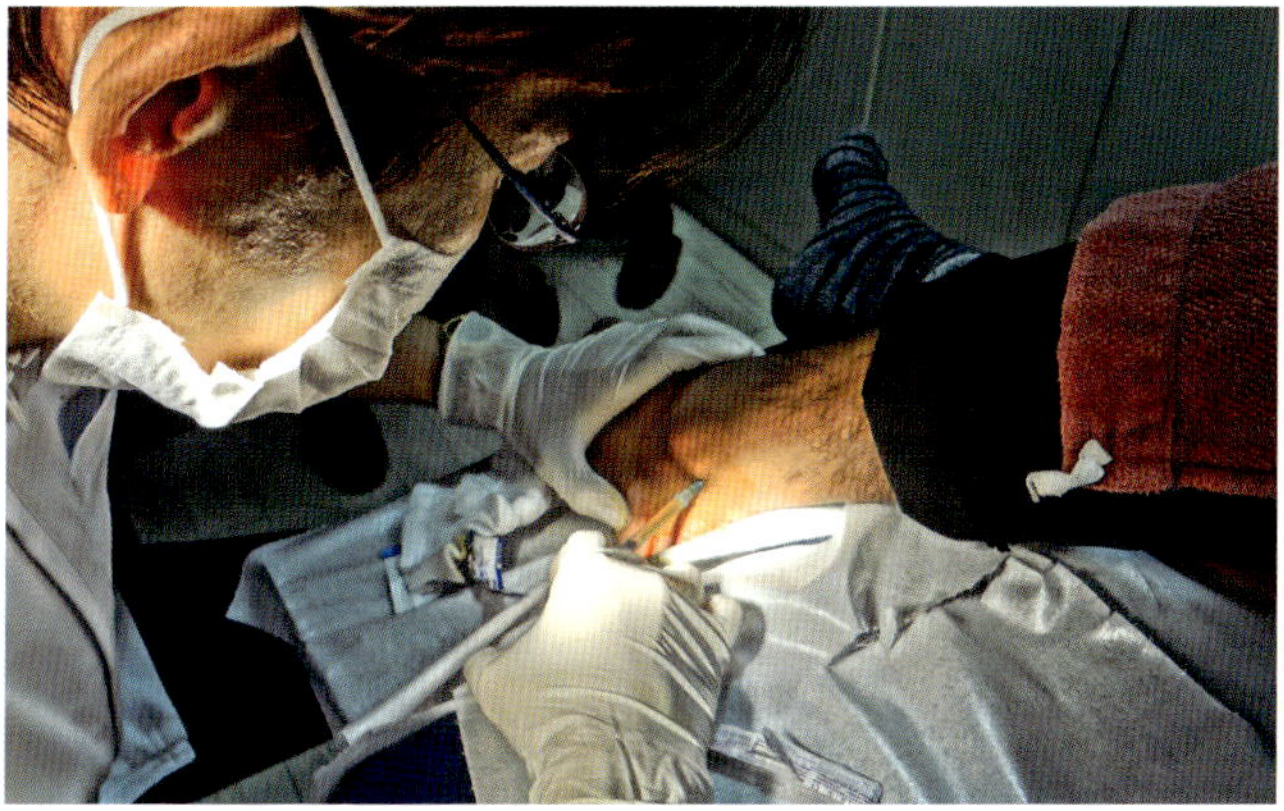

アキレス腱炎に苦しむオリンピック日本代表選手へのPRP治療

発毛（HARG療法）

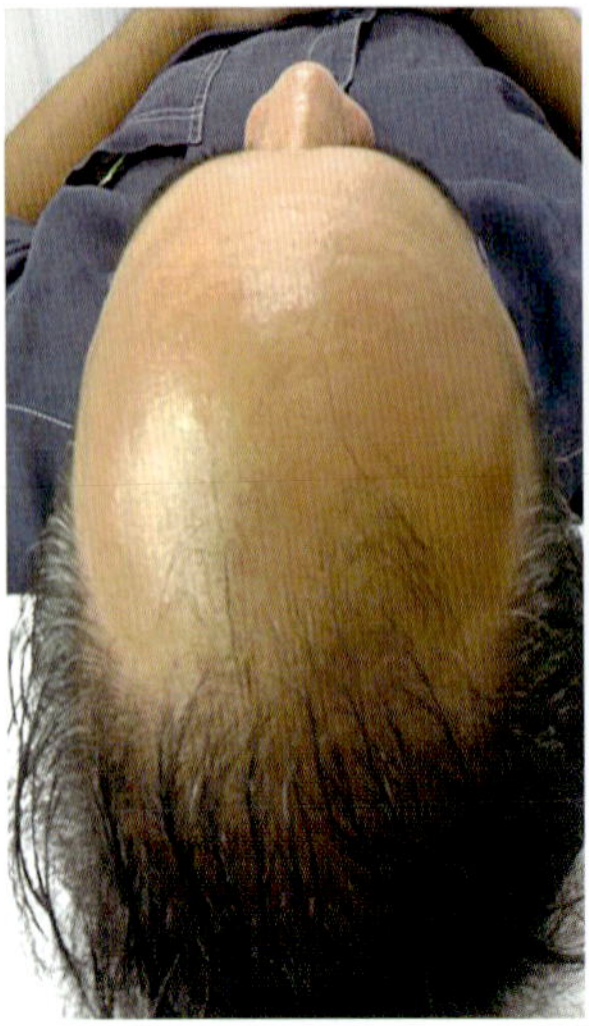

HARG治療前

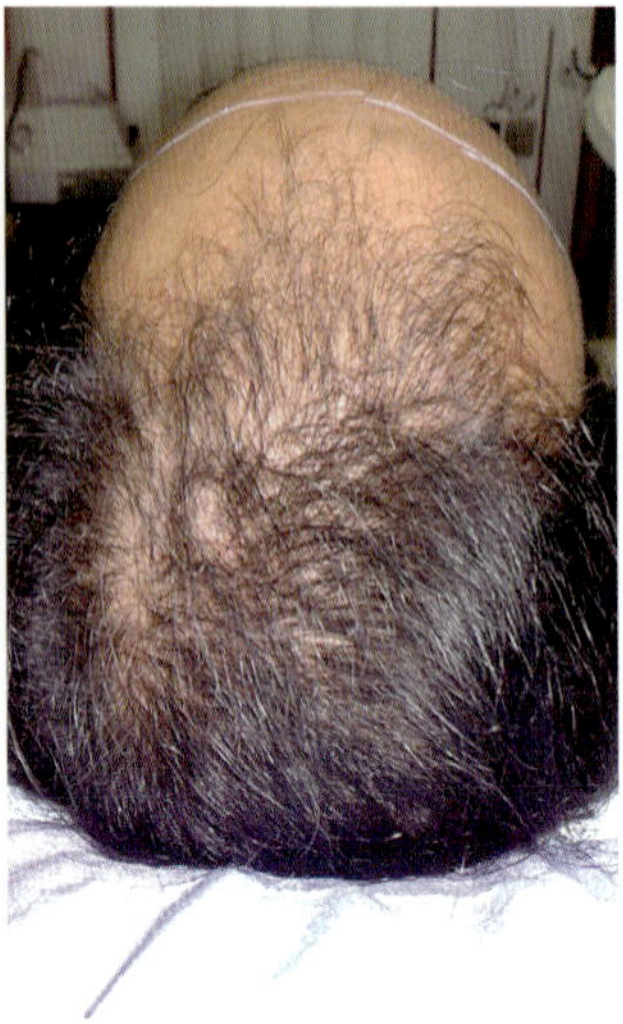

HARG治療後

シワ治療

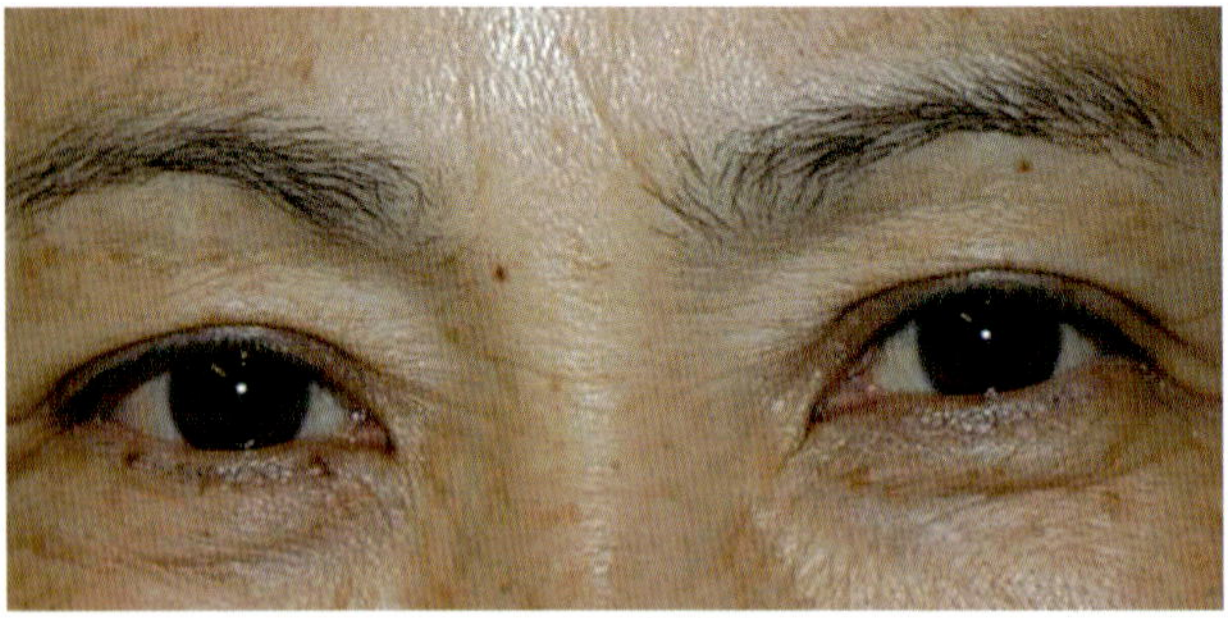

ヒアルロン酸注射前

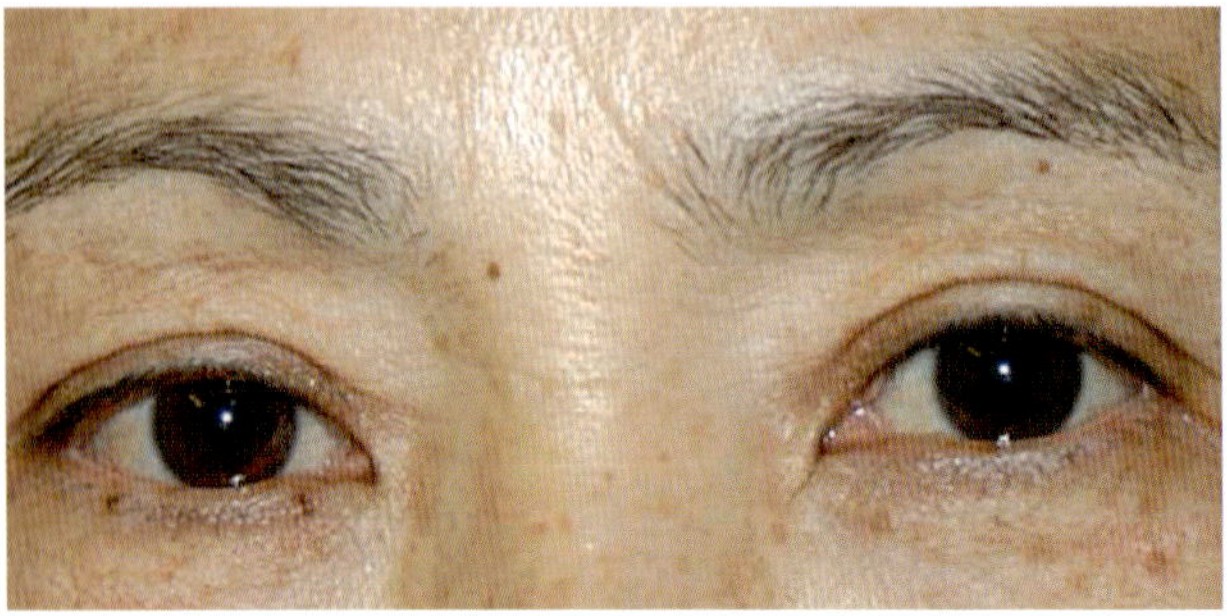

ヒアルロン酸注射後

フラクショナルレーザー

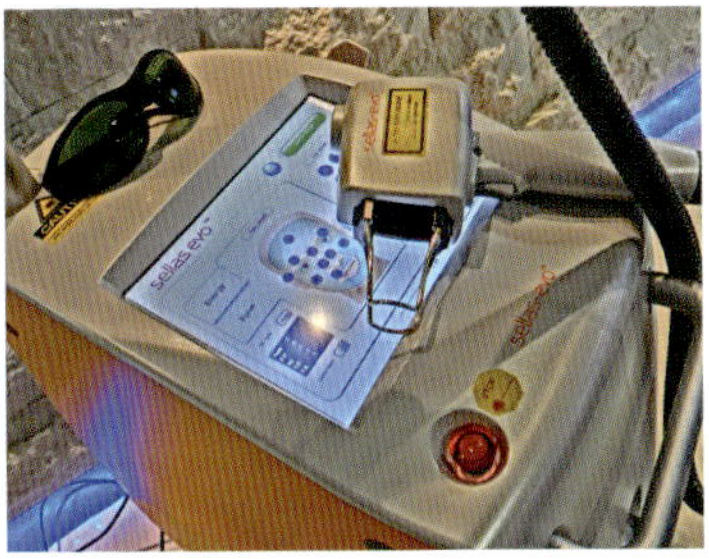

フラクショナルレーザーシステム　Sellas evo

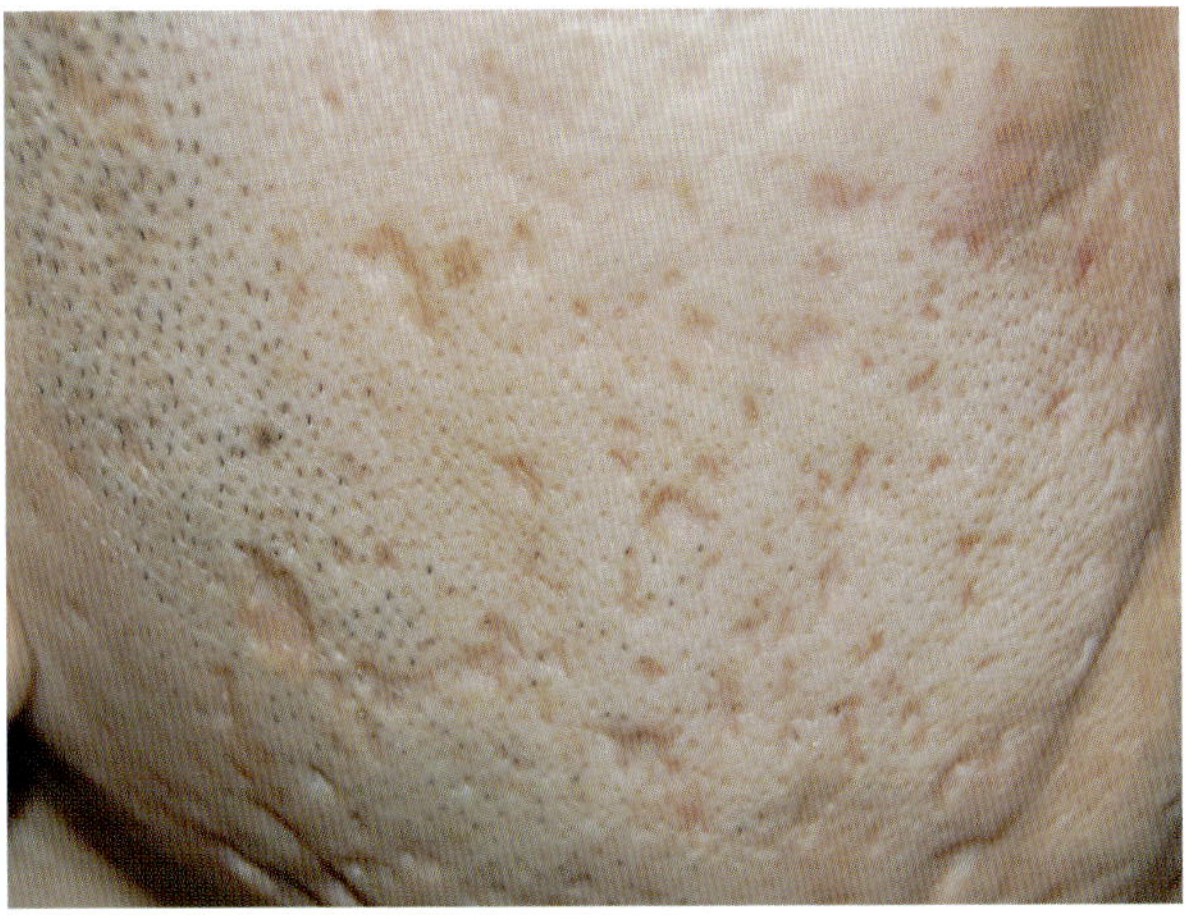

ニキビ痕 治療前

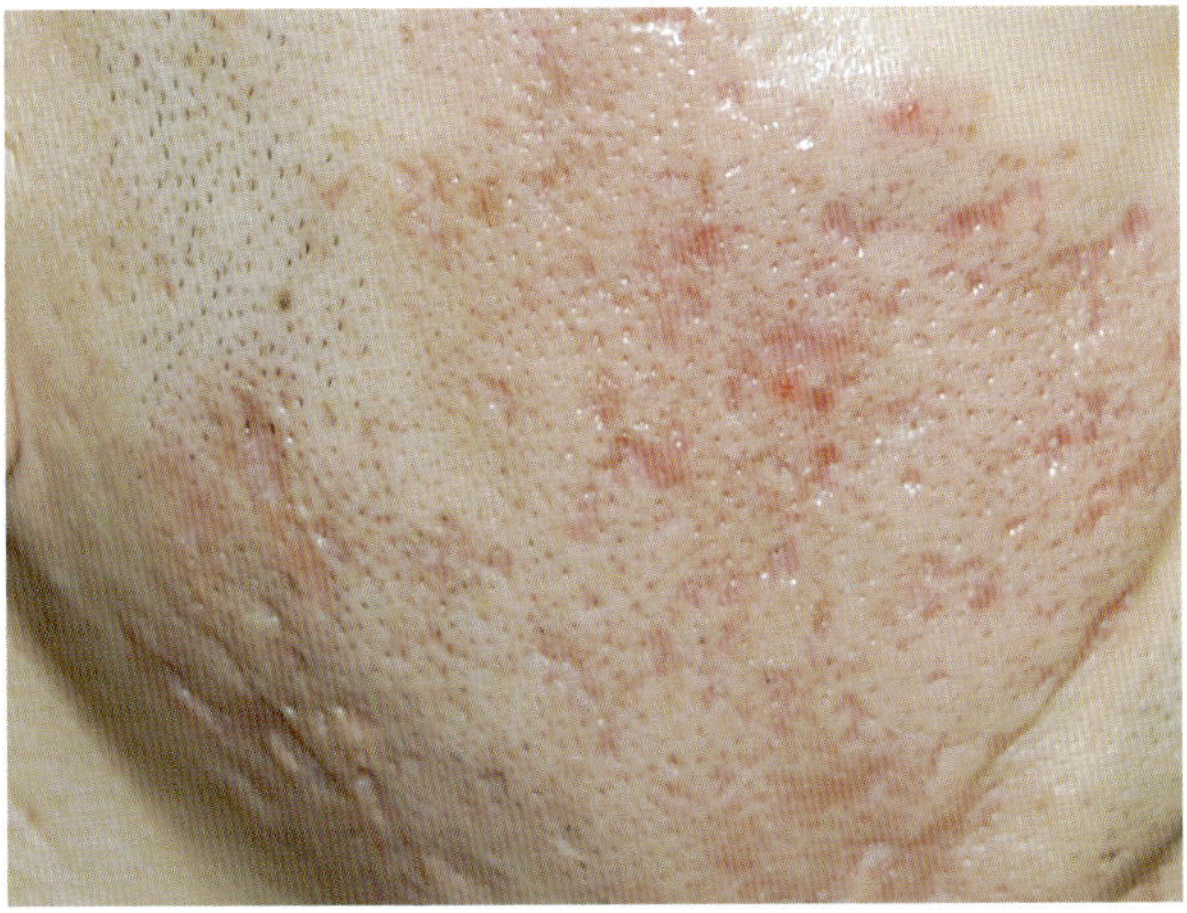

ニキビ痕 治療直後

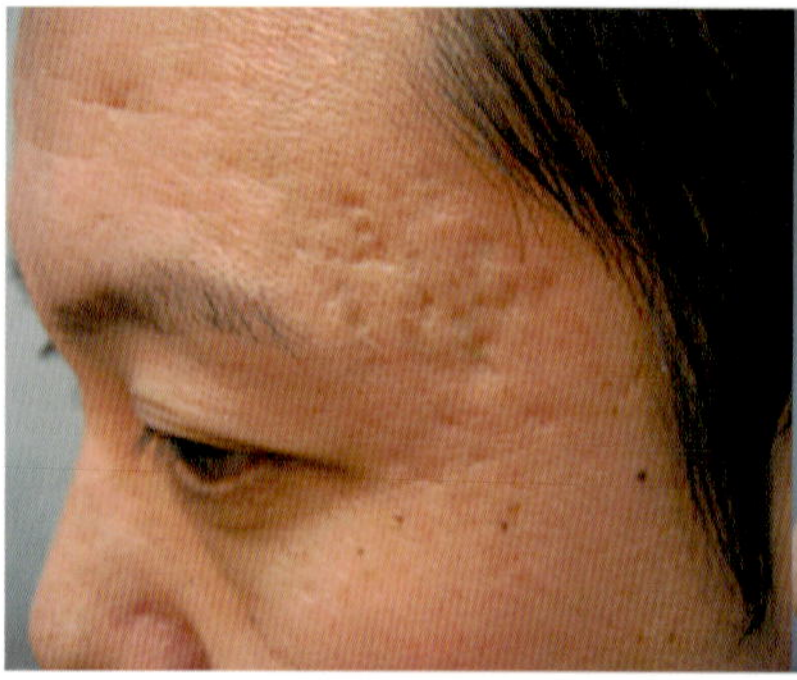

ニキビ跡の瘢痕

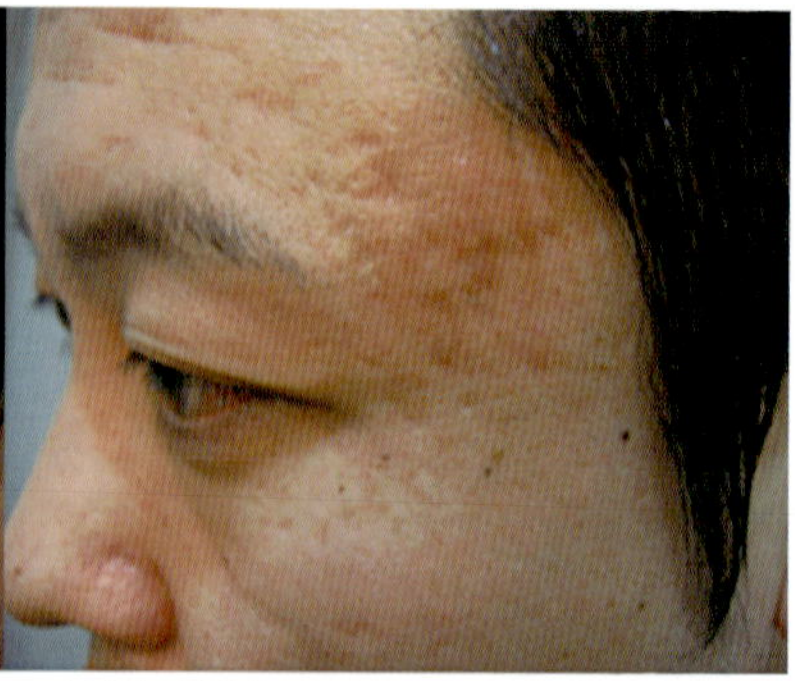

ニキビ跡の瘢痕をフラクショナルレーザーでの治療後

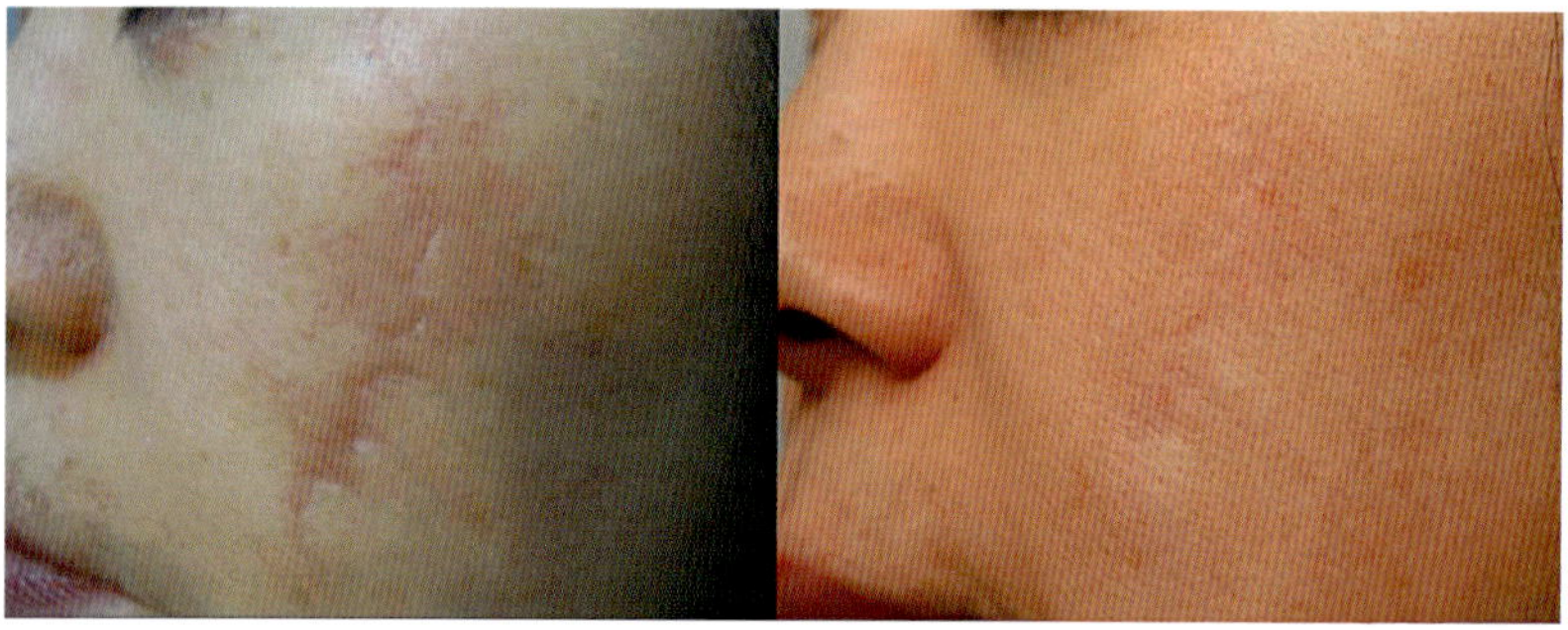

傷痕のフラクショナルレーザー症例

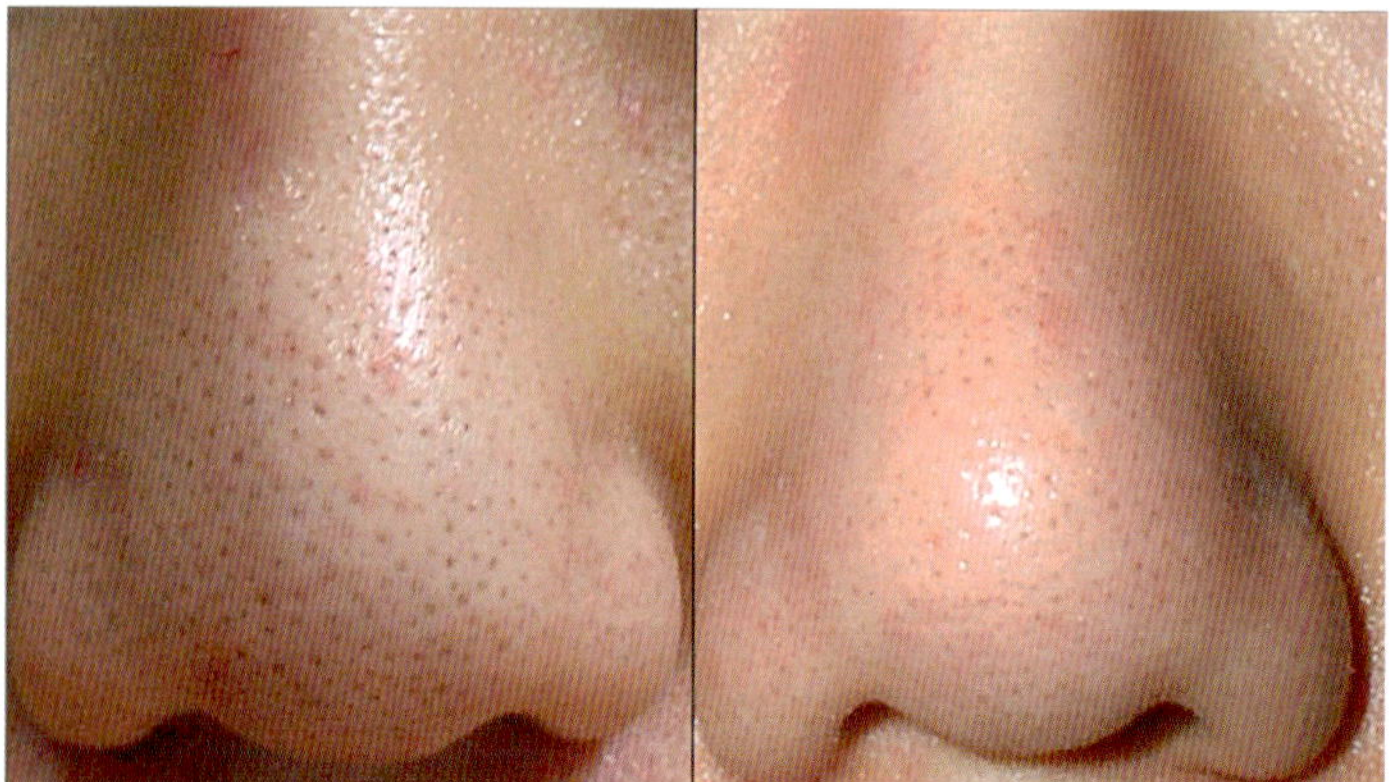

鼻の毛穴のフラクショナルレーザー治療前後

シミ（レーザートーニング・レーザー）

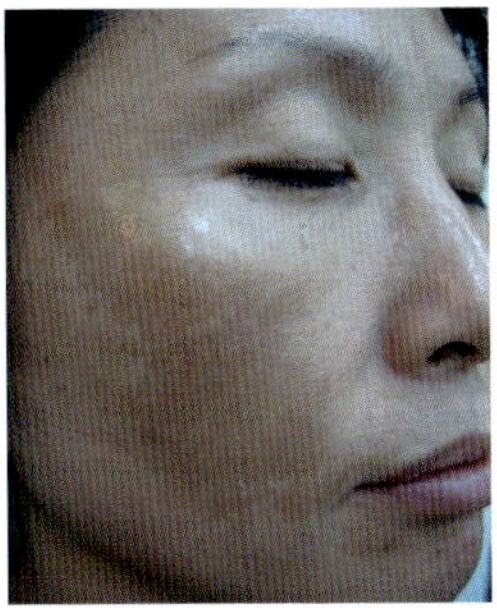

肝斑治療前

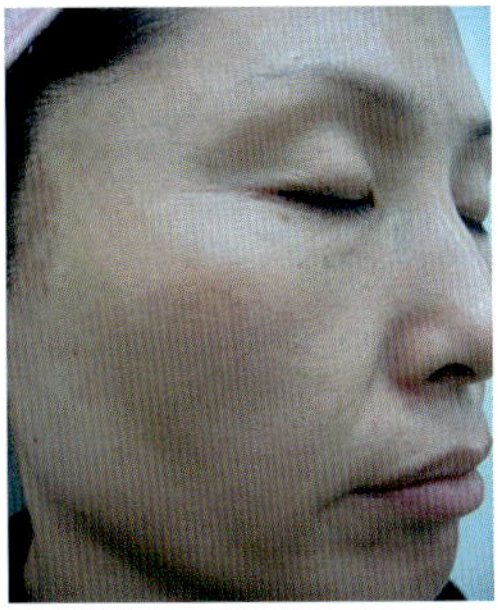

肝斑治療後

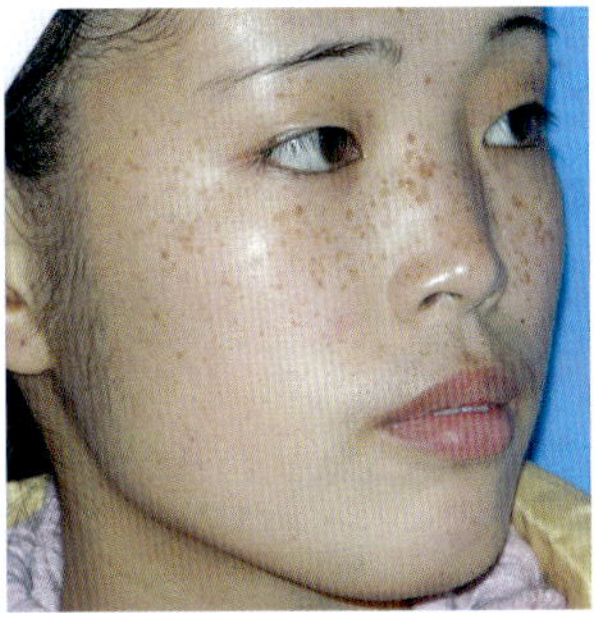

ソバカス治療前

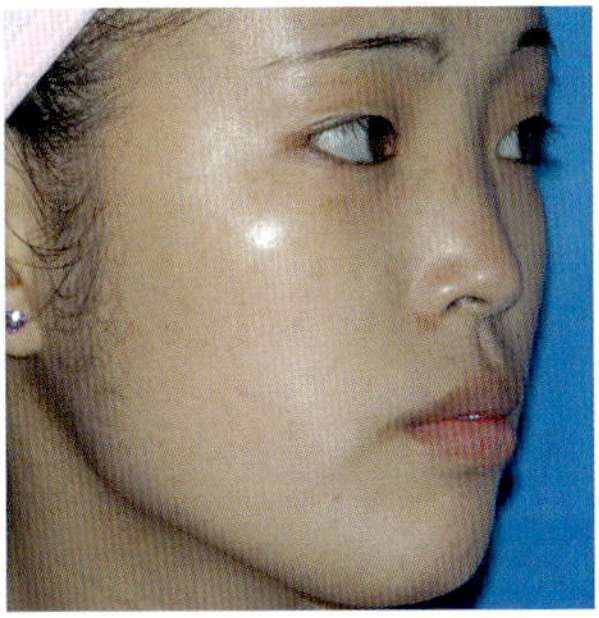

ソバカス治療後

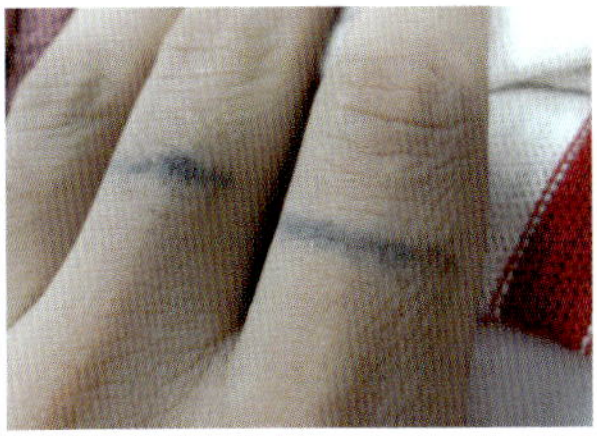

YAGレーザー治療前の指の刺青

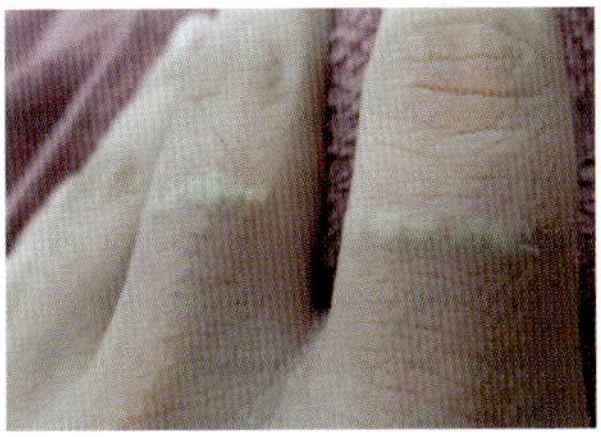

YAGレーザー治療直後の指の刺青

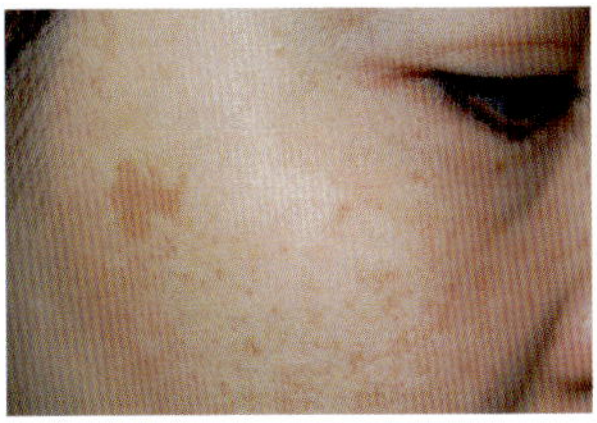

レーザー治療前

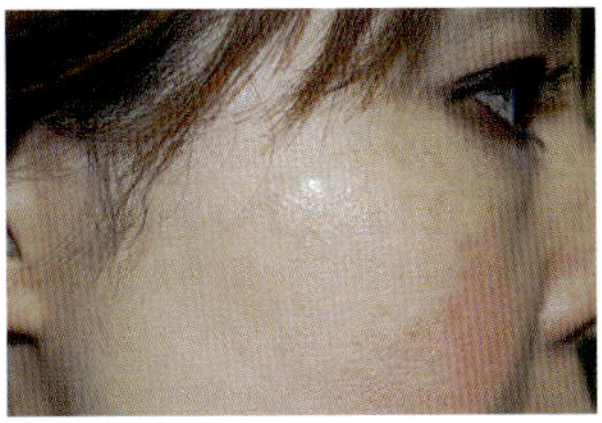

レーザー治療後

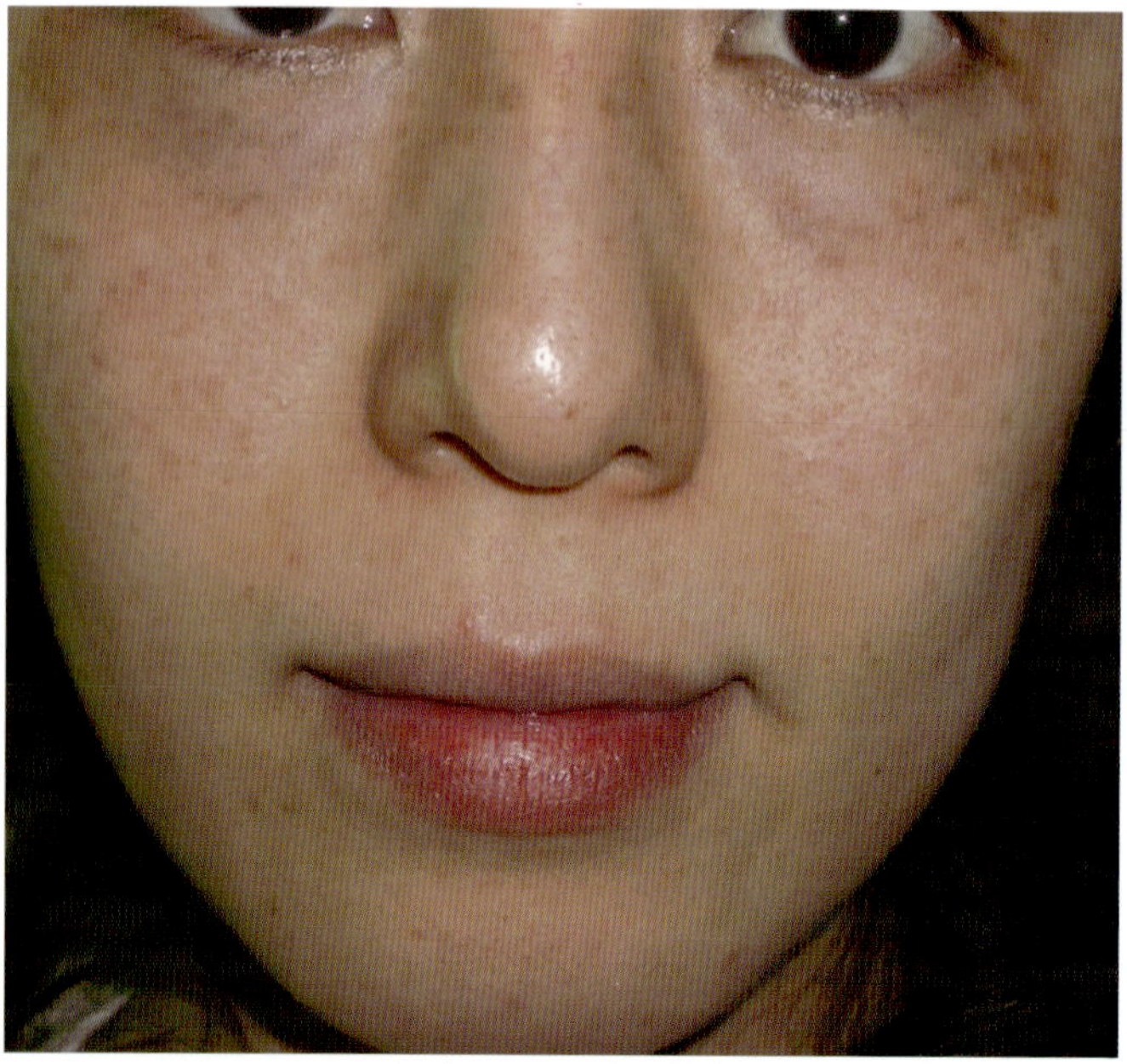

レーザートーニング肝斑治療前

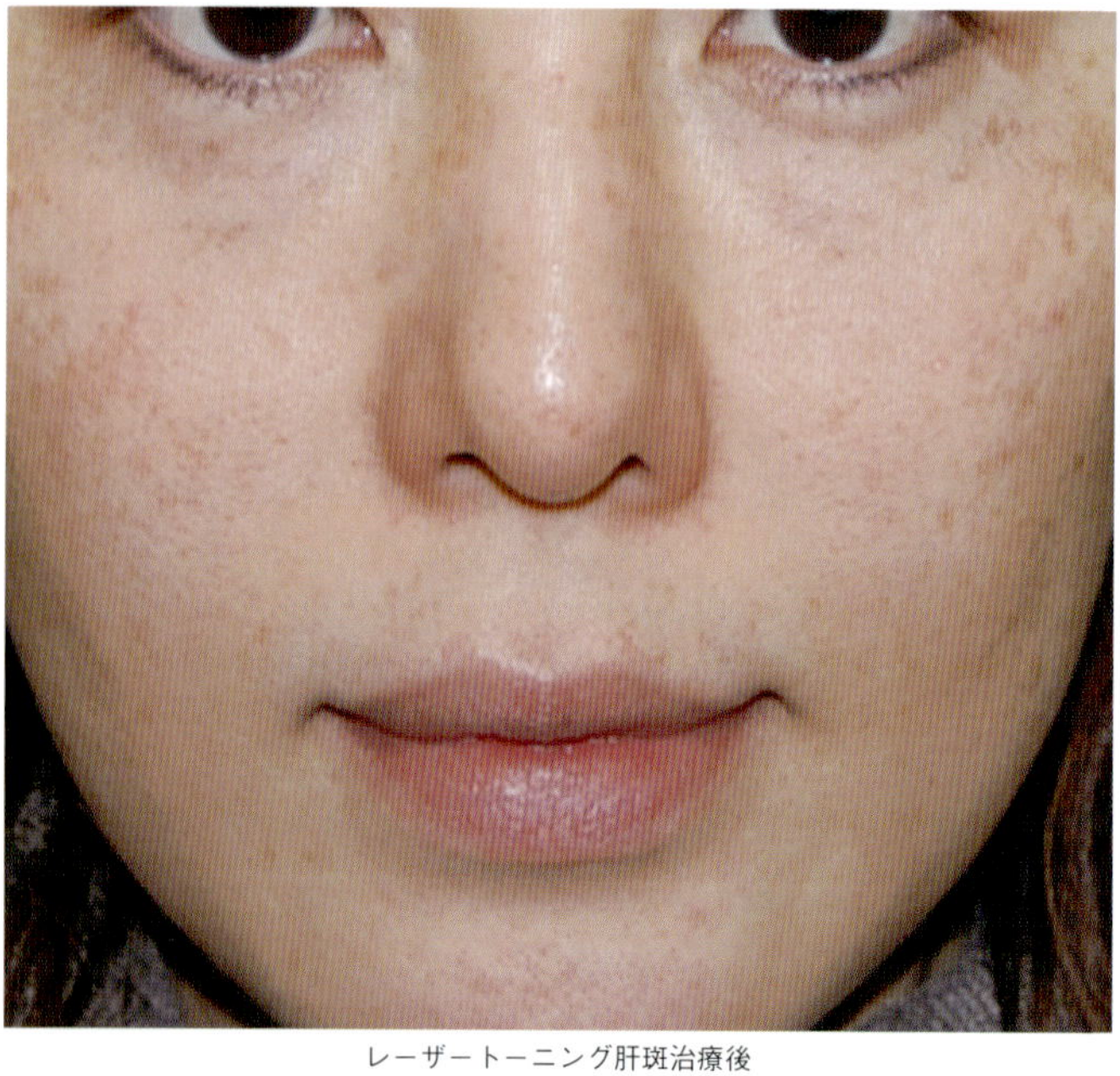

レーザートーニング肝斑治療後

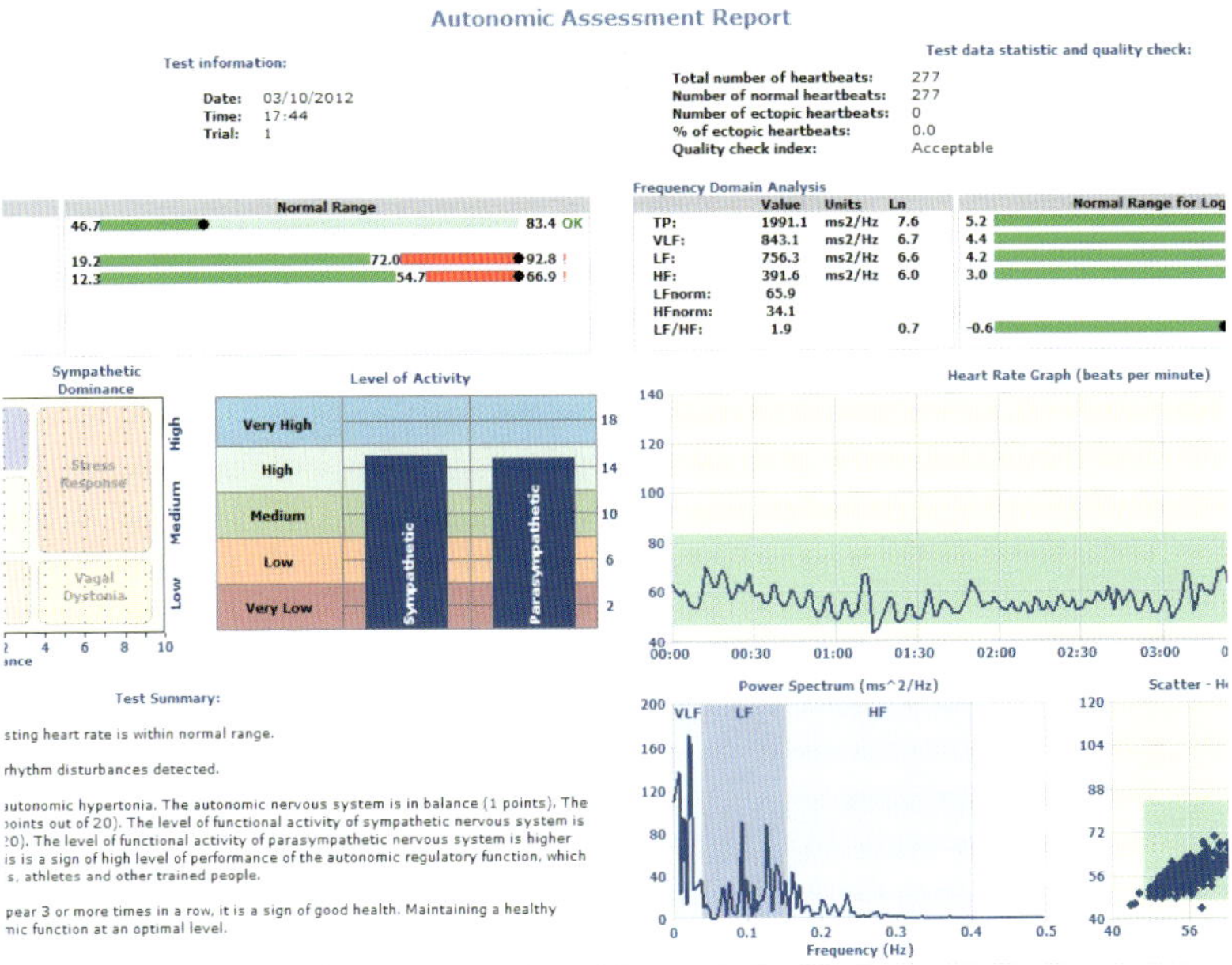

F1総合王者レーシングドライバーの自律神経機能検査　結果（HRS）

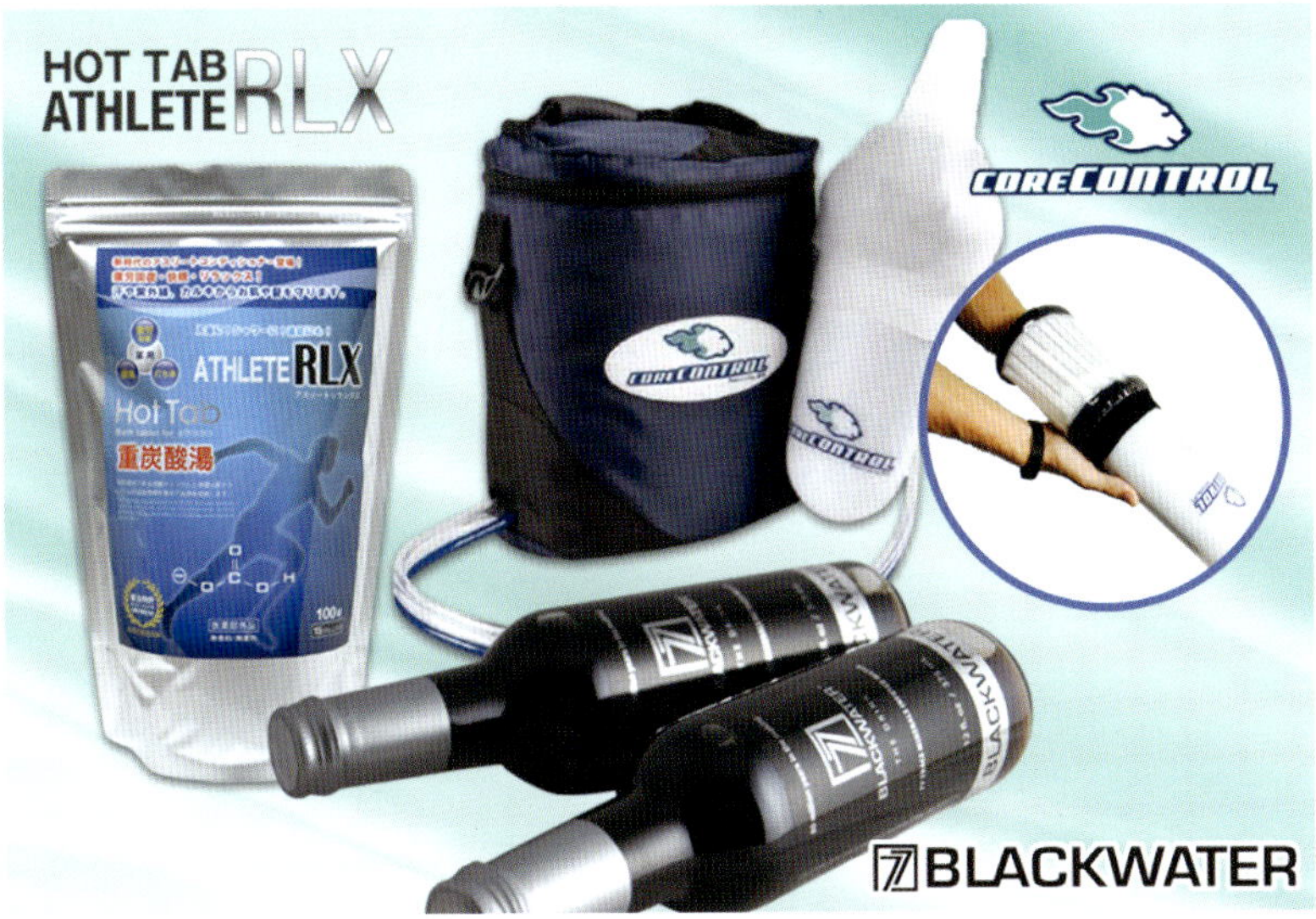

自律神経機能アップグッズ

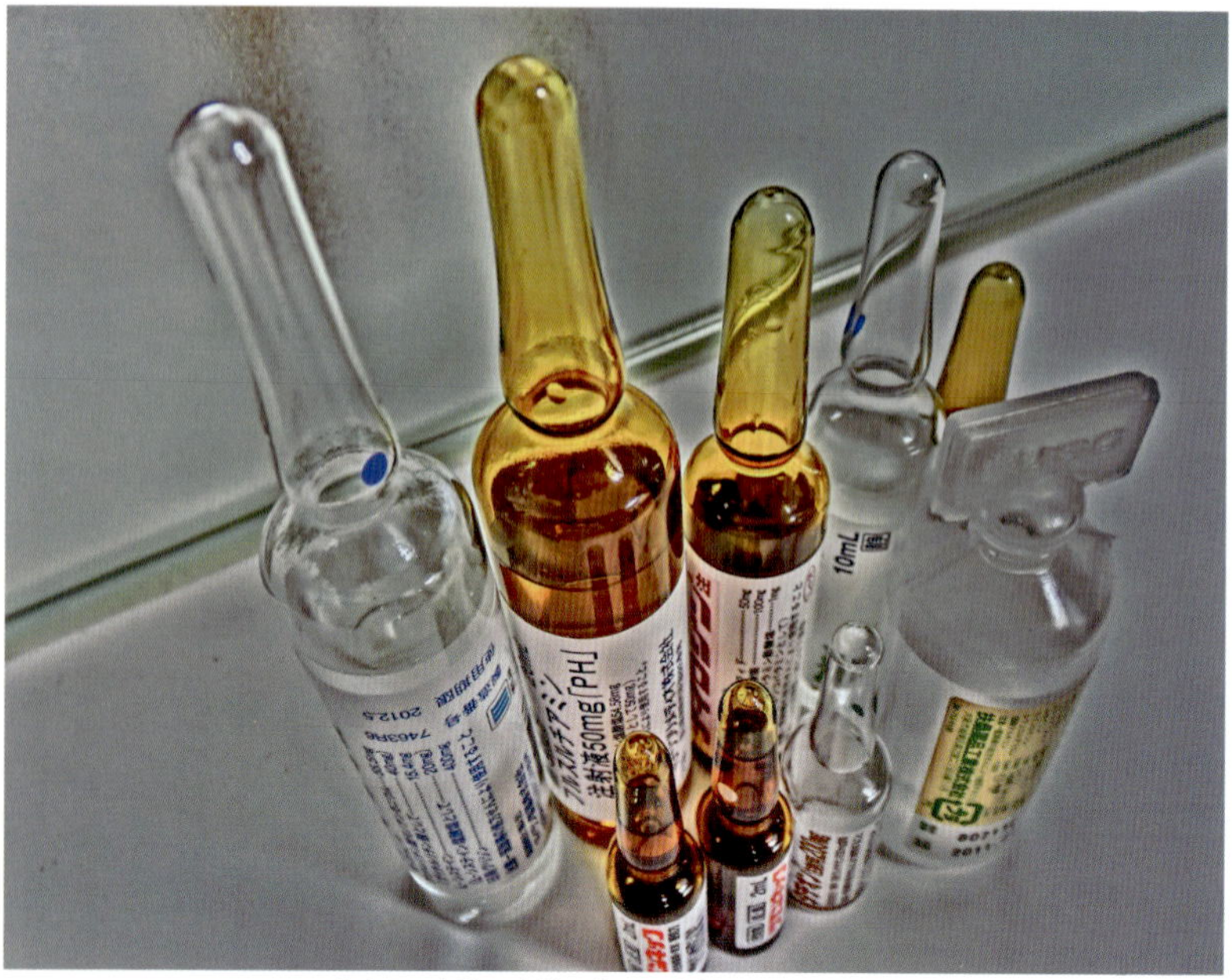

カクテル点滴は症状に応じて薬剤を選択して配合

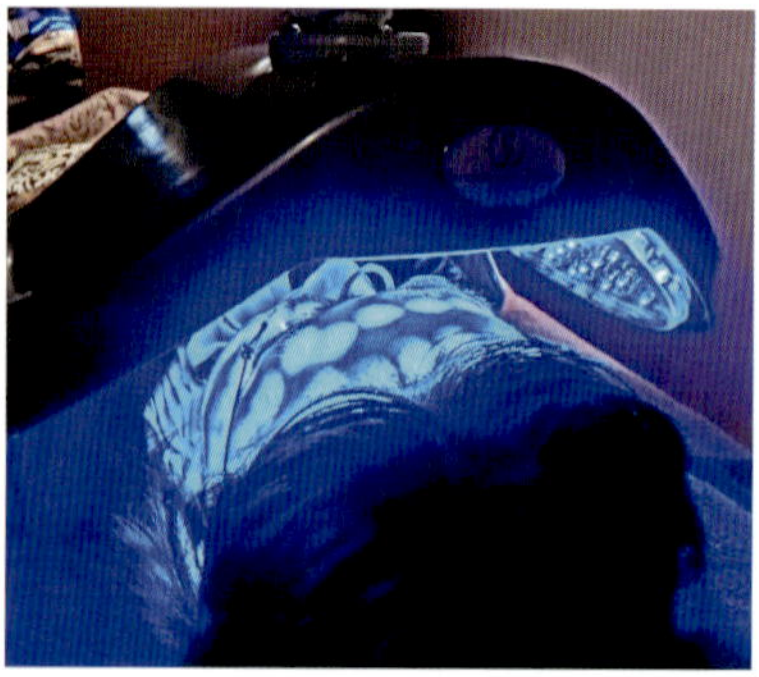

ソリトーン（LED：ブルーライト)によるにきび治療

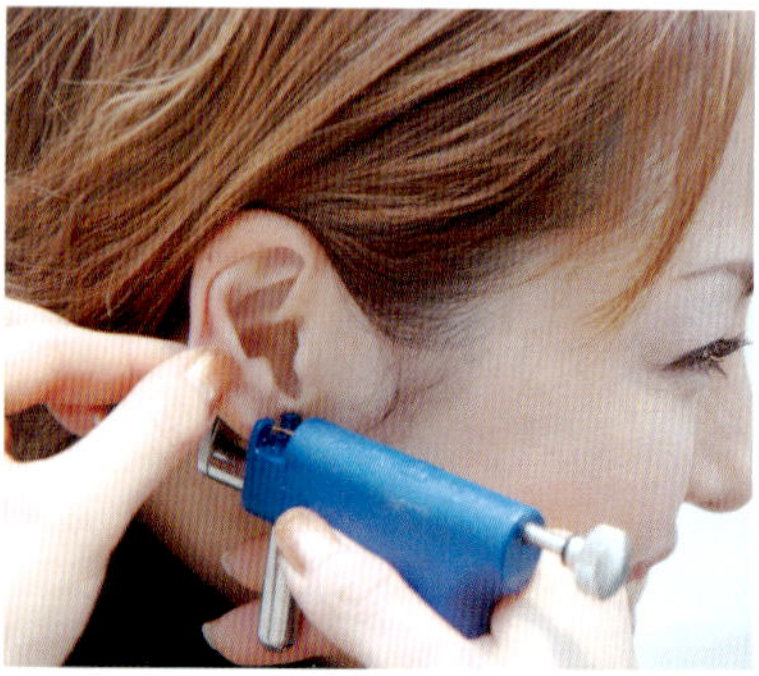

無血・無痛のピアッシングで医療用ピアス装着

ヴァンキッシュ（部分痩身）

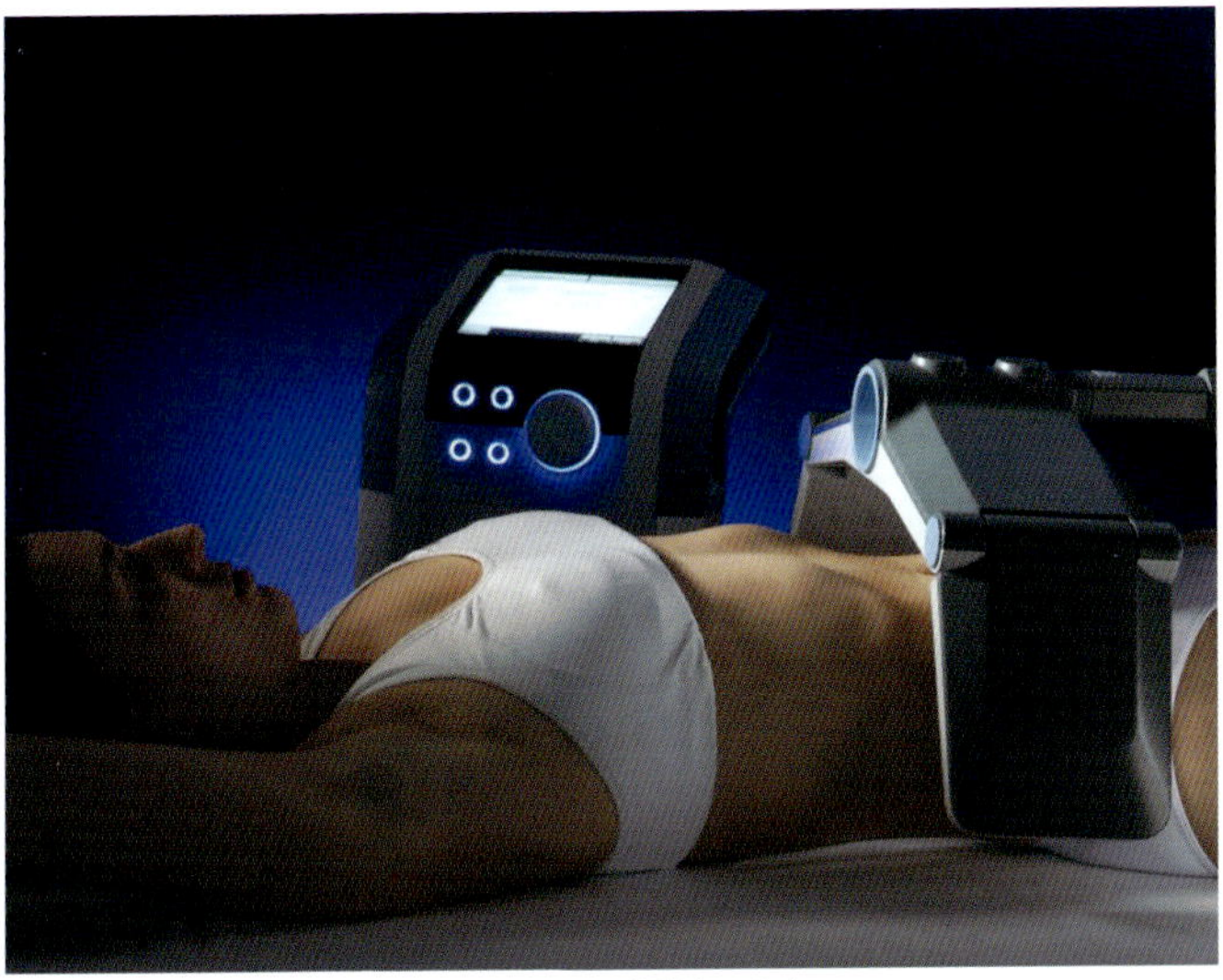

ヴァンキッシュ治療システム

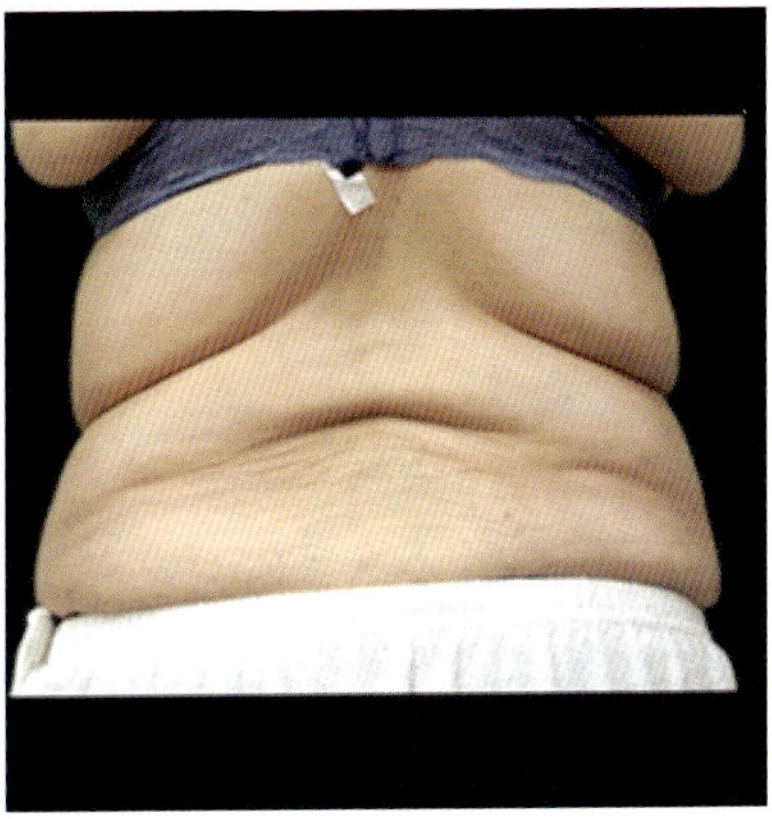

ヴァンキッシュ　治療前

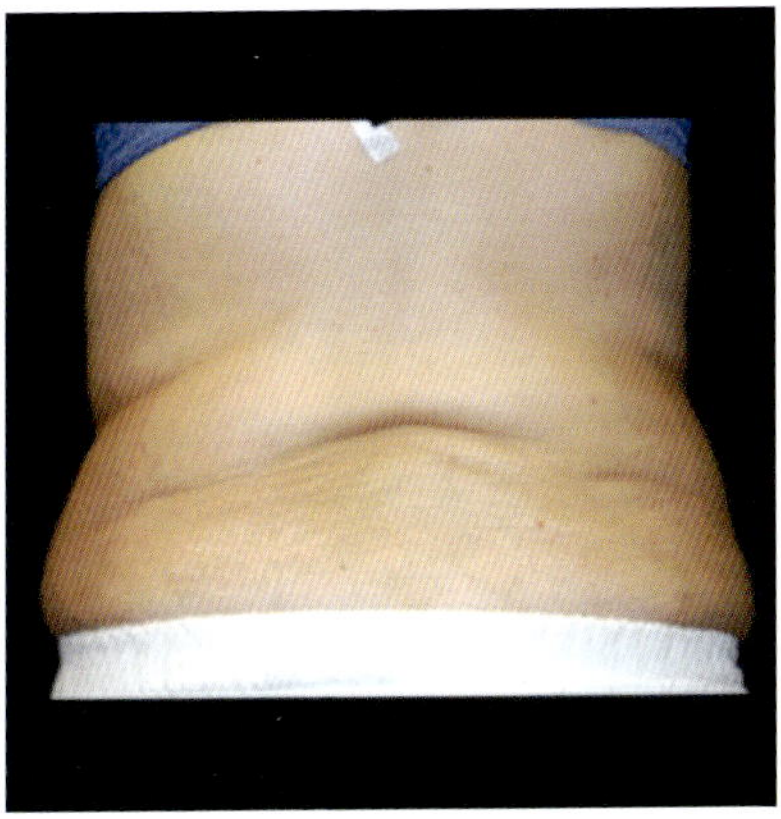

ヴァンキッシュ　治療後

スポーツ診療部がアスリートを支える

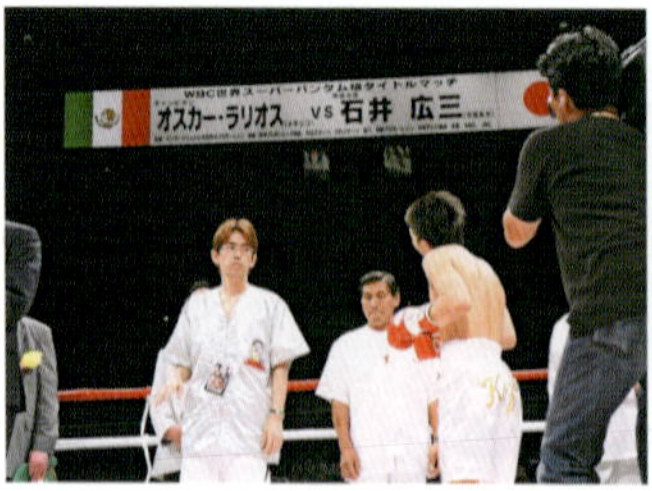

WBC世界スーパーバンタム級タイトルマッチにセコンドとして挑む

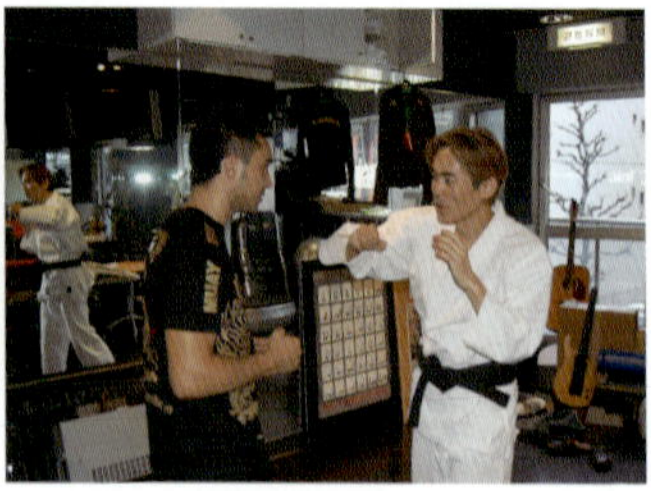

キックボクシング2団体王者　ダニロザノリニ選手への指導

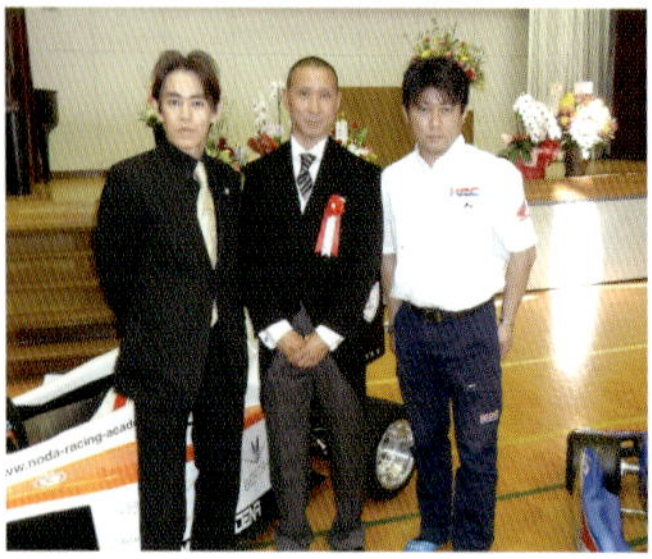

元F1レーシングドライバー　野田英樹　NRA校長と

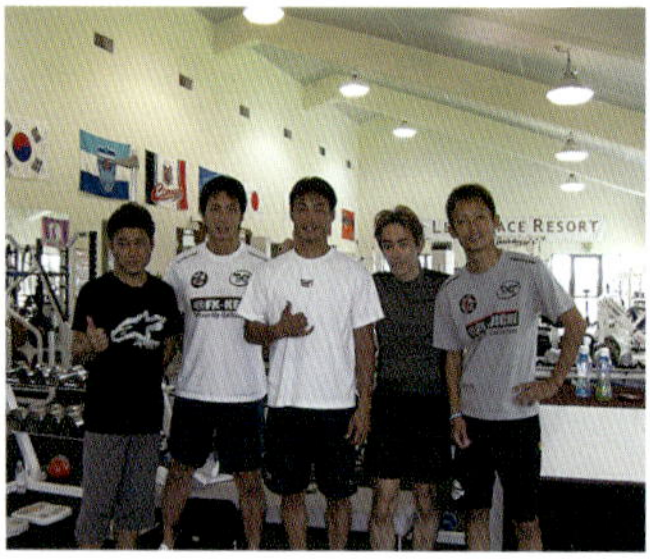

国内トップアスリートが集合したグアムキャンプに参加

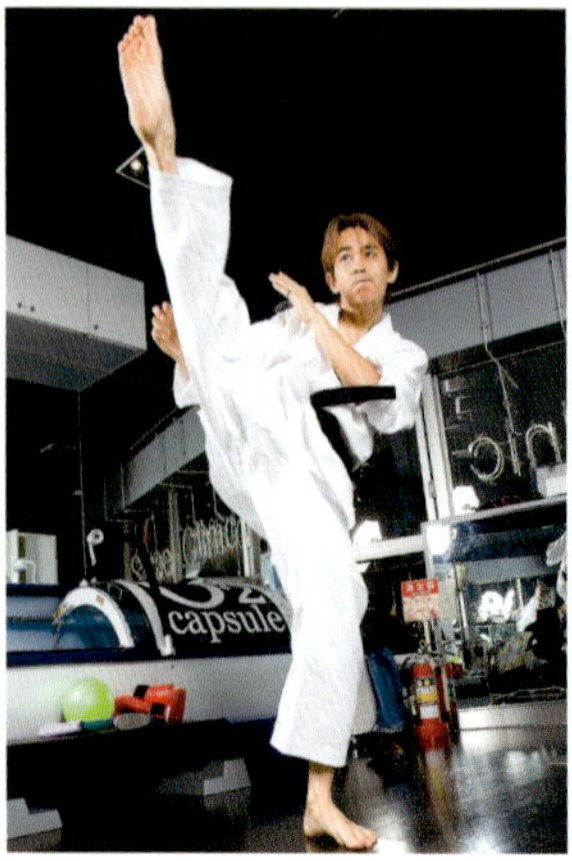

格闘技の指導は肉体だけでなくソフトの部分も
50歳を過ぎても身体は若返れる

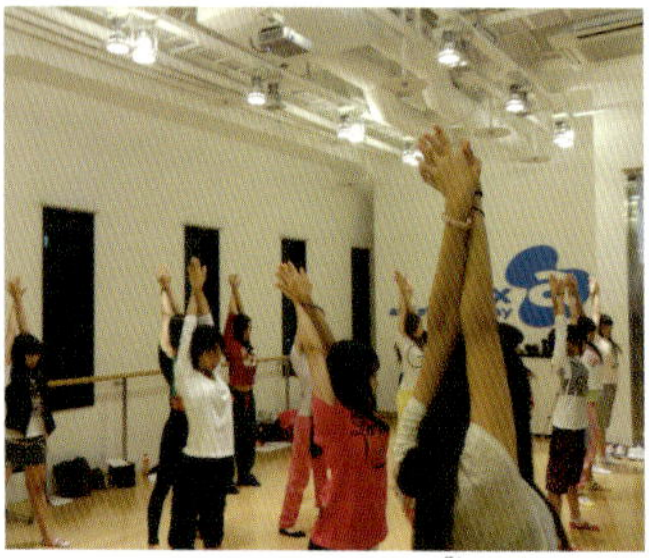

AVEX　アーティストアカデミー
プロ育成クラスでのセル・エクササイズ指導

まえがき

ＩＴ革命の話題がマスコミでよく取り上げられていますが、技術の進歩は、アンチエイジング医療の分野でもめざましいものがあります。

今では、メスを使用しない治療で簡単に〝美しさ〟を手に入れることができるようになりました。ＩＴ革命の恩恵で、インターネットを使えばリアルタイムで多くの美容情報を自宅で手に入れることができます。当院でも http://www.sakae-clinic.com/ で多くの最新美容情報をお伝えしています。

私共は、「美容外科」以外に「美容皮膚科」「美容内科」「美容神経科」という新しい概念で、患者様の高い生活の質と大きな満足が得られるよう、従来の治療法に加え、今まではまったく異なる新しい治療法を確立しました。効果が無い治療、リスクのある治療、患者の皆様に負担をかける治療は一切行っておりません。

日本美容外科学会認定専門医として、現在まで五万例を超える手術症例を経験する私が、現在では、豊胸手術、脂肪吸引術、フェイスリフトは一切行っていません。身内にも受けさせることのできる治療しか行いません。自分の行う治療の結果には、生涯にわたって責任をもつことが自分の使命と考え、丁寧に日々の診療に当たっています。

私共のクリニックは、アンチエイジング診療を内と外から行うことができる国内唯一のクリニックを目標として開設しました。

スポーツの世界にも本格的にアンチエイジング診療を国内で初めて導入して、多くの成果を挙げることができました。

現在、世界レベルのアスリートを私共の開発したシステムで数多くサポートしています。日本で初めてスポーツ・アスリート診療部を開設し、多くのトップアスリートのコンディショニング・トレーニング・ケアを行っています。

この本が、これから「美容クリニック」やエステのドアをたたこうとしている方々に、また美容関係、スポーツ関連の仕事に就こうと考えている方々にもご参考になれば嬉しく思います。

末武信宏

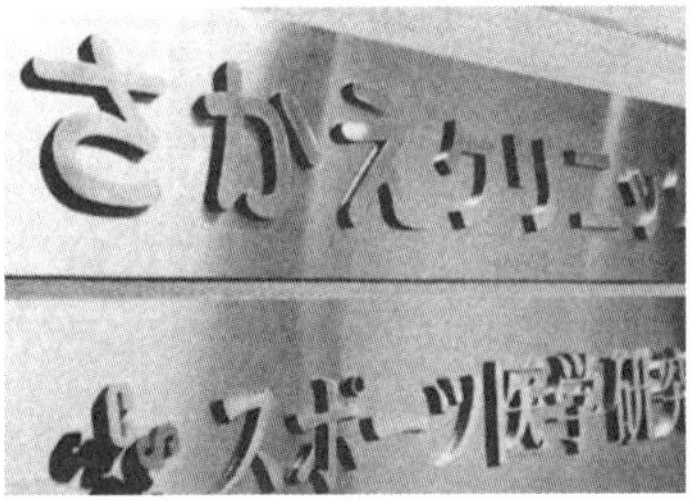

さかえクリニックでは美容・
健康・スポーツを中心とした
診療を行っています

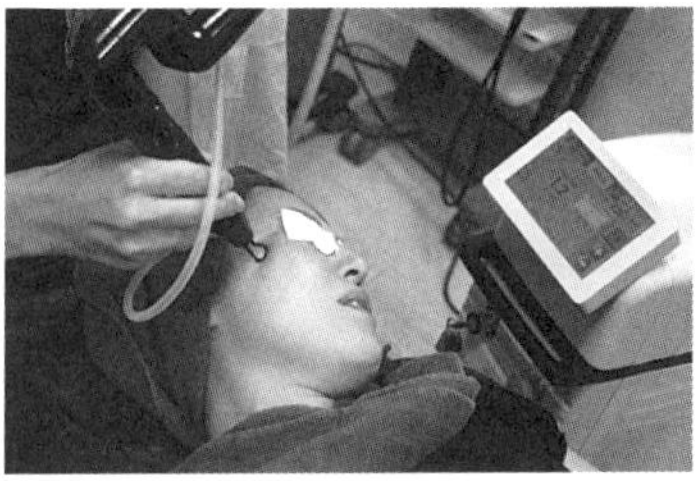

最新Q YAGレーザーでのシミ除去

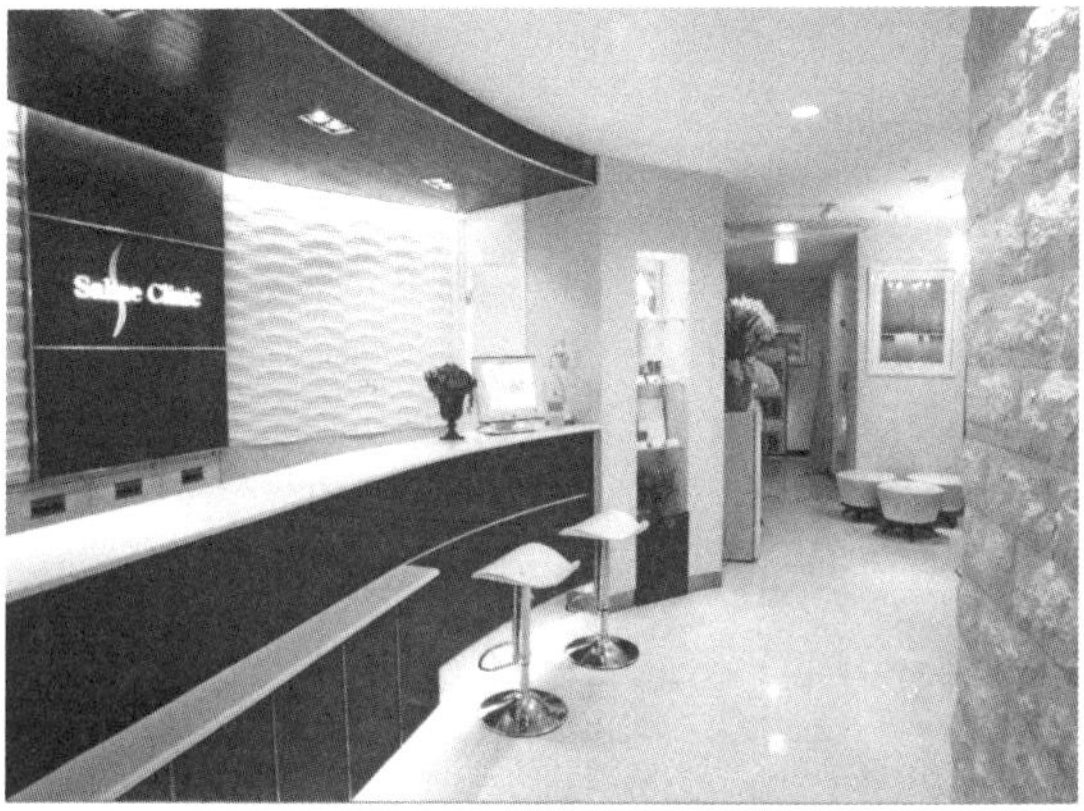

さかえクリニック
スパ・スタディオ＆アカデミー

第15章 もっと美しくなるための〈最先端美容治療〉

第16章 その他の治療

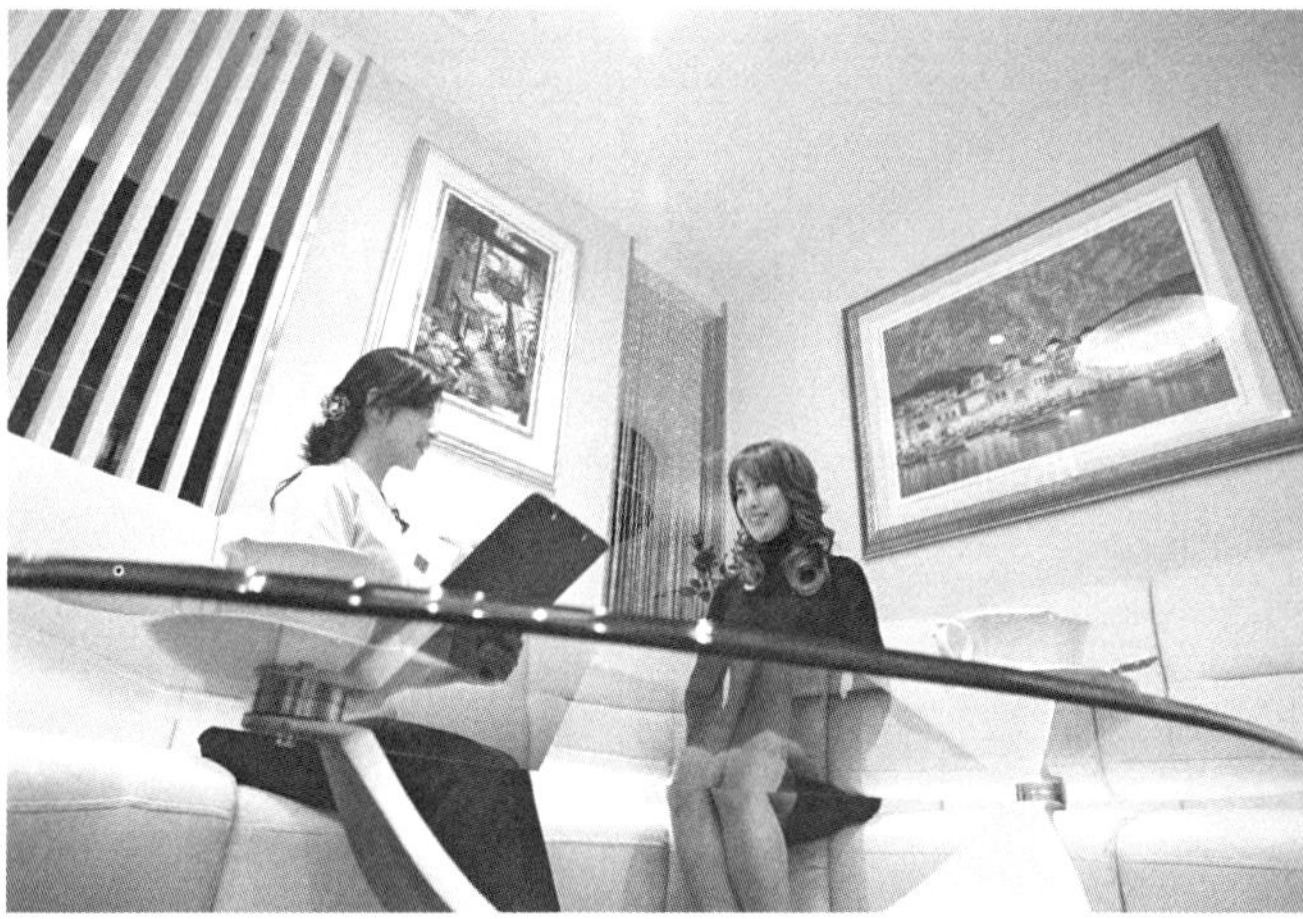

カウンセリングはゆったりラウンジで

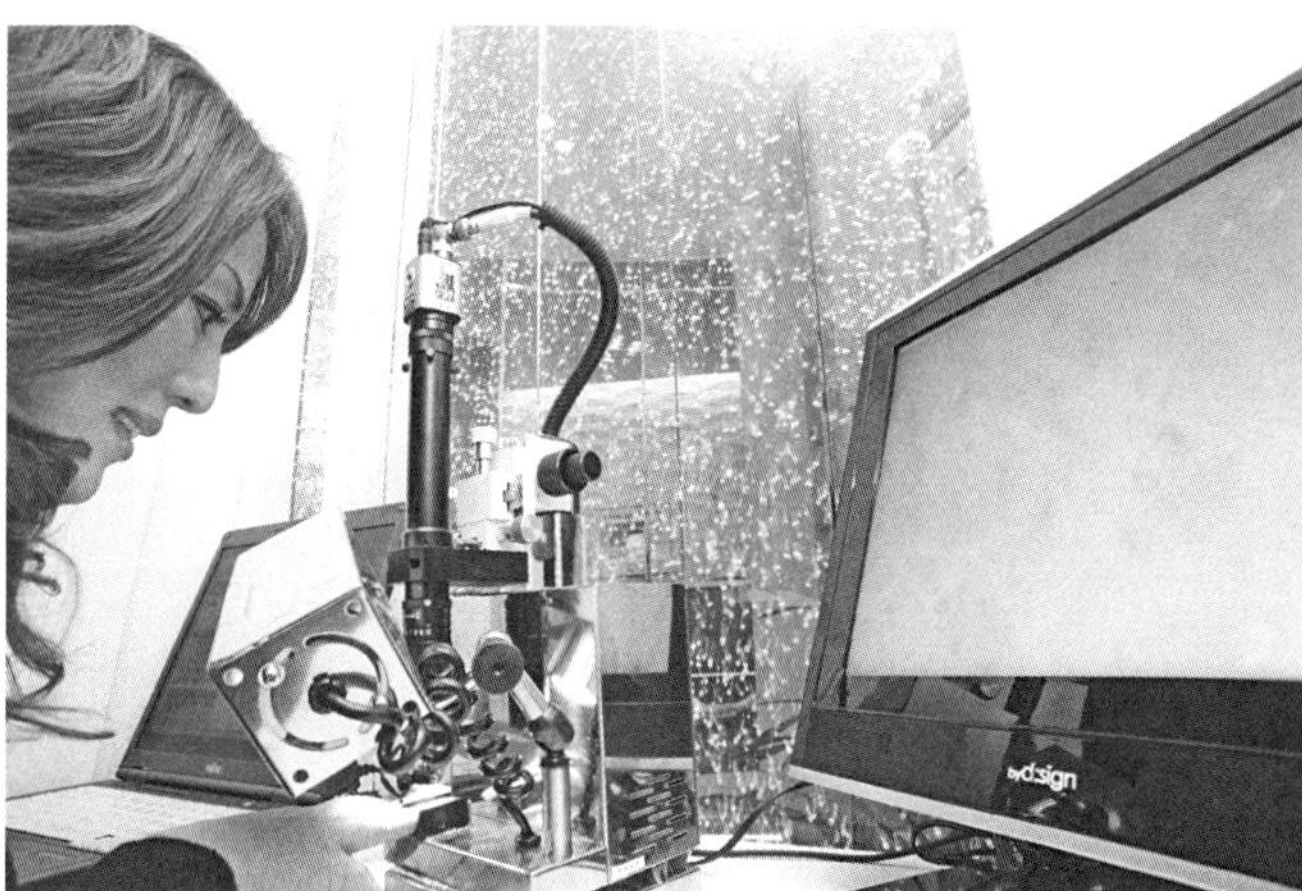

目で見えるアンチエイジング検査システム

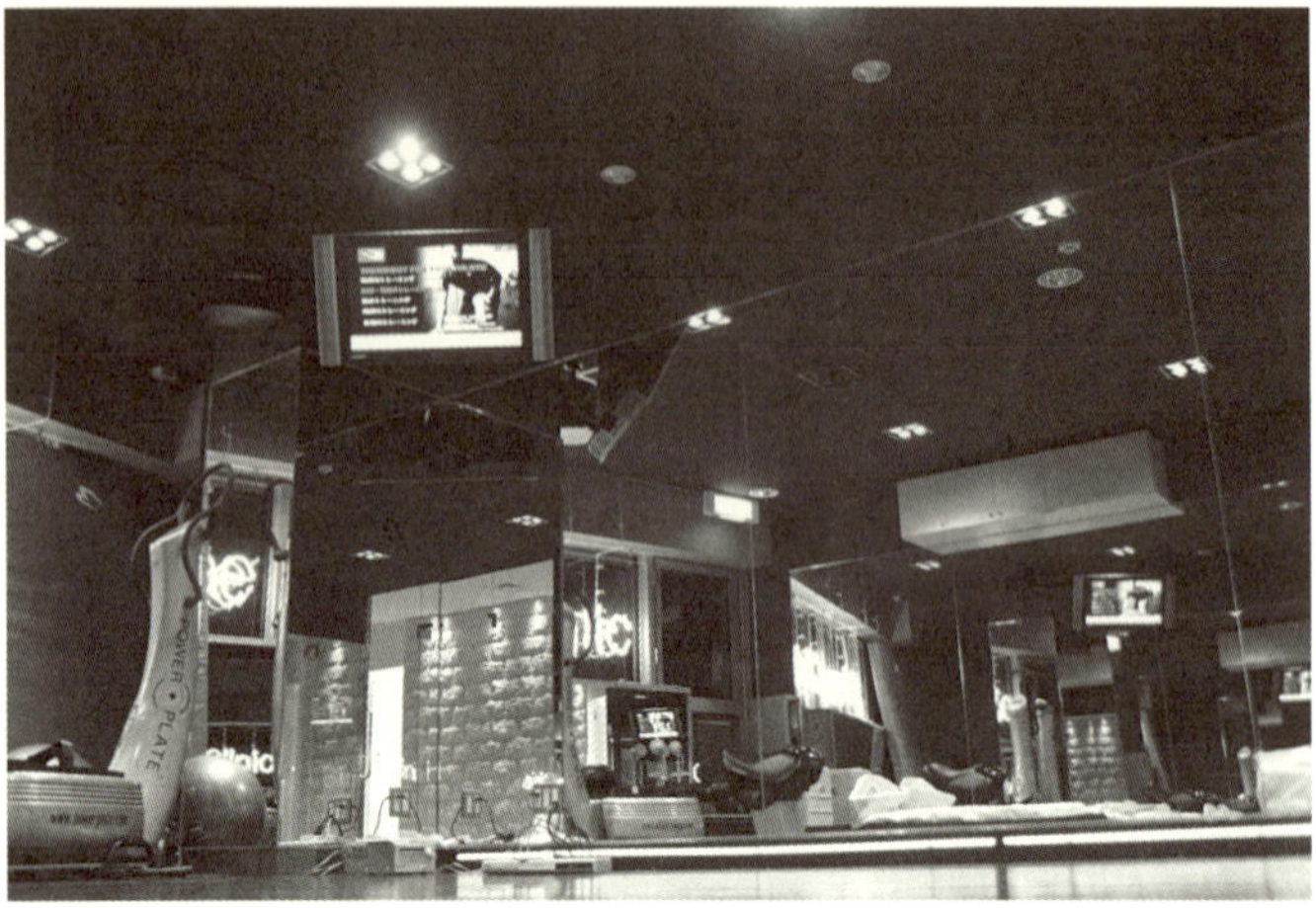

プライベートスタディオ

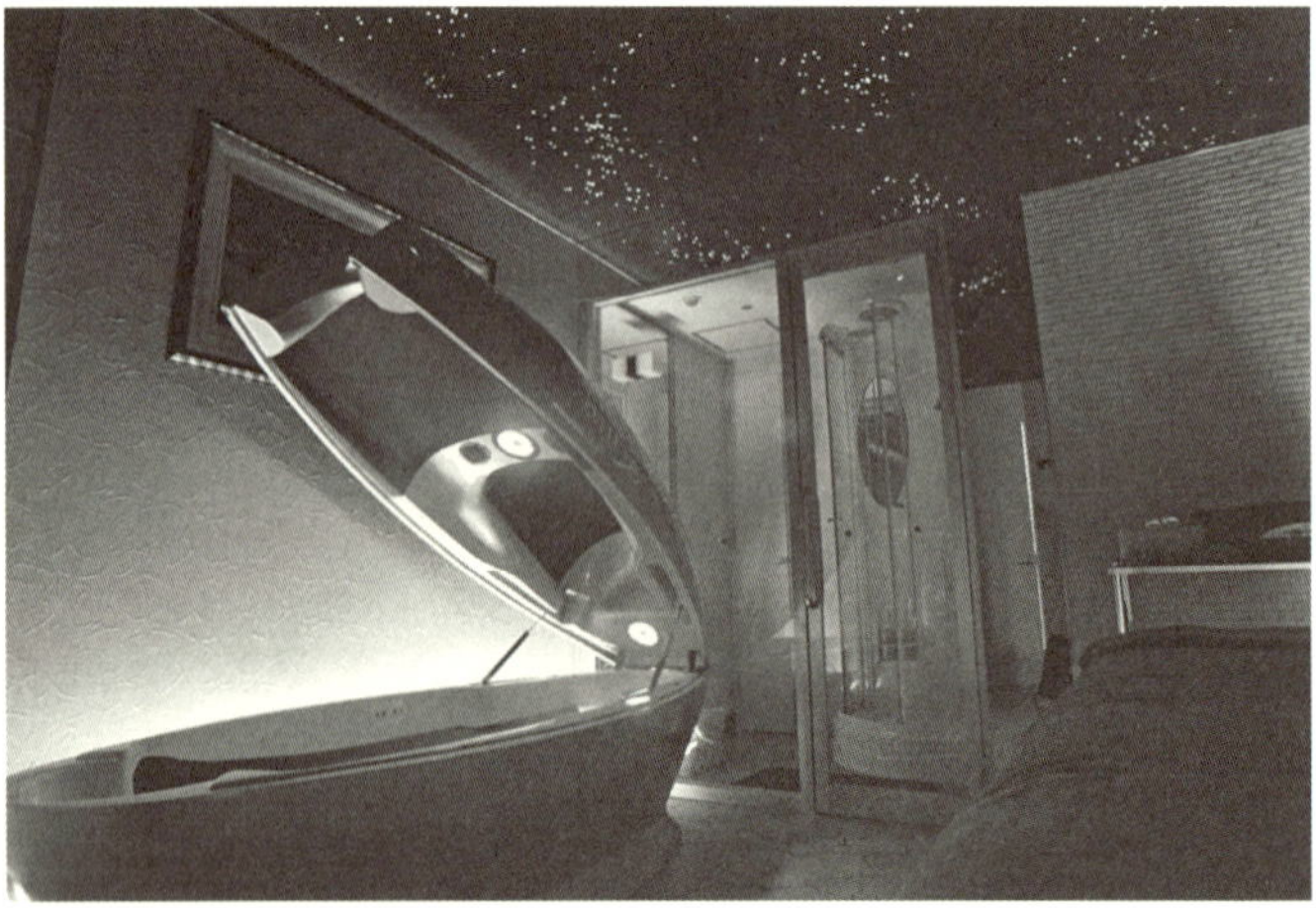

メディカルスパでプライベートな施術

第1章 最新の美肌作りシステム〈ウルティマ〉

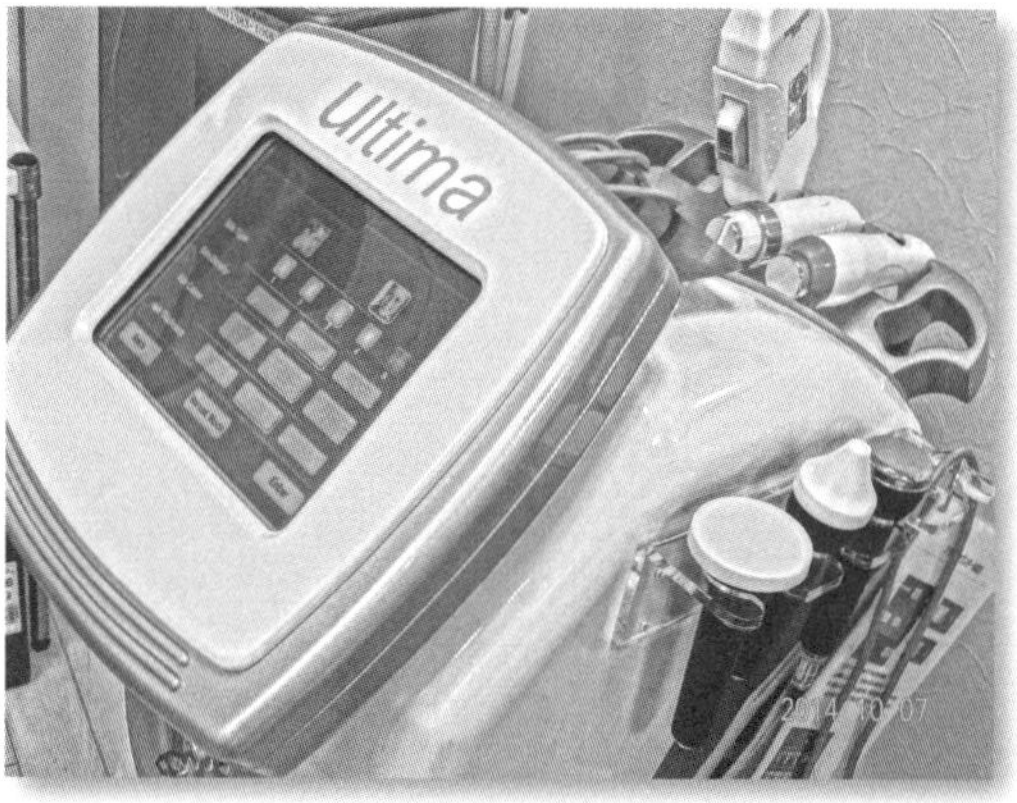

複合美容治療システム　ウルティマ

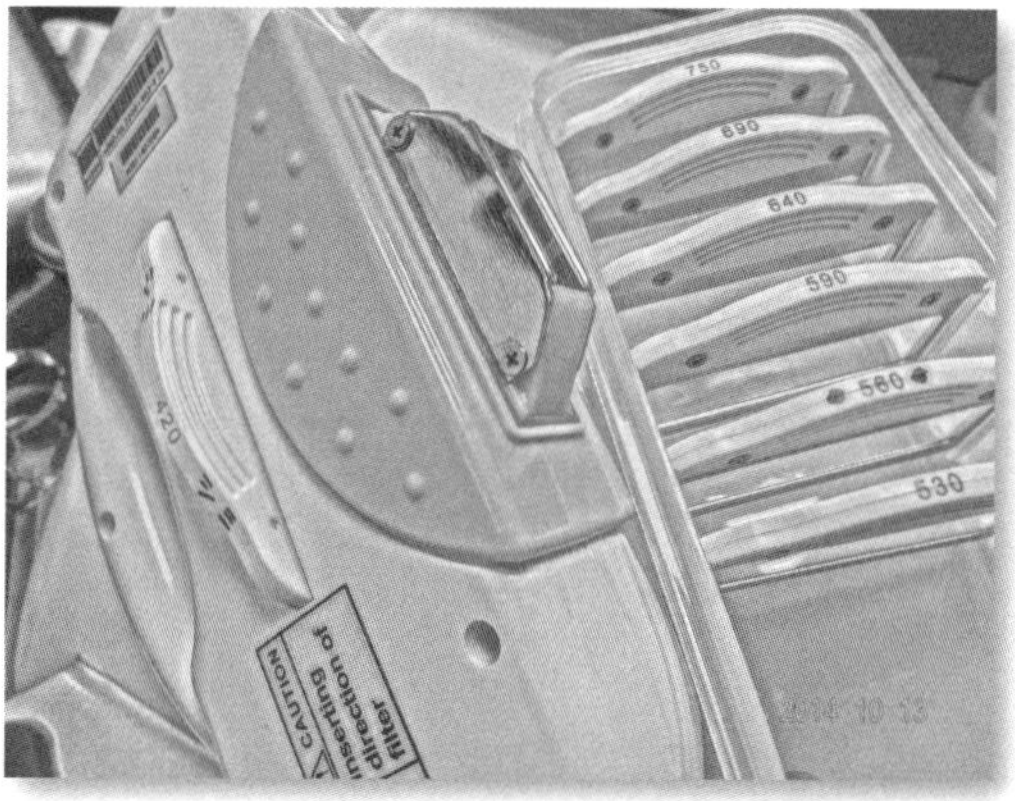

7種類のフォルターで光の波長の幅を変えて
様々な色素性病変へ対応可能

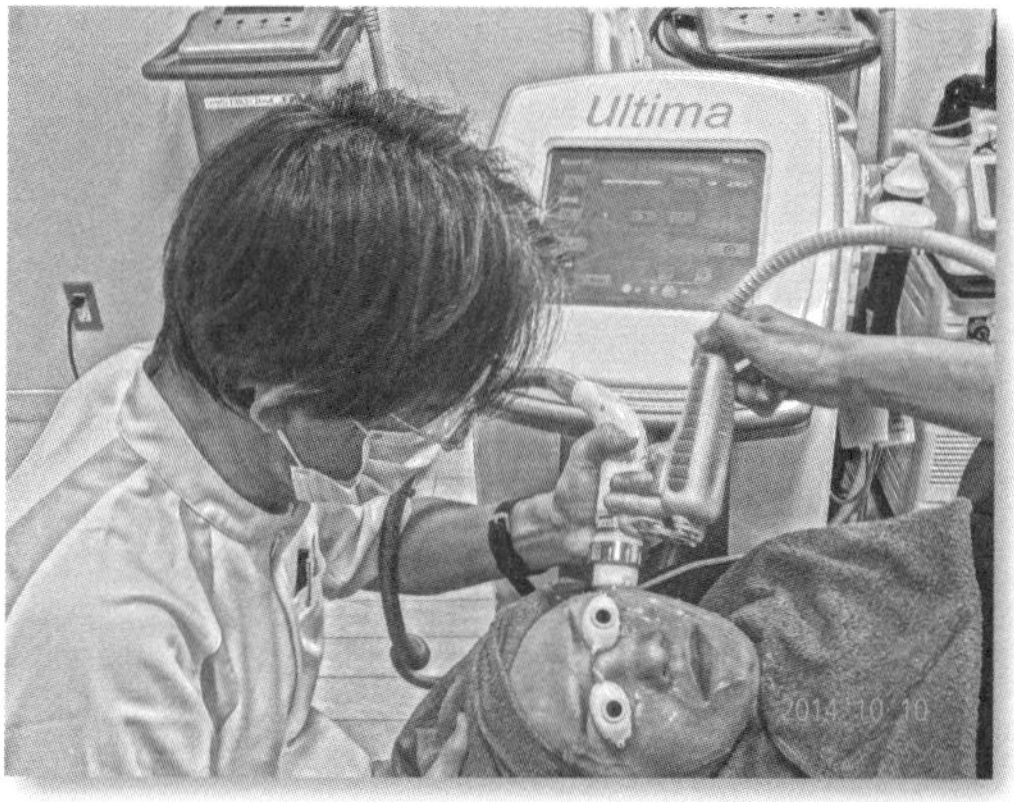

ウルティマによるたるみ治療

★ウルティマは幅広い治療に使える最新マシン

ウルティマ（ULTIMA）はドイツの医療機関（SKINSHINE）とスペインの会社で共同開発された、五種類のハンドピースを持つ最新アンチエイジング複合機です。たるみ・引き締め治療、超音波と高周波を使用した部分痩身治療、ＩＰＬ（インテンスパルスライト）を用いた様々なシミ、ニキビ治療まで幅広く可能です。

たるみ引き締め治療はマエストラＲＦ、部分痩身治療はウルティマ・アンサンブル、光＋高周波による各種色素疾患の治療はフォトソールと名付けられております。

マエストラRF

マエストラＲＦは様々な高周波による、たるみ・引き締め治療法です。

基本原理は、高周波を照射と同時に肌の表面を冷却して、真皮層に熱を伝えます。高周波は皮膚や脂肪層に対して照射されると熱に変換され、引き締め、コラーゲン生成、リフトアップなどの様々な効果があります。

レーザーよりも皮膚深部に届くので、大きな引き締め効果が期待され、腫れや赤みも出ません。

マエストラＲＦの適応

マエストラＲＦではフェイスライン、首の部位のたるみ、目のくま、ほうれい線、などのすべてのたるみやしわに対して効果があります。

高周波によるたるみ・引き締め治療が美容市場で人気でしたが、サーマクールなどこれまでの機器では痛みを伴うことが問題で、機器によっては、麻酔も必要でした。

マエストラＲＦで使用するエネルギーは最大一〇メガヘルツ＋一〇〇ジュールという業界最大級の高出力ですが、ハンドピースの先端には水流で強力冷却可能なコンタクトクーリング機能が備わり、火傷リスクも無く痛みも感じません。

〈各種ハンドピース〉

ハンドピースは、モノポーラタイプ、バイポーラタイプを備えております。それぞれＲＦエネルギー到達深度が違うため、これらの組み合わせで総合的なタイトニングが可能で

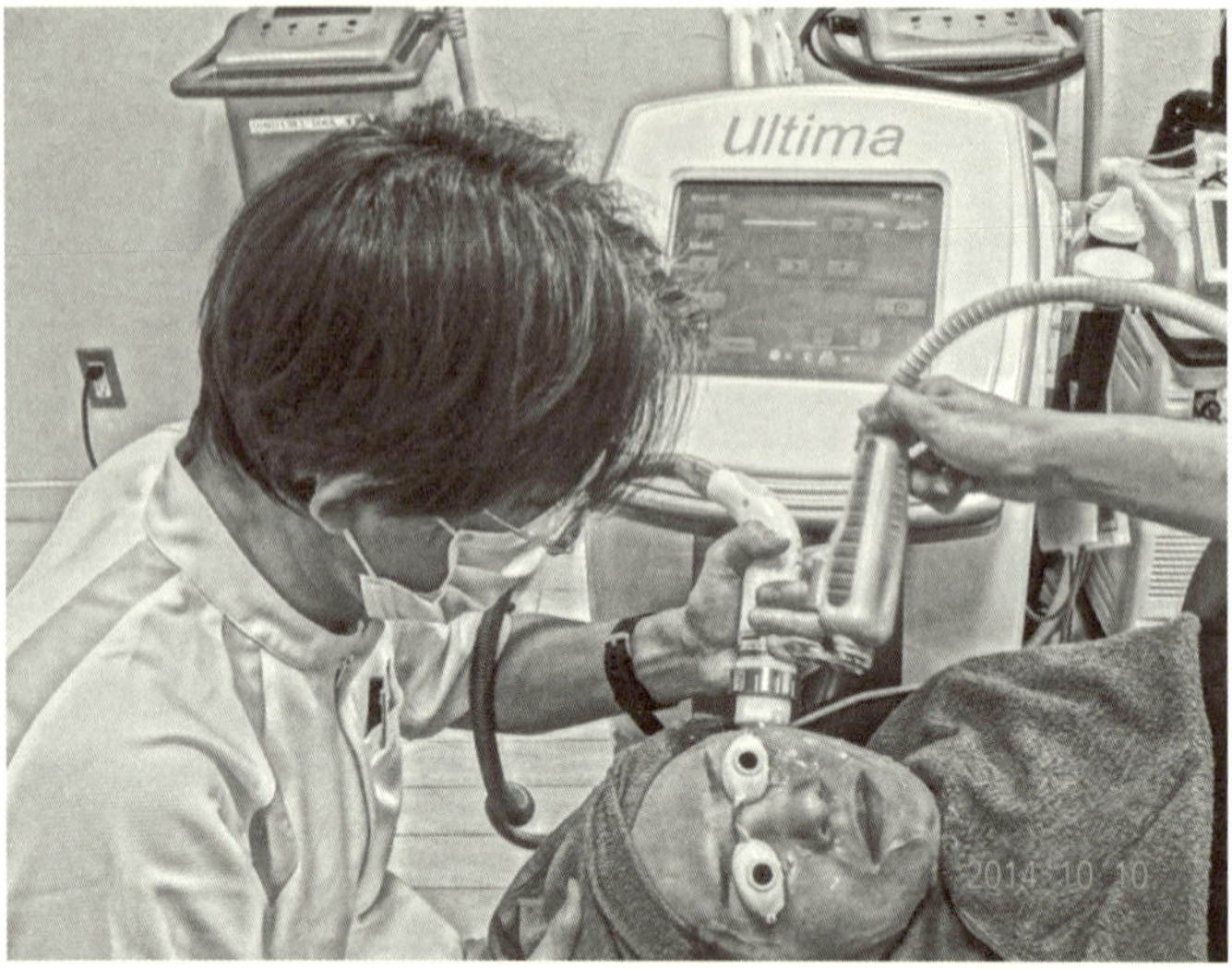

ウルティマによるバイポーラでのたるみ治療

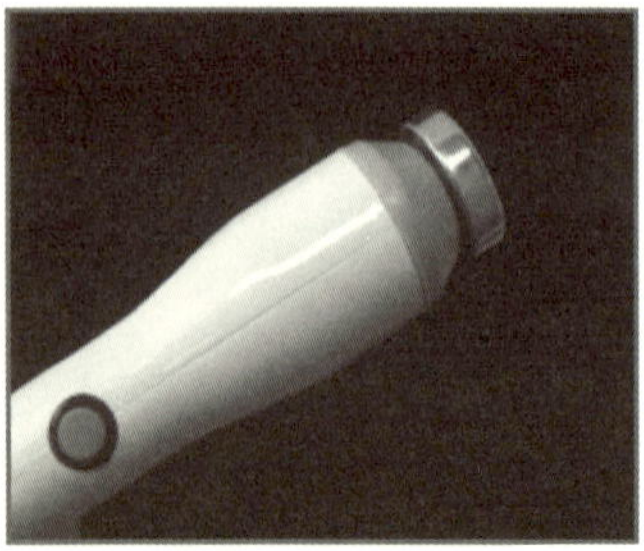

モノポーラハンドピース

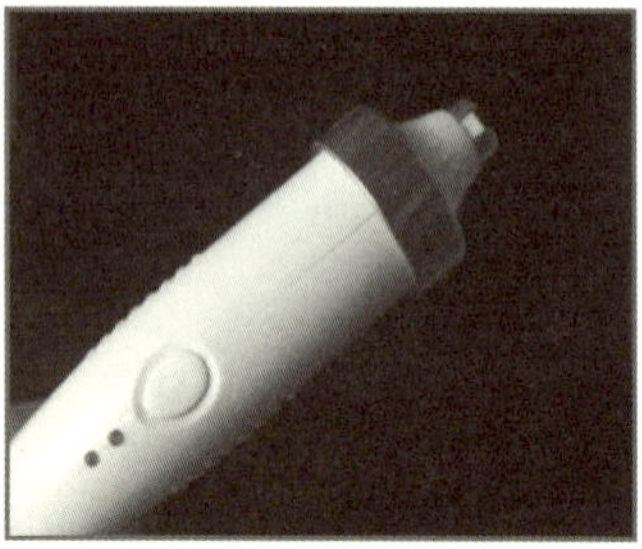

バイポーラハンドピース

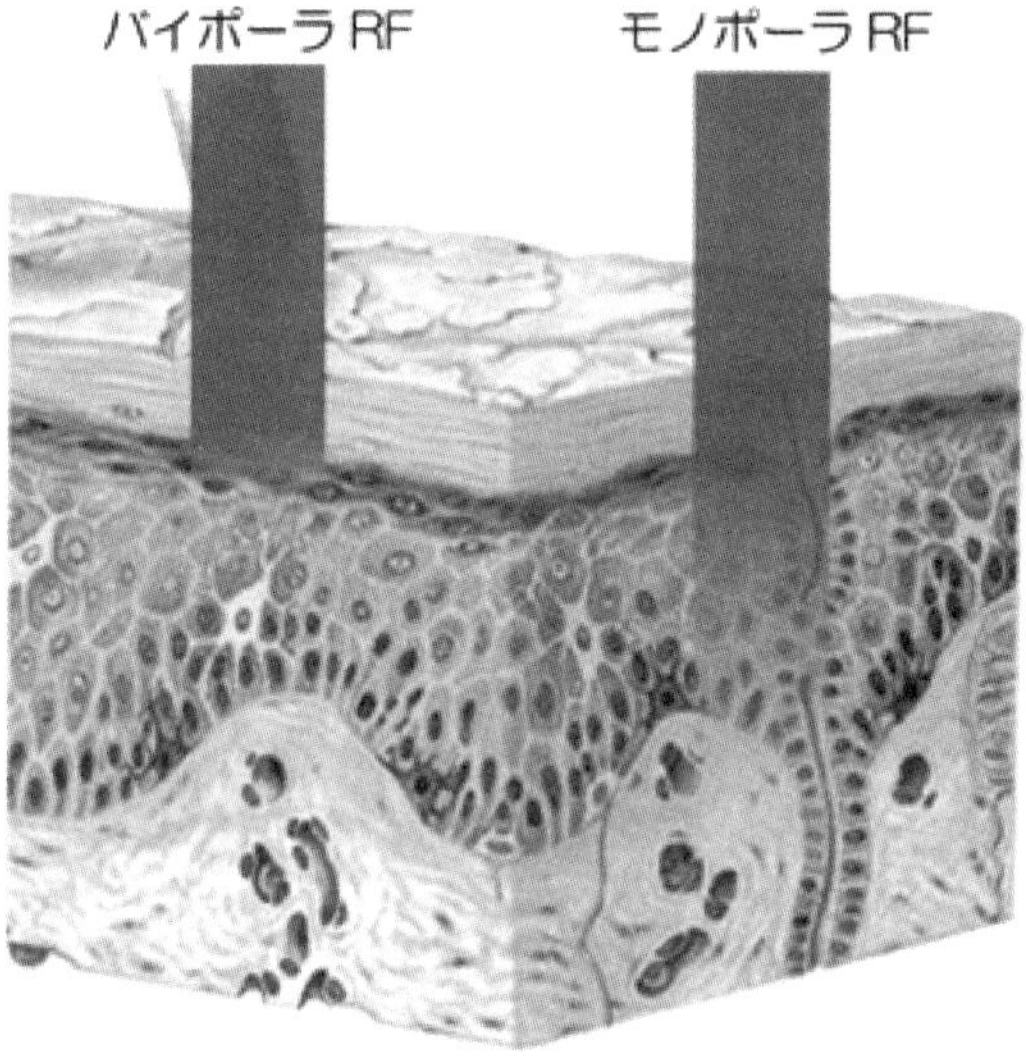

す。更に、ハンドピース先端のチップには様々なサイズがあり、治療する部位に合わせて選択可能です。
　モノポーラハンドピースは高周波を皮膚深層に届かせる時に使用し、バイポーラハンドピースは皮膚の浅層に高周波を届かせます。バイポーラの使用により小皺の改善や毛穴の引き締め、ニキビなどの治療が可能です。
　従来の高周波治療法はモノポーラ方式あるいはバイポーラ方式の単独使用でしたが、マエストラＲＦは二つのハンドピースの組み合わせで、皮膚の深層から浅層までトータルに治療可能です。

マエストラRF治療の実際

治療は、一五分くらいで終了します。ジェルを施術部位に塗り、ハンドピース先端を肌に接触させ、顔全体をマッサージするようにハンドピースを動かします。痛みを感じることなく、治療後は、肌に赤みや腫れは出ませんので、すぐにお化粧が可能です。

施術後は、治療部位のリフトアップ、毛穴も引き締まりキメが整った感じを直後に感じられます。

治療は通常一カ月に一度くらいのペースで、三回から六回繰り返し行います。その後、必要に応じてメンテナンス治療を数カ月に一度行うことが一般的です。

ウルティマ・アンサンブル

ウルティマ・アンサンブルはボディ用キャビテーション（超音波により起こる脂肪融解作用）とボディ用モノポーラＲＦ（高周波）を組み合わせた部分痩身治療法です。

最初にキャビテーション・ハンドピースで脂肪層に超音波を照射、脂肪層の深層、浅層にキャビテーション作用を生じさせ、次にＲＦハンドピースにより溶解した脂肪の排出を促進します。

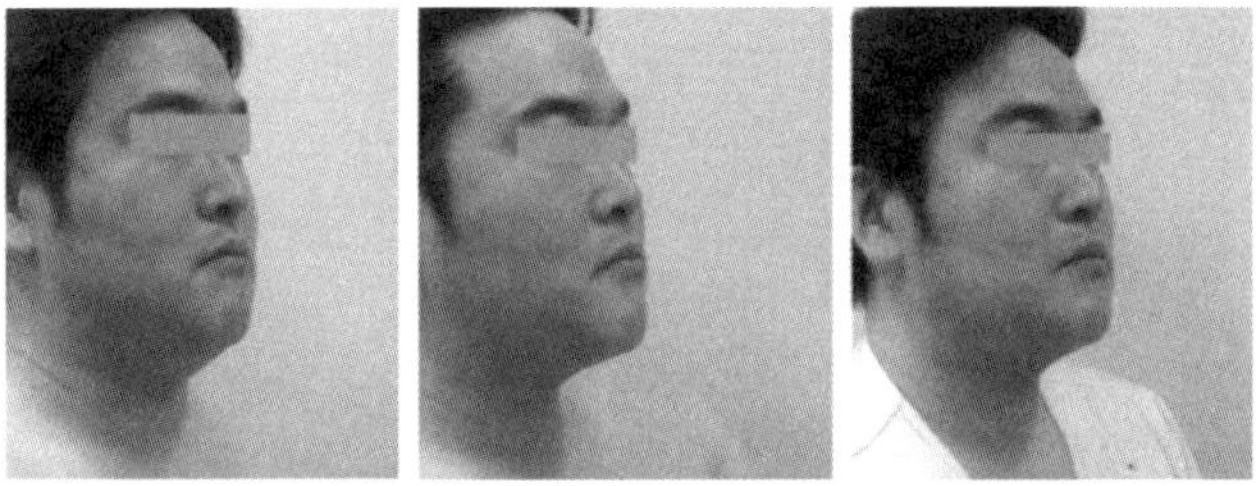

施術前　→　施術直後　→　1週間後

フェイスラインがスッキリ

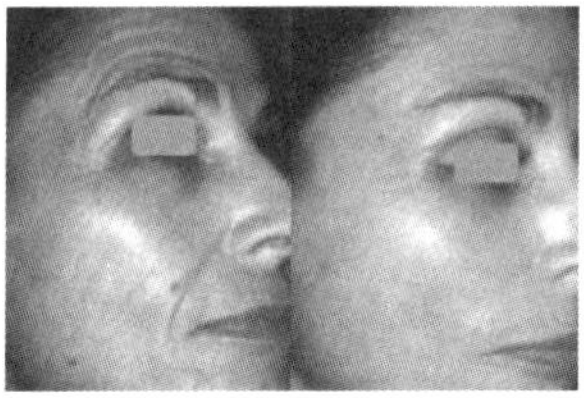

→

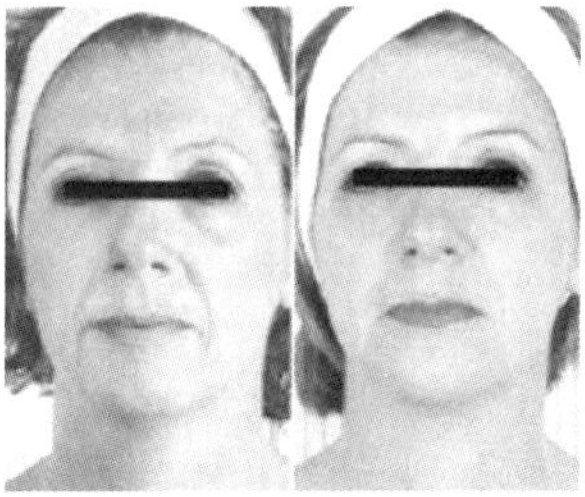

→

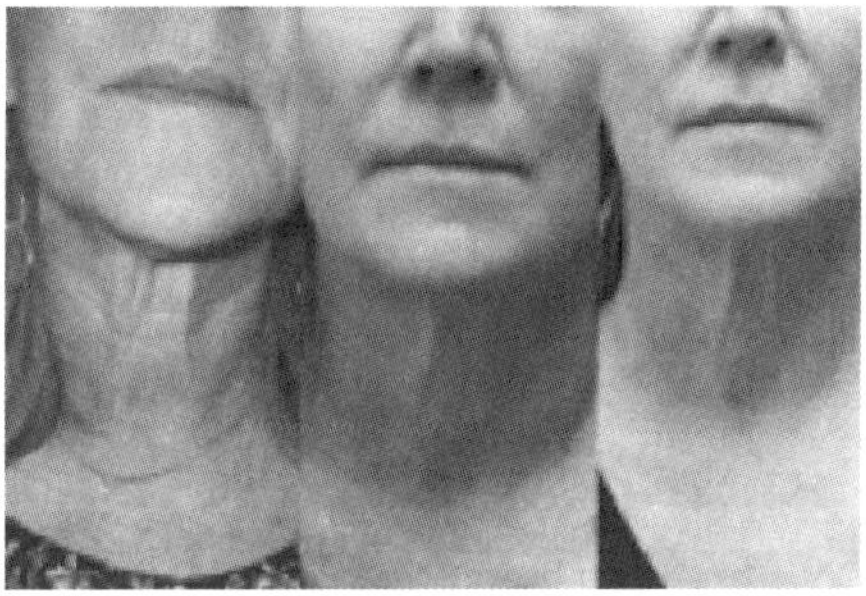

→　→

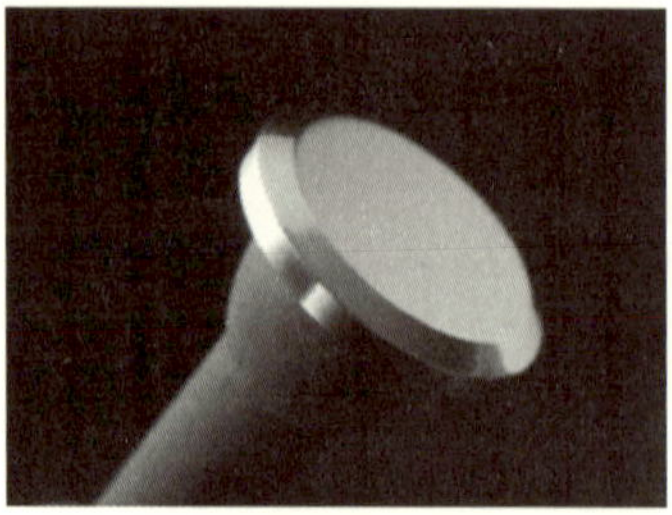
ボディ用キャビテーション

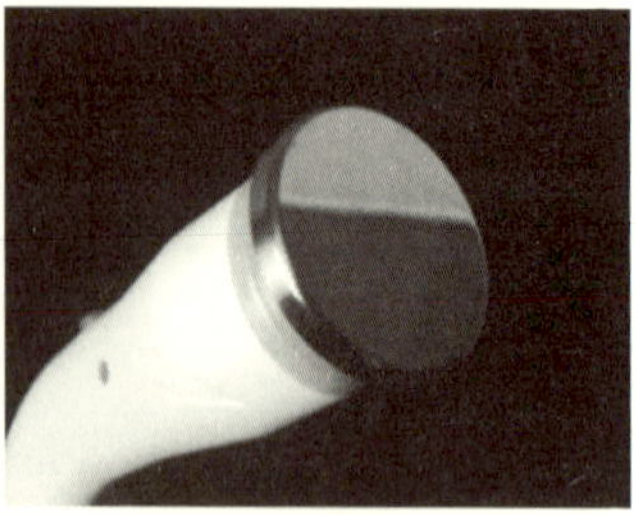
ボディ用モノポーラハンドピース

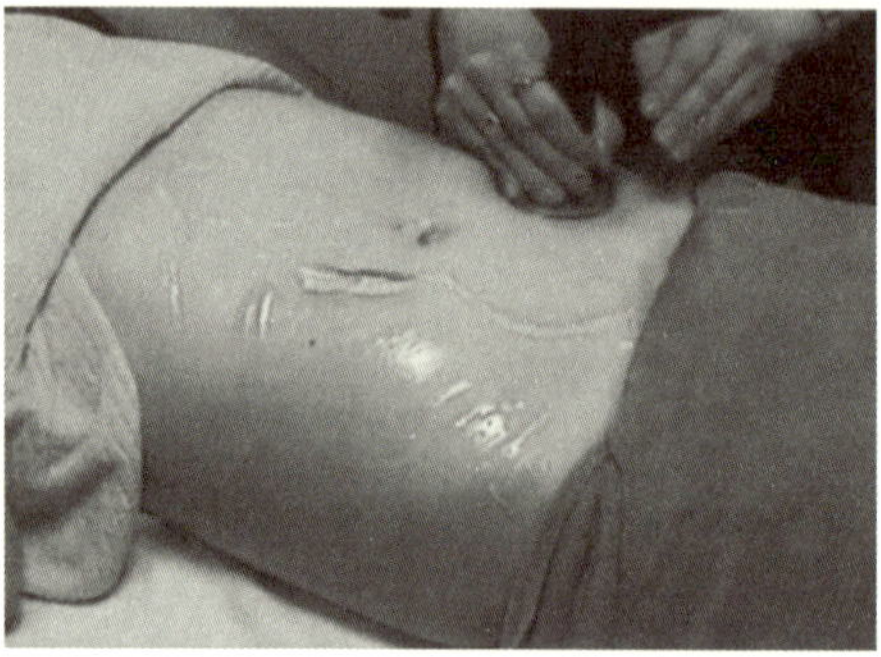
キャビテーションによる部分痩身治療

キャビテーションとは

キャビテーションとは、超音波（人間が聴くことができない二〇KHz以上の音波）を液体に照射した時に、液体の流れの中で圧力差により短時間に泡の発生と消滅が起きる物理現象です。キャビテーションが発生した際に、泡の破裂する時のエネルギー（衝撃）によって脂肪を破壊して痩身治療を行います。

様々な分野（超音波洗浄器など）で使用され、効果、安全性の実績があります。

脂肪組織図

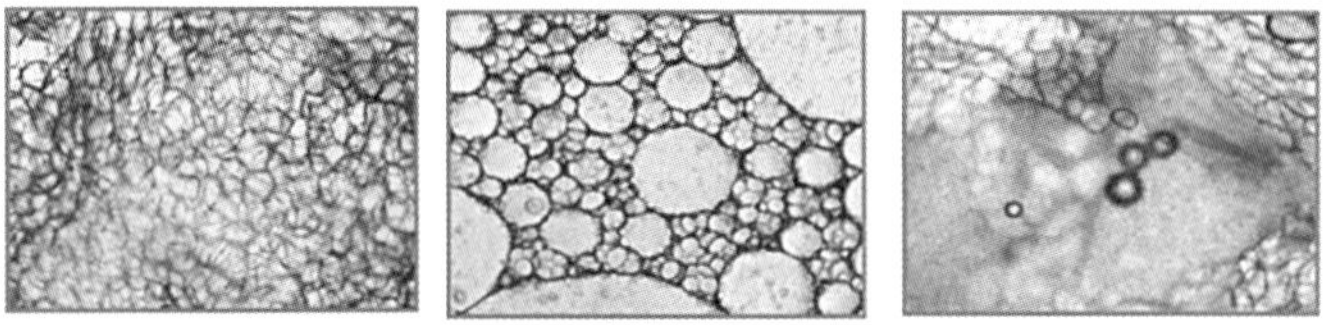

照射前　➡　照射5分後　➡　照射終了後

モノポーラＲＦの使用による効果

キャビテーションにより破壊された脂肪細胞を排出し、熱による引締め作用。ウルティマ・アンサンブルでは対極板（電流を体の奥深くまで通すためのもの）を使用して皮膚の深層までエネルギーを侵達。

ウルティマ・アンサンブルの利点

キャビテーションは振動により脂肪を破壊するわけではないので、振動から発生する熱は発生せず施術は無痛です。モノポーラＲＦでは熱が生じますが、冷却機能があるため痛みはありません。

ウルティマで使用する一MHzは極めて小さな泡を発生するため、血管などの脂肪以外の臓器を破壊せず、安全な治療が可能です。

ウルティマ・アンサンブル施術の実際

マエストラ・アンサンブルの治療は、二〇分程度で終了します。

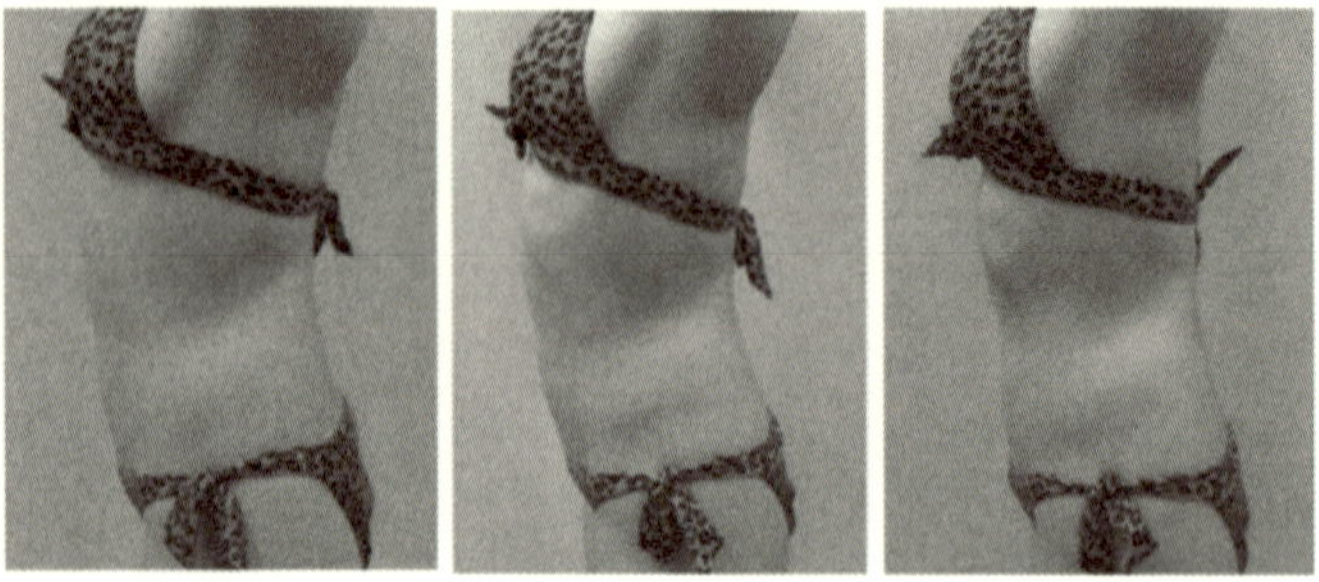

ジェルを施術部位に塗り、ハンドピース先端を治療部位をマッサージするようにハンドピースを動かしていきます。効果は直後に実感でき、治療は通常二週間に一度くらいのペースで、三回～六回繰り返し行います。その後、メンテナンス治療を数カ月に一度行います。

フォトソール

フォトソールはパルスライトと呼ばれる光と高周波（RF）を同時に照射する治療で、脱毛、シミ、くすみ、キメ、赤み、毛穴の開大、ニキビ等を改善します。

レーザーは単一の波長しか持たない一色の光ですが、フォトソールのパルスライトは広い範囲の波長（色）を持ちます。

レーザーは一色の光を使い、対象に狙いを絞って治療しますが、フォトソールは色々な症状に効く光が混合されて

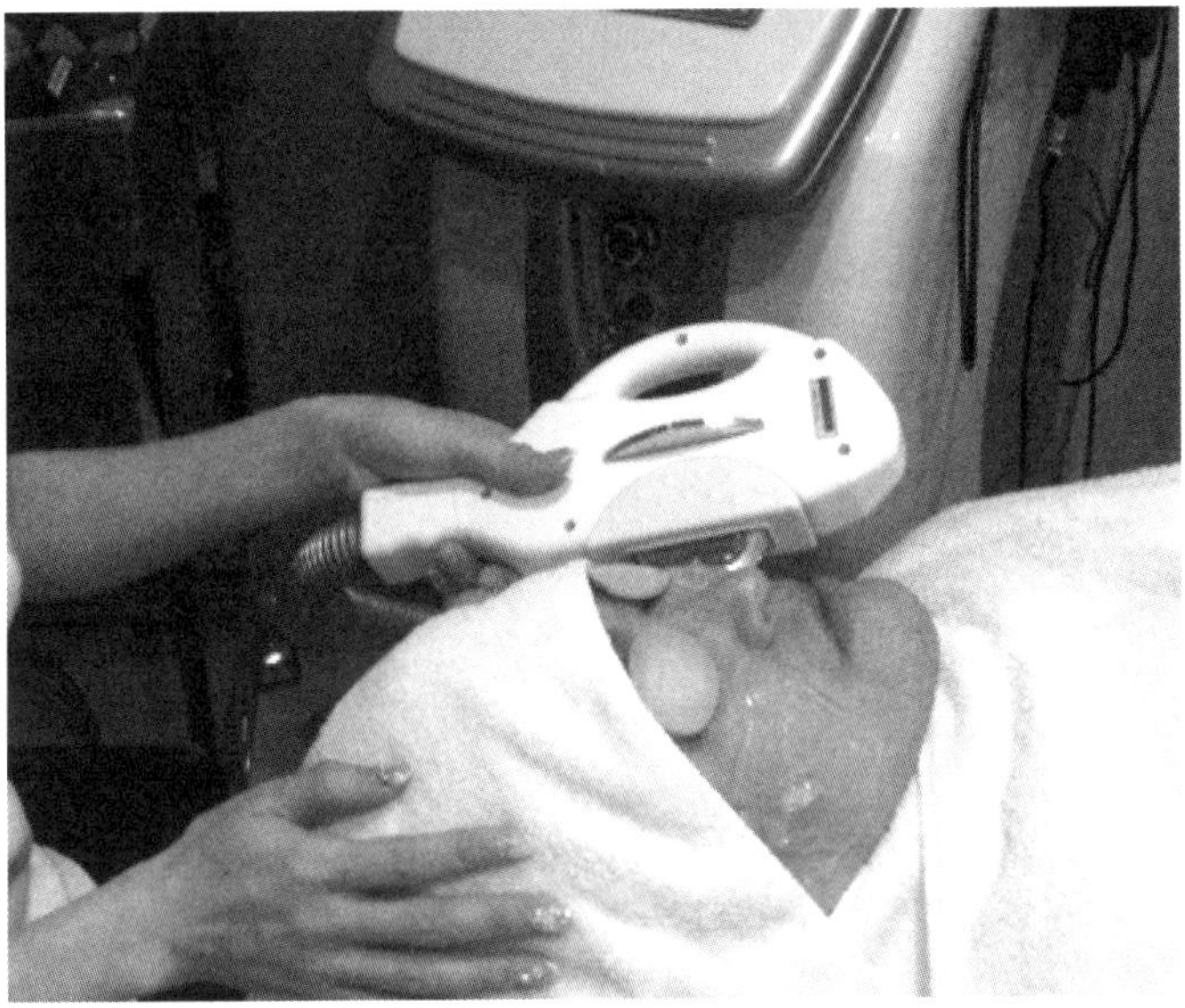

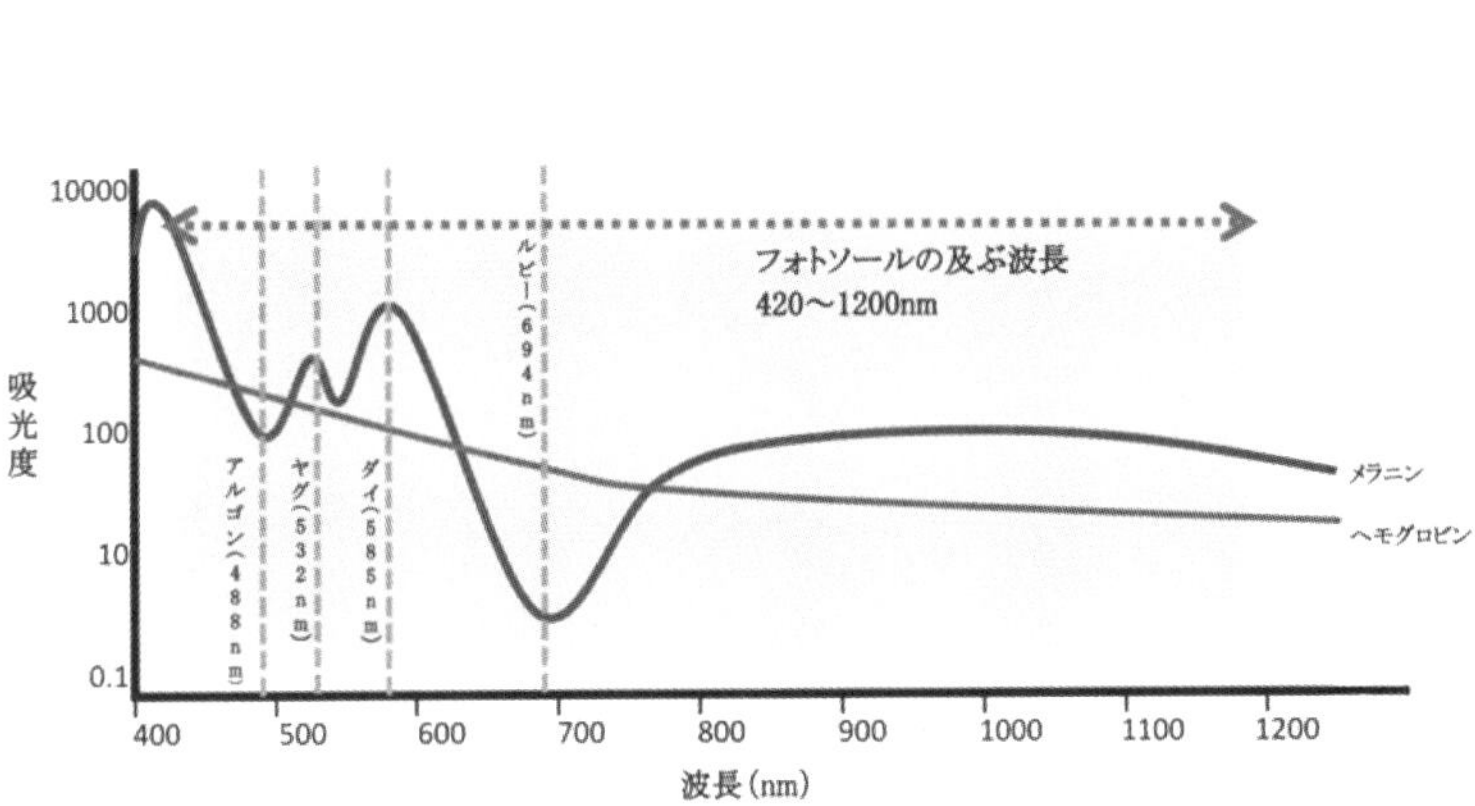
10000
1000
100
10
0.1
吸光度
フォトソールの及ぶ波長
420〜1200nm
ルビー（694nm）
アルゴン（488nm）
ヤグ（532nm）
ダイ（585nm）
メラニン
ヘモグロビン
400
500
600
700
800
900
1000
1100
1200
波長（nm）

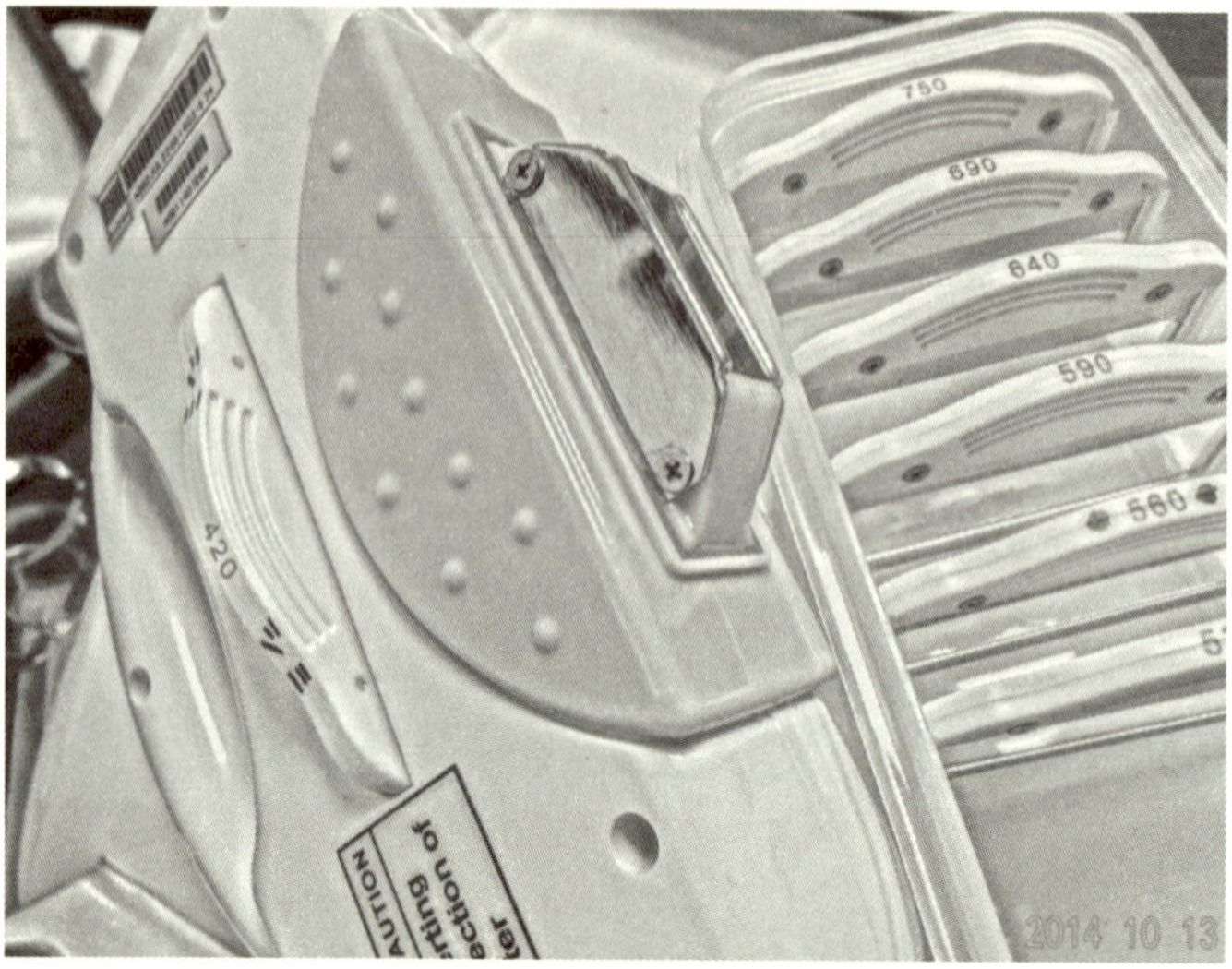

7種類のフィルターで光の波長の幅を変えて様々な色素性病変へ対応可能

照射できますので、様々な加齢的な症状を一度に改善可能です。

フォトソールは七種類の波長カットフィルターにより波長を切り替え可能で、様々な肌の状態に合わせた照射を行え、あらゆる肌の悩みに対応した治療が行えます。

フォトソールのメカニズム

照射器には、パルスライトが出てくる石英ガラスとそれを両側から挟むようにＲＦ電極が付いて、冷却システムがあります。

照射は、患者様は照射ごとに軽くはじかれたような感覚を受けます。照射した部位に光とＲＦ（高周波電流）が同時に照射され、光はシミやソバカスを作っているメラニンに吸収されて、熱エネルギーに変わり、シミのメラニンを含む表皮に非常に薄いカサブタを作ります。むしろ、シミの色が濃くなったかのように感じ、数日で気がつかないうちにアカのように取れます。

パルスライトは毛細血管にも吸収され熱エネルギーに変わります。赤ら顔の原因である拡張した毛細血管を熱で収縮させ、赤みを改善します。

ＲＦはRadio Frequencyの略で高周波のことです。照射器両側の二つの電極に挟まれた皮膚の内部を、電子が一秒間に一〇〇万回往復して、電子は真皮内の水分を含んだコラーゲンやエラスチンの繊維をよく流れ、温度を上昇させます。これによりコラーゲンやエラスチンを作り出す繊維芽細胞が活性化、コラーゲンやエラスチン繊維の一部が縦方向にも向き、真皮層が若返り、全体的にハリ感が出てきて、小じわや毛穴が改善されます。

治療は五分程で終了し、直後にお化粧可能です。治療後、一～二日後にシミやソバカスのあったところがアカのように浮いてきて、薄くなり、顔全体が美白され、ハリ感が実感できます。毛穴が収縮しキメが整いますので、化粧のノリが良くなります。

通常二週間に一度くらい、六〜一〇回行います。その後、必要に応じてメンテナンス治療を行います。

フォトソール脱毛

レーザー脱毛とは異なり、光に高周波のエネルギーを加えた永久脱毛システムがフォトソール脱毛です。レーザー脱毛より痛みが少なく、短期間で終了します。

レーザー脱毛では困難な産毛や白髪の脱毛が可能で、色素沈着の治療を行いながら脱毛可能です。腋、下腿、ひじ下などの部分はほとんどの場合が四回〜六回で終了し、満足な結果が得られる最先端の永久脱毛法です。

（IPLによるシミ・しわの症例）

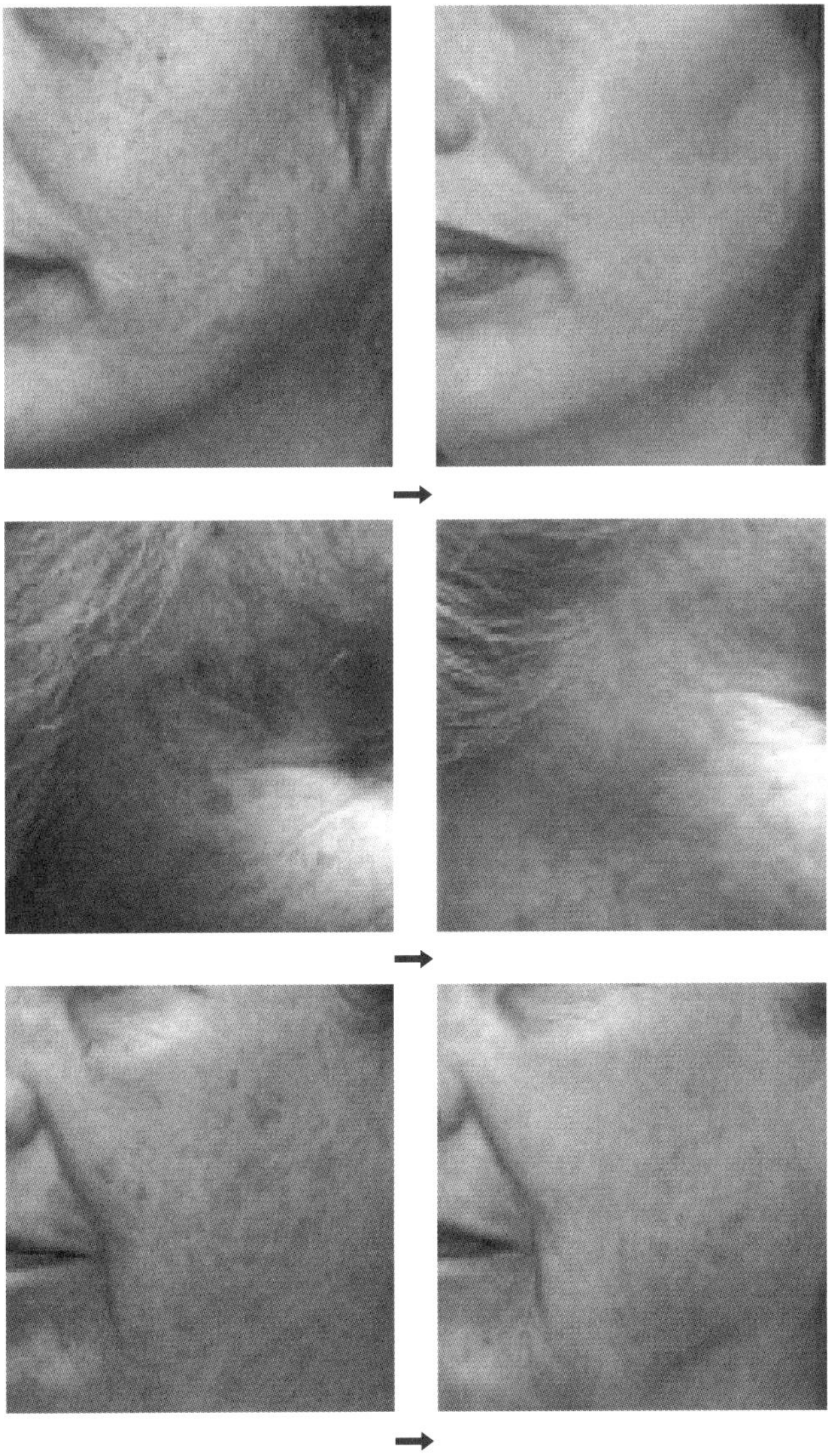

クリニックでの脱毛とエステでの脱毛の比較

	クリニック専門医	エステ
方法:	IPL+RF 脱毛	ニードル脱毛・光脱毛
痛み:	塗る麻酔薬を使用するため少ない	強い
時間:	ヒゲの場合は顔全体で5分以内	数時間
費用:	効果と比較して割安	お試しは安くても最終的に高額
施術者:	原則として専門医・有資格者のみ対応	無資格者
アフターケア:	医薬品を使用して、専門医によるケア	無し。医薬品を使用できない
施術回数:	4〜10回程度（ひげ　4〜10回程度 胸毛、腹毛　6〜10回程度）	数十回以上 数百回にも及ぶこともある
安全性:	極めて高い	ウイルス感染などのリスクあり
信頼度:	医療脱毛のため高い	学術的根拠無し 全く効果が実感できない場合も 少なくない

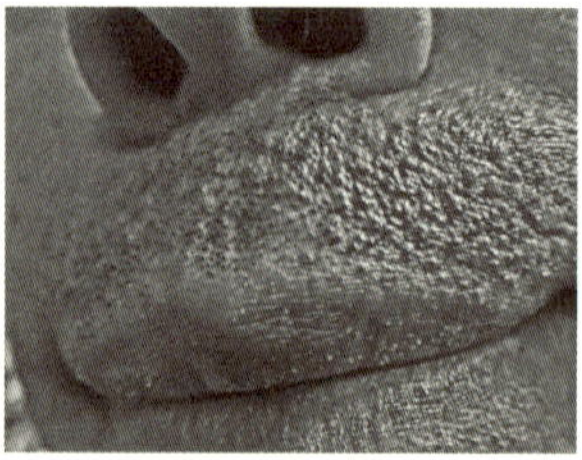
著者　治療前のヒゲ

→

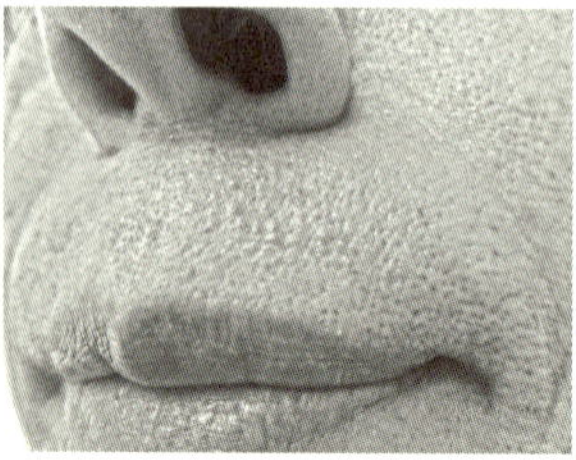
著者　10回治療後

第2章

タルミ、シワが手術しなくても消える〈ウルトラフォーマー〉

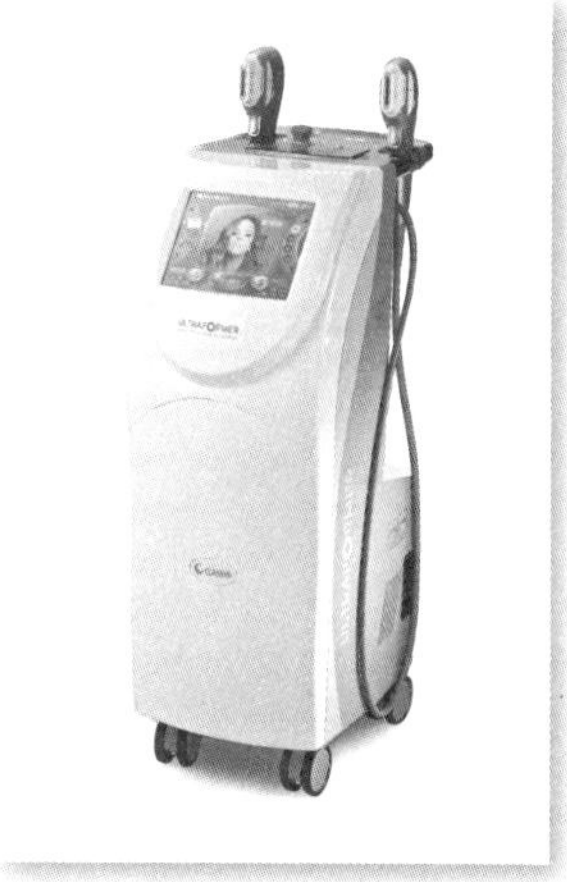

先端HIFU　治療システム
ウルトラフォーマー

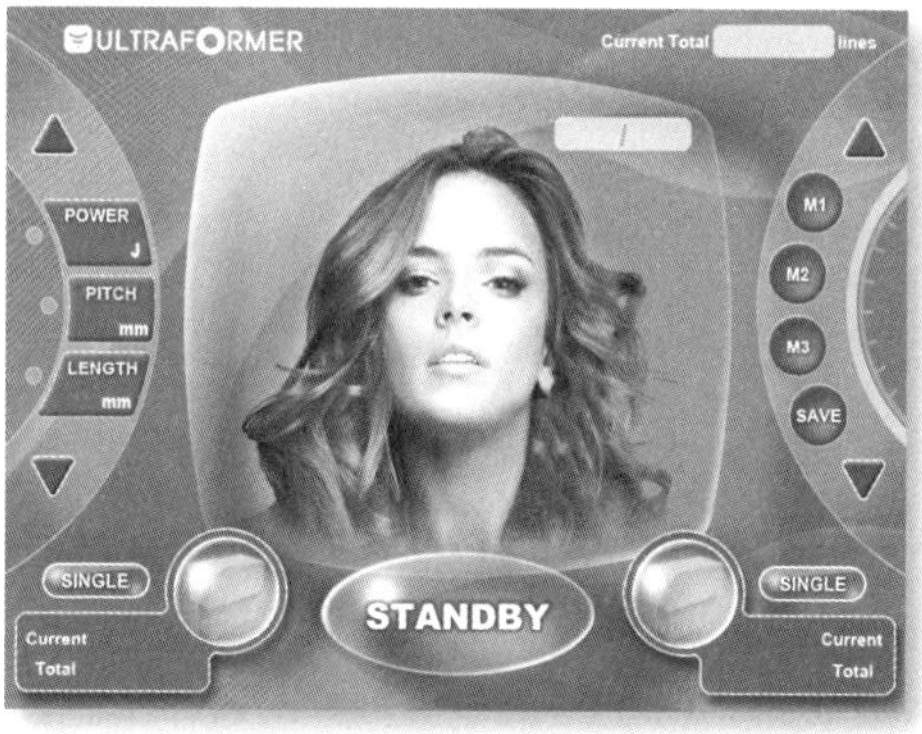

ウルトラフォーマー操作パネル

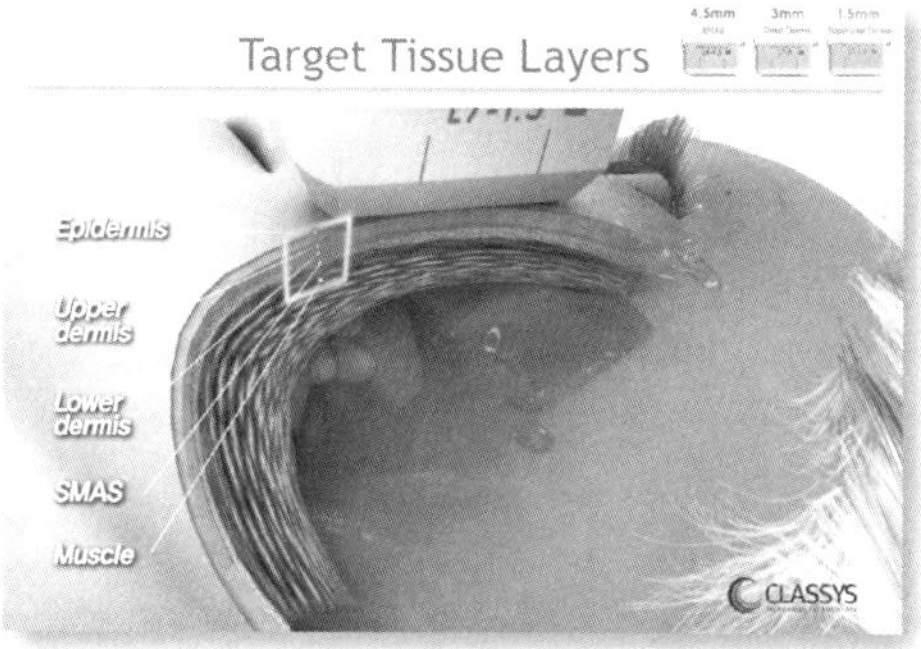

三層へのアプローチ

★ウルトラフォーマー　HIFU（高密度焦点式超音波治療）

①HIFU（高密度焦点式超音波治療）とは？

美容医療では、従来、たるみ・リフトアップ治療といえば、RF（ラジオ波）やIR（赤外線）、レーザー、フラクショナルRFなどを用いた器械が一般的でしたが、最近では、HIFU（高密度焦点式超音波）によるたるみ・リフトアップ器械が登場しました。

HIFUは、元来、焦点式に集中させた超音波エネルギーにより、深部にある癌、特に前立腺癌への治療として主に使用されてきましたが、超音波が皮膚の深部へ届く性質を生かし、HIFU技術を美容医療に応用させた器械が開発されました。

凸レンズで太陽光を一点に集めて焦点へ高いエネルギーを集中させるように、HIFUは焦点式にピンポイントで超音波を集中させて照射させることで、超音波をより高エネルギーで使用し、組織温度は六五～七五℃へと上昇します。HIFUは、一定の深度で焦点部位のみピンポイントで高温となり、周辺組織にはダメージを与えずに治療が可能です。

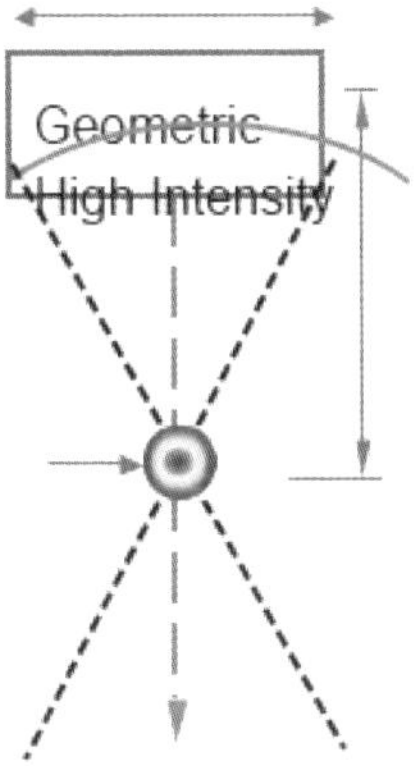

真皮・皮下組織・筋膜の三層をリフトアップ

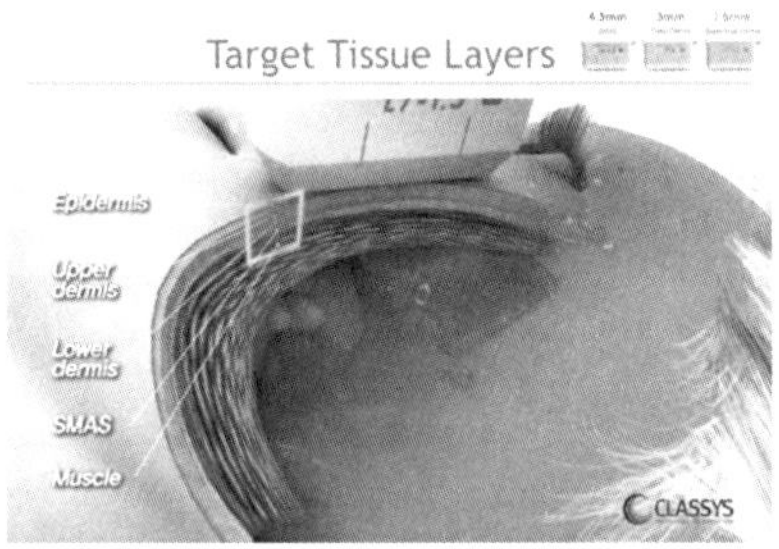

従来のＲＦのたるみ治療器は深度が最大で脂肪層までで、深いＳＭＡＳ層（表在性筋膜）へは手術のみでしか治療できませんでした。しかし、ＨＩＦＵ技術による美容医療機器の登場により侵襲的手術なしでＳＭＡＳ層への治療が可能となりました。

②最新ＨＩＦＵ器械、ウルトラフォーマー

最近市場に出ている美容医療用ＨＩＦＵ器械の中で、Classys社のウルトラフォーマーは照射スピードや安全性において、最も信頼性の高いＨＩＦＵ器械です。

ウルトラフォーマーは、四・五ミリ、三・〇ミ

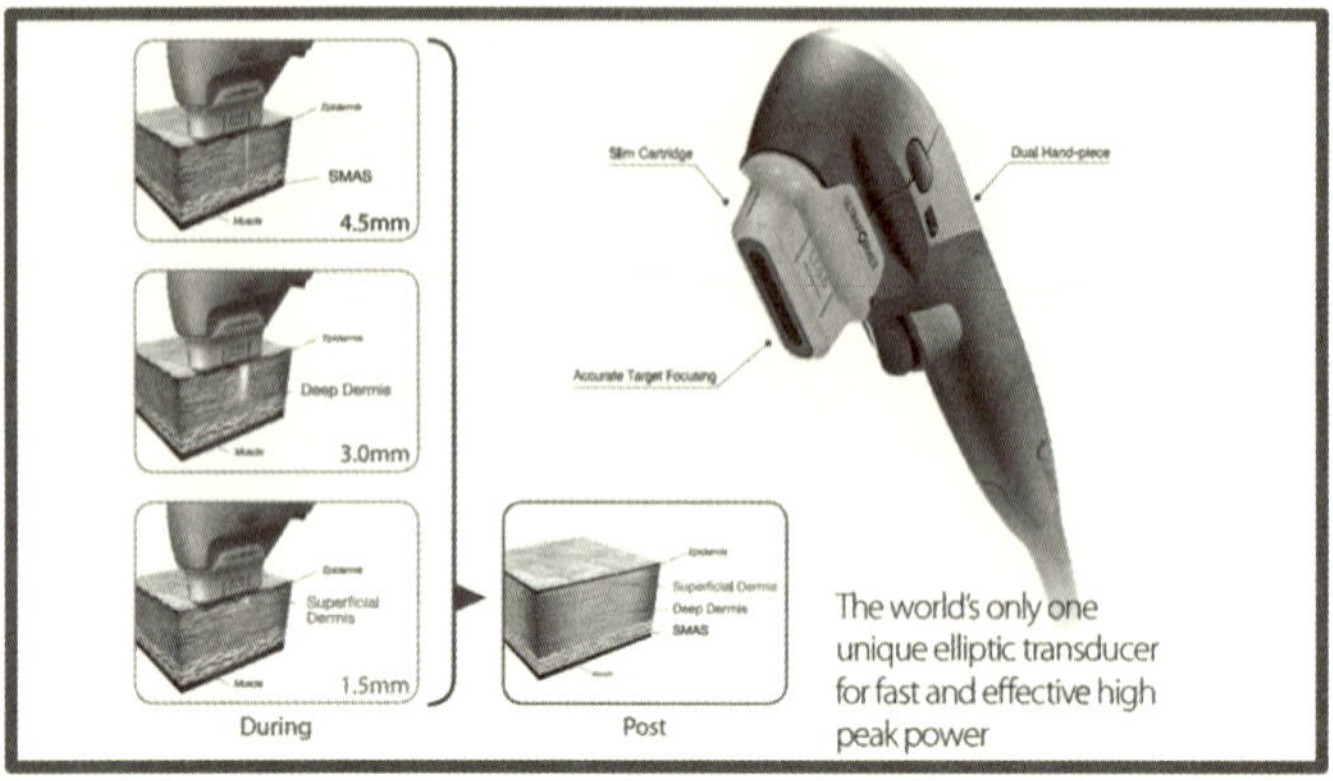

リ、一・五ミリの三種類のカートリッジで、四・五ミリはＳＭＡＳ層（筋膜）、三・〇ミリは真皮深層、一・五ミリは真皮浅層へと三段階の深度へとピンポイントで照射できます。

焦点式に照射される皮下組織は六五～七五℃に熱せられ、三層の深度で熱凝固層（Thermal Coagulation Zone）を形成します。皮下組織へ、ＨＩＦＵの超音波エネルギーがコラーゲンファイバーへ熱を与えることで組織の熱変性、タンパク質変性させ、皮下組織の即時収縮効果により高いリフティング効果をもたらします。

これにより、首からフェイスラインにかけてのリフトアップ、ほうれい線の改善、顔全体のスキンタイトニング、肌全体のリジュビネーション効果がダウンタイムなしで可能となります。

ＨＩＦＵ治療後、創傷治癒プロセスがスタートし、熱による損傷を治癒するため人体の「創傷治癒作用」から、数カ月間にわたりコラーゲンやエラスチン生成が促進され、皮膚の弾力や厚みが増加します。治療後数カ月間においてリフティング・スキンタイトニング効果、肌のリジュビネーションの改善が持続していきます。

ＨＩＦＵはピンポイントで真皮～ＳＭＡＳ層までの照射で周辺組織へのダメージがないため、表皮が熱ダメージを受けず、ＳＭＡＳ層（筋膜）の熱凝固によるリフトアップ効果、真皮深層と浅層の熱凝固によるスキンタイトニング効果を表皮のダメージなしでの治療が可能です。

ウルトラフォーマーは、ダウンタイムが無い非侵襲治療です。従来、ダウンタイムのないたるみ・リフトアップ治療器械は、ラジオ波（ＲＦ）や赤外線（ＩＲ）などが主流でありましたが、治療効果が限定的であり、劇的な効果を得るためには外科的手術という選択肢でありました。近年フラクショナルＲＦなど新しい機器も出てきましたが、治療効果は

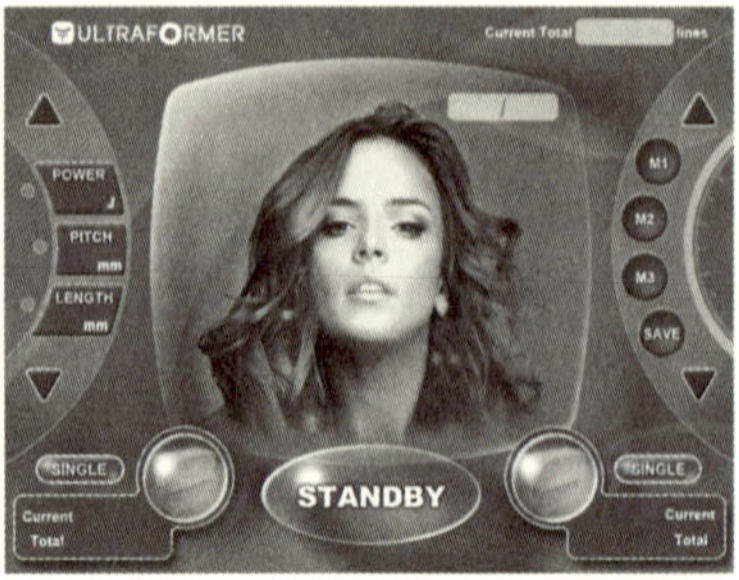

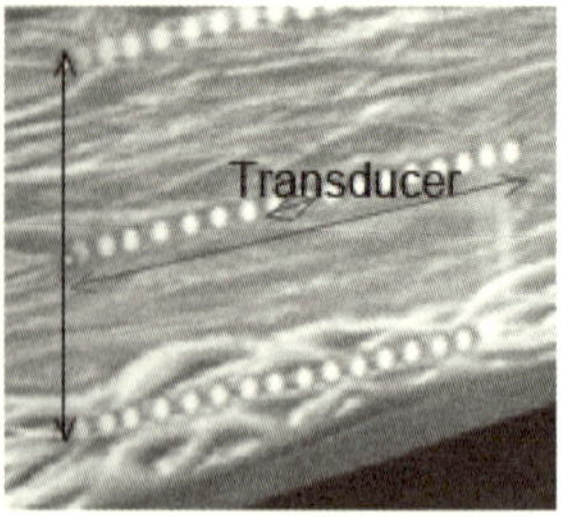

あるが同時にダウンタイムもありました。しかし、ＨＩＦＵ器械の登場により、ダウンタイムなくリフトアップ治療が可能となりました。

③なぜ、ウルトラフォーマーなのか？

当院では、数あるＨＩＦＵ治療器械の中で、ウルトラフォーマーを採用しました。最新のテクノロジーを採用し、痛みが最も少ないシステムであり細かい設定が可能で、他のＨＩＦＵ器より照射スピードが早く治療時間が短く、患者様への負担が少ない治療が可能だったからです。頻回にバージョンアップされリスクなく大きな効果が得られます。

治療時間は二〇分ほど、腫れも赤みもほとんど無く、治療直後から効果が実感でき二カ月後にはさらにリフトアップ、タイトニングなどの有効性が実感できます。

麻酔不要で治療直後からお化粧も可能で日常生活の制限はあ

りません。

従来のポラリスやＳＴといったタイトニング治療での五～六回一クール治療以上の効果が一回の施術で得られます。

ウルトラフォーマーは、Pitch（照射ドット間隔、密度）とLength（照射直径幅）の細かい調整が可能で、Pitchを一ミリと短くすることでより密に強い照射で大きな効果が得られます。Lengthは最大二・五㎝ですが、治療部位により細かい部位へはLengthを一・〇ミリや一・五ミリへ短くして照射します。


三層の深さ（四・五ミリ、三・〇ミリ、一・五ミリ）へのピンポイント照射が可能なため、患者様の皮膚の状態や治療目的により、オーダーメイド治療が可能です。

ＳＭＡＳ（筋膜）層へ照射する四・五ミリはリフトアップ効果によるたるみの改善、真皮層へと照射する三・〇ミリと一・五ミリはスキンタイトニングと肌全体のリジュビネーション効果があります。老化やたるみの原因は真皮層からＳＭＡＳ筋膜層まで様々な深さで起こるため、この三段階の深さの全体的な治療は最も理想的な若返り治療です。

加齢によるたるみは四・五ミリを多めに照射、毛穴の引き締め、タイトニングは三・〇

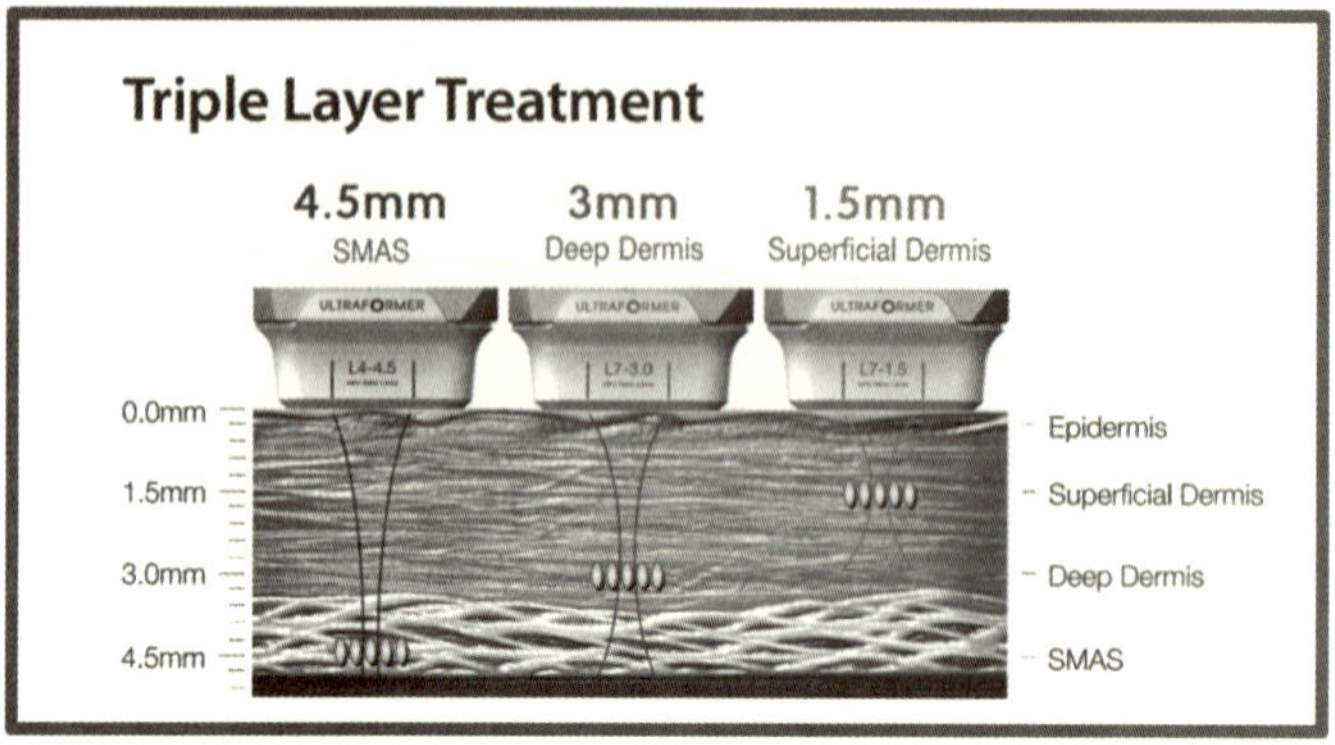

Triple Layer Treatment
4.5mm
SMAS
3mm
Deep Dermis
1.5mm
Superficial Dermis
ULTRAFORMER
L4-4.5
L7-3.0
L7-1.5
0.0mm
1.5mm
3.0mm
4.5mm
Epidermis
Superficial Dermis
Deep Dermis
SMAS

ミリと一・五ミリを多めに照射という具合に細かくオーダーメイドしていきます。

異なる三層の深さへの複合照射により、ウルトラフォーマーの治療対象は、たるみ改善・リフトアップ、シワの改善、皮膚の引き締め、毛穴の開大の改善、肌質・スキントーンの改善と多岐にわたります。一・五ミリのトランスデューサーの照射によりメラニンが破壊され美白効果の即効性が期待できます。

当院では施術部位を強力冷却しながらの独自の方法により痛みを最大限抑えて治療しており、治療後の腫れも赤みもほとんど出現しません。

ダウンタイムがないリフトアップ治療であるウルトラフォーマー治療は私も自らの手で自分の顔に施術して大きなリフトアップ効果を実現しています。

④ＨＩＦＵ器械による最近の応用例

ウルトラフォーマーはわきが治療も可能です。

外科手術では皮膚へのダメージが大きく傷痕が残ってしまうケースが多いのですが、ウルトラフォーマーによるわきが治療は、ダウンタイムがない、痛みがほとんどない、外科手術のような傷痕が残らないというメリットがあります。

〈症例〉

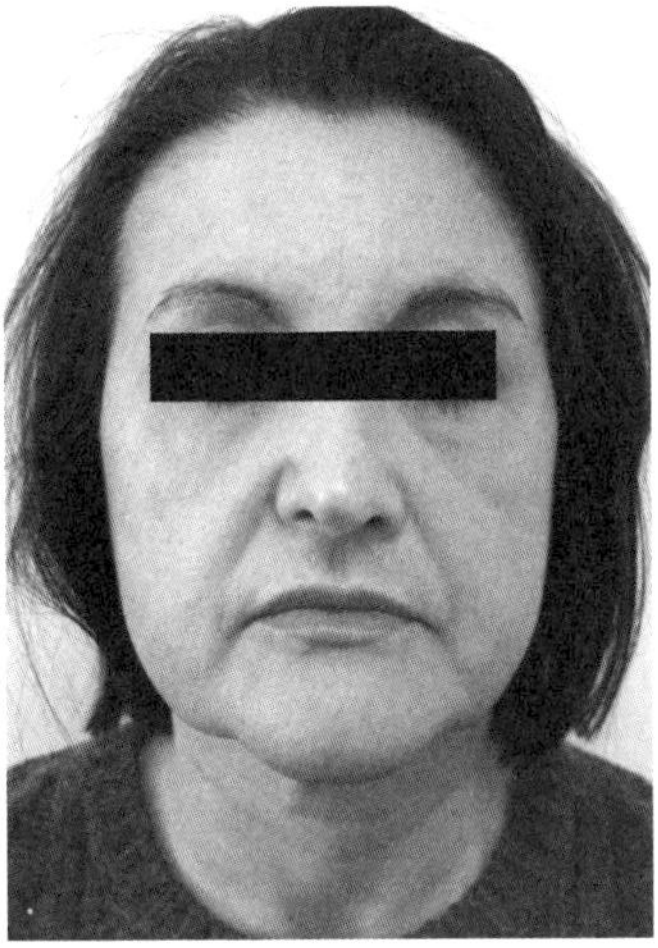

施術前

↓

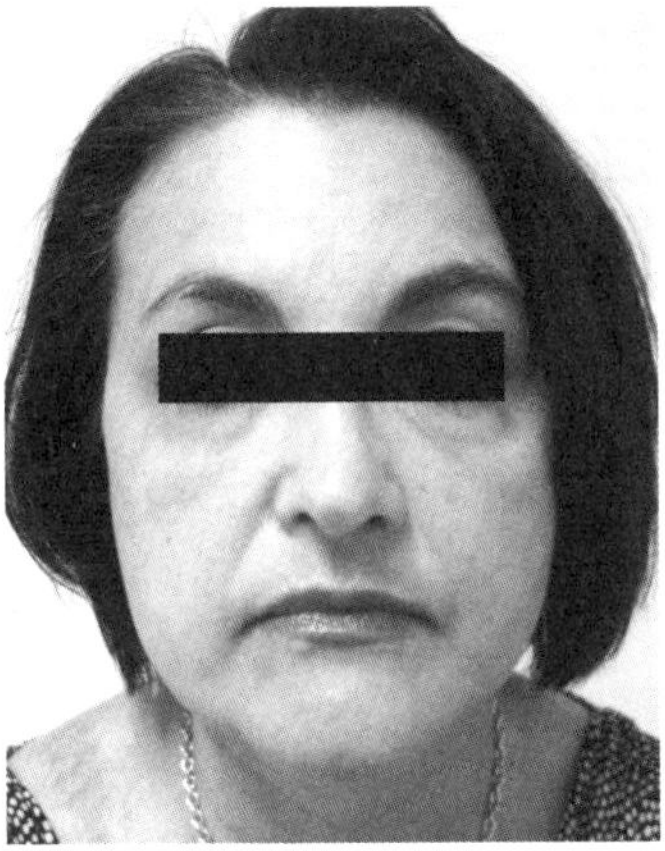

施術二カ月後

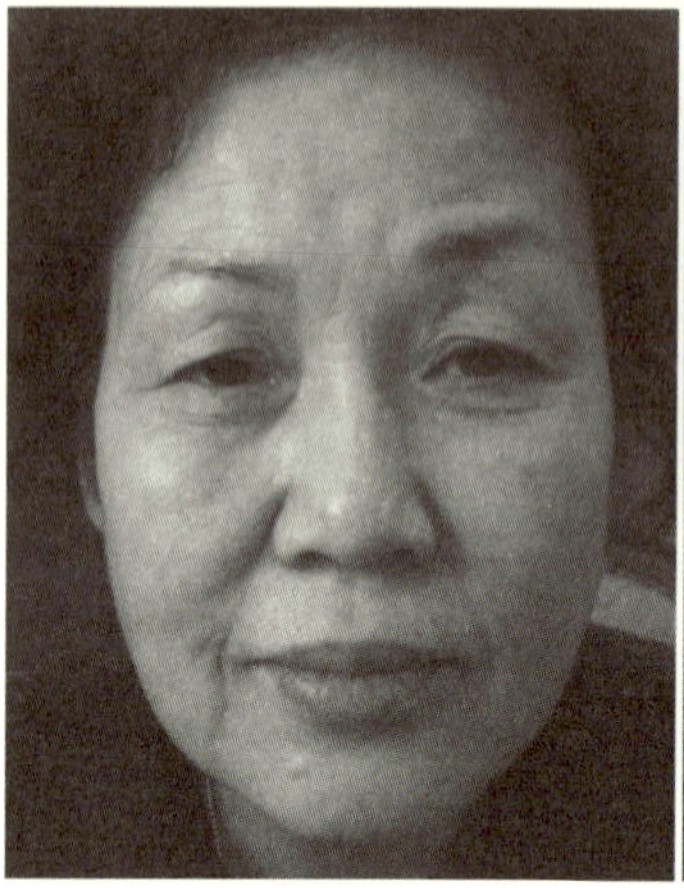

施術前

→

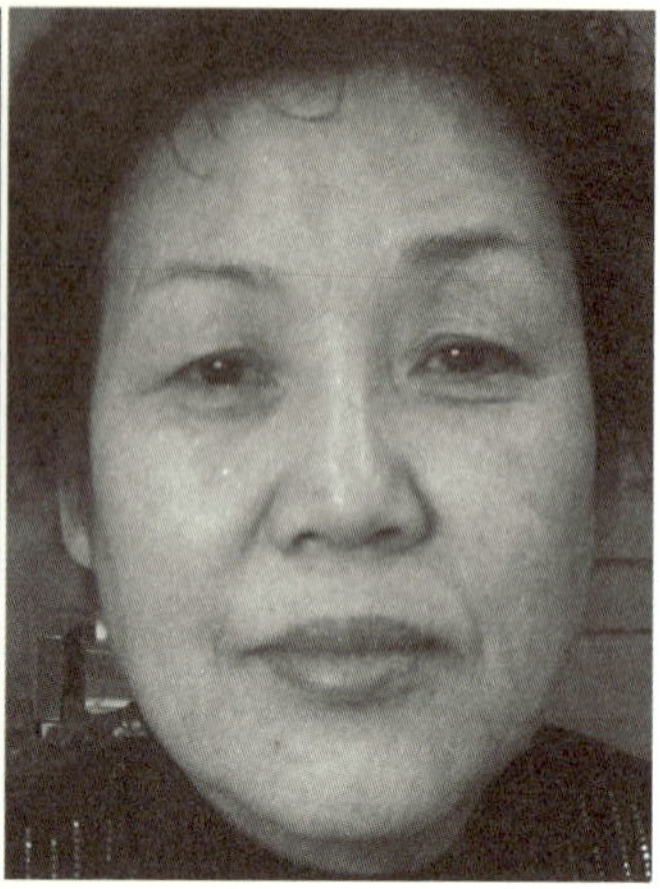

施術二カ月後

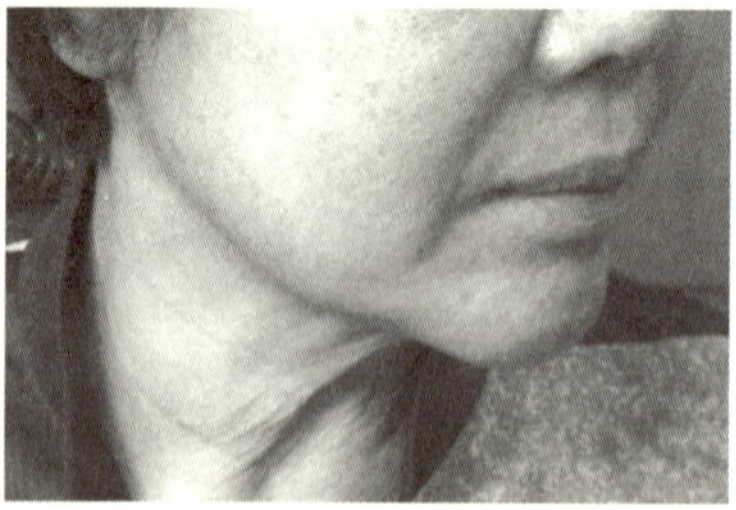

施術前

↓

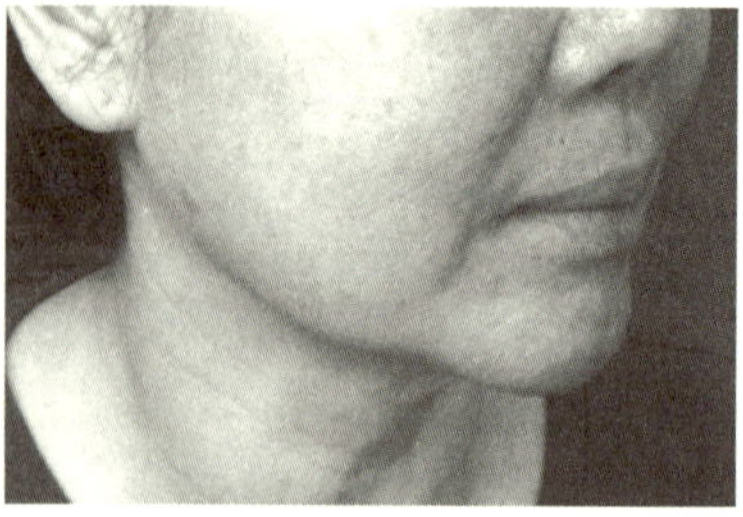

施術二カ月後

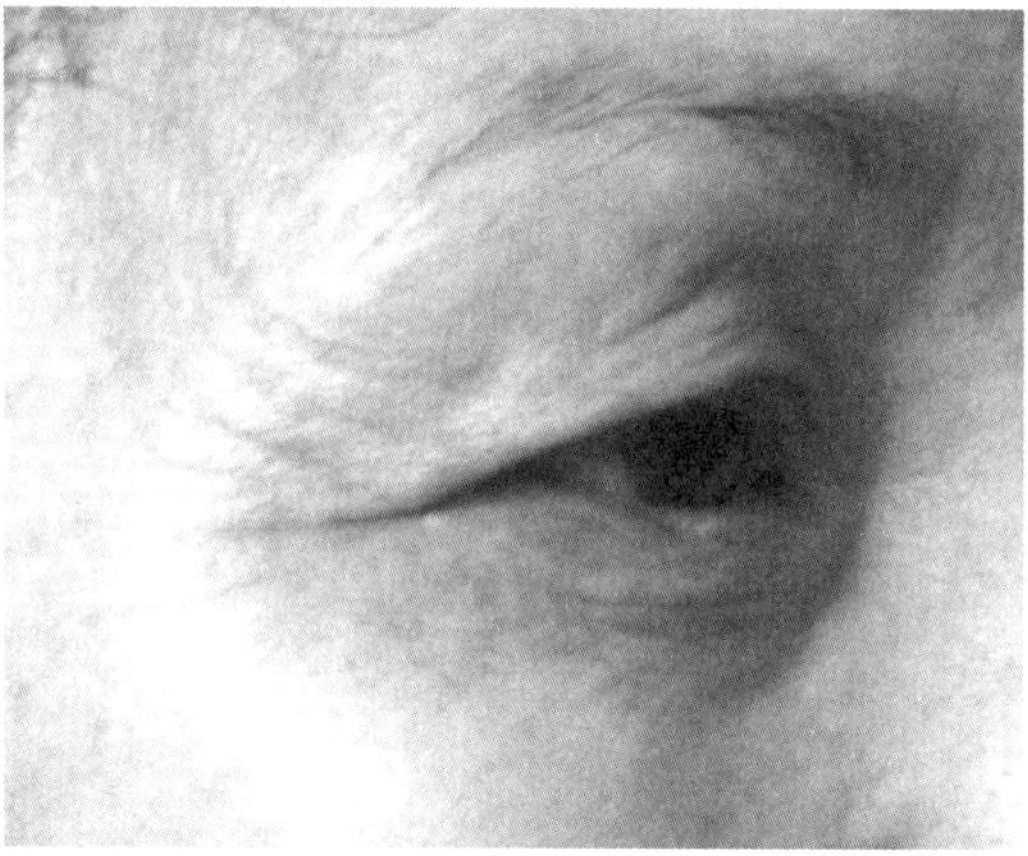

施術前

↓

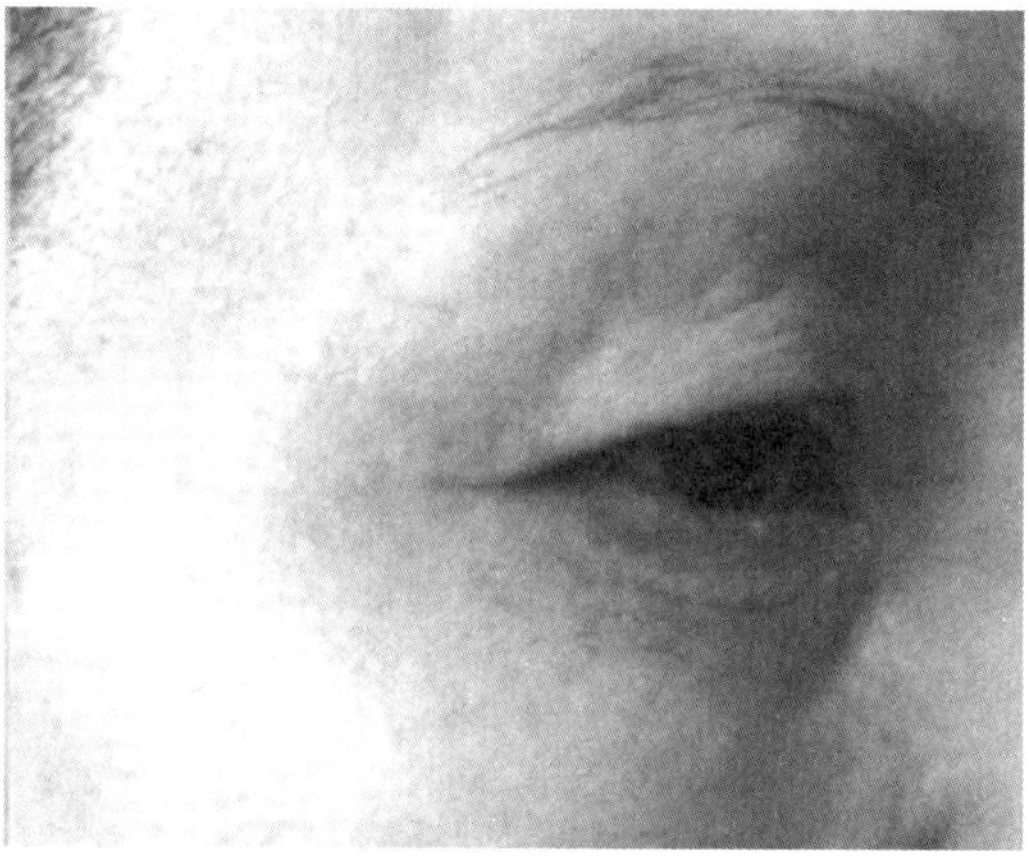

施術二カ月後

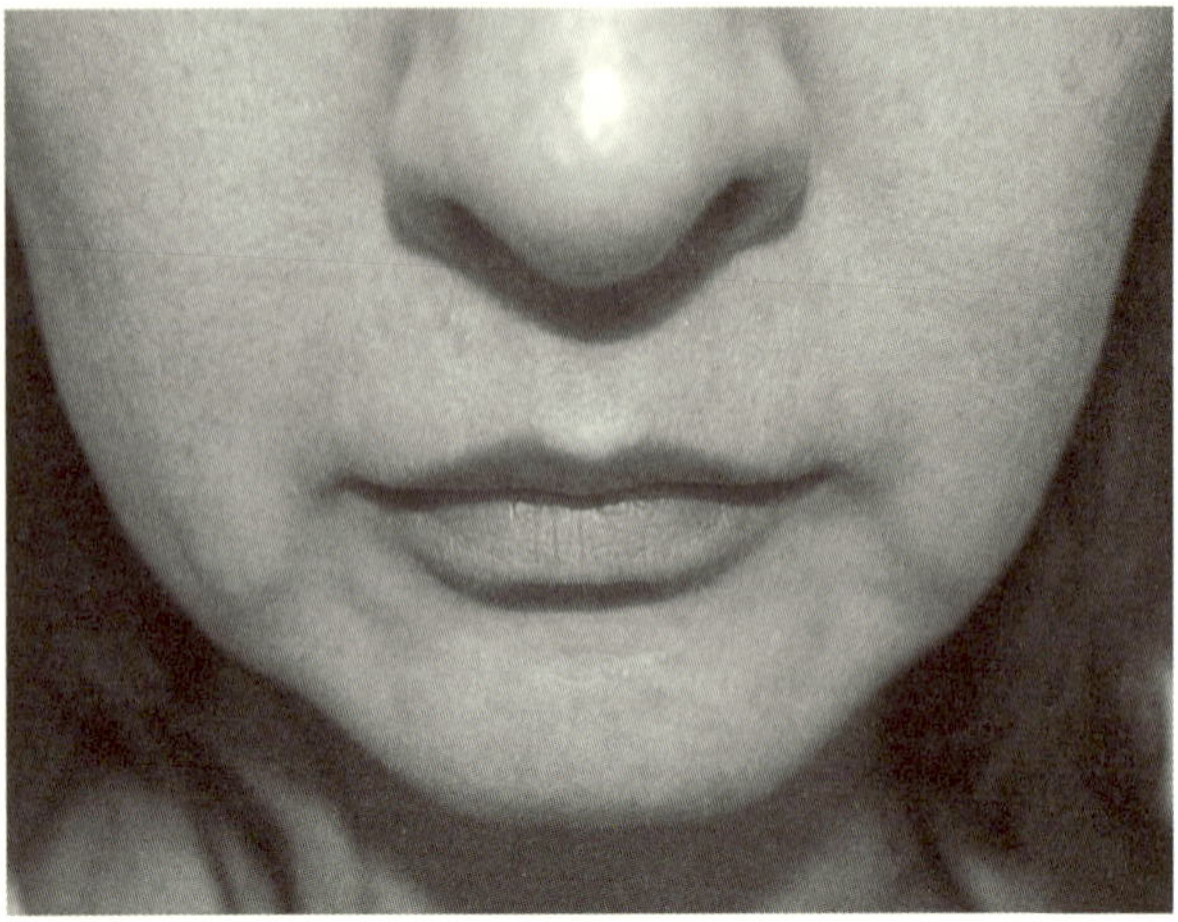

施術前

↓

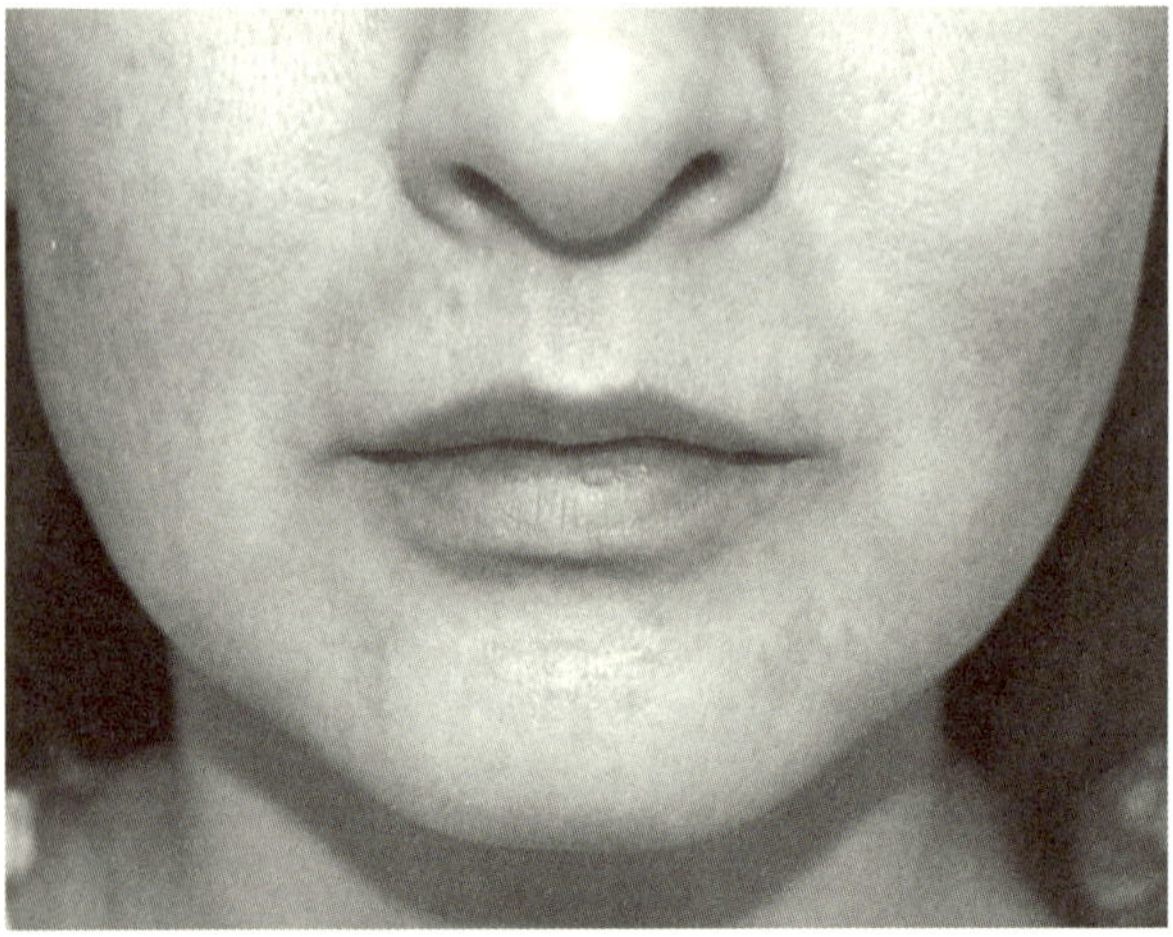

施術直後

第3章

わずか35秒で肌が若返る〈LED照射（ジェントルウェーブ）〉

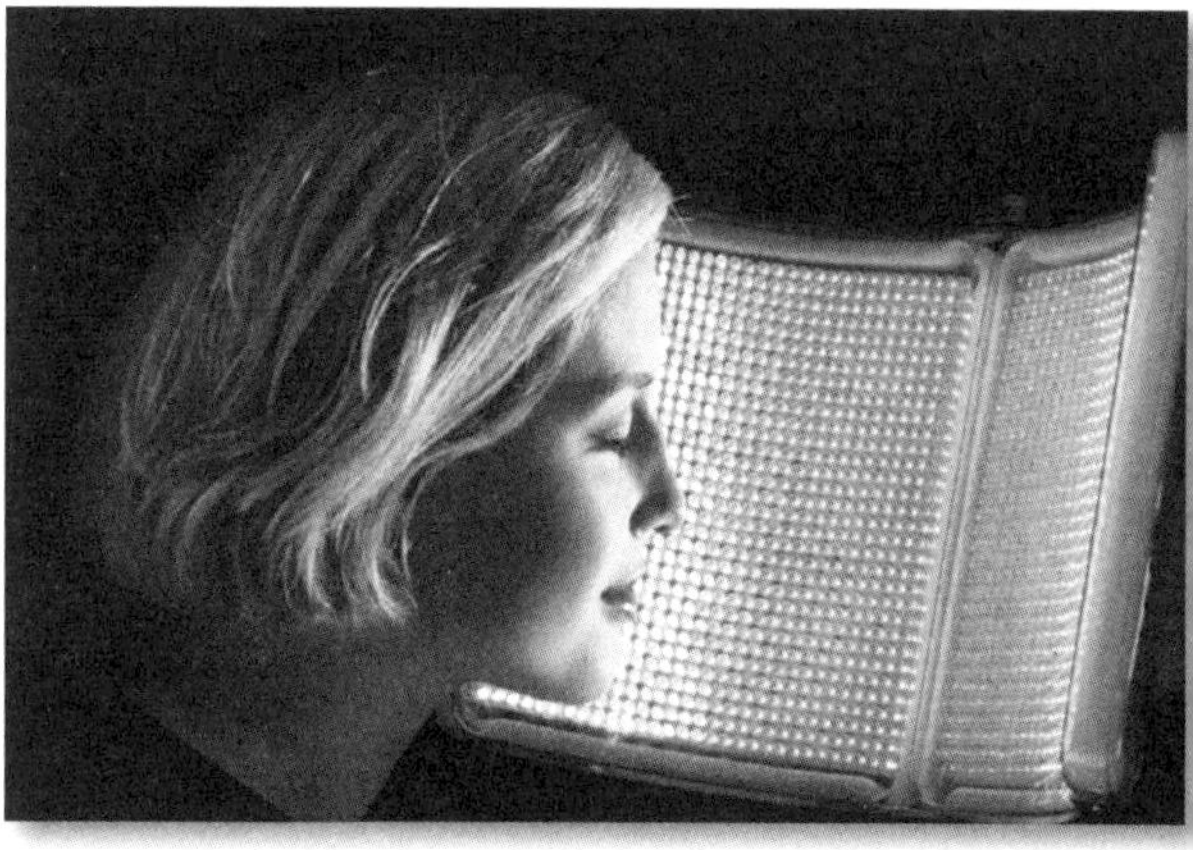

★ジェントルウェーブによる若返りがこれまでの治療を変える

すべての細胞の中にはエネルギーを作り出す発電所のようなミトコンドリアという器官があります。ミトコンドリアの膜は植物の光合成を行うチトクロムという分子に非常によく似た構造をしており、光を感じるアンテナのような役割をしているのです。

光のエネルギーを得た細胞はどんどん元気になり、肌が活性化して、代謝が上がり、細胞がよく分裂し、コラーゲンが増えて若々しい状態になっていくのです。

ジェントルウェーブによる治療はたったの三五秒間で終了します。ミトコンドリアにスイッチを入れるためにはそんなに長い時間はかからないことがわかったからです。長く照射したからといって効果が強く出るわけでもありません。

患者様は洗顔してメイクを完全に落として、ジェントルウェーブの前に座り、一〇〇〇個以上のＬＥＤが整然と並ぶＳＦチックな照射器に顔を近づけ、魔法のような弱い光が点滅するのを、目を閉じて感じているだけでよいのです。

治療後は、もちろんノーダウンタイム、すぐに化粧して帰ることができ、生活の制限は何もありません。

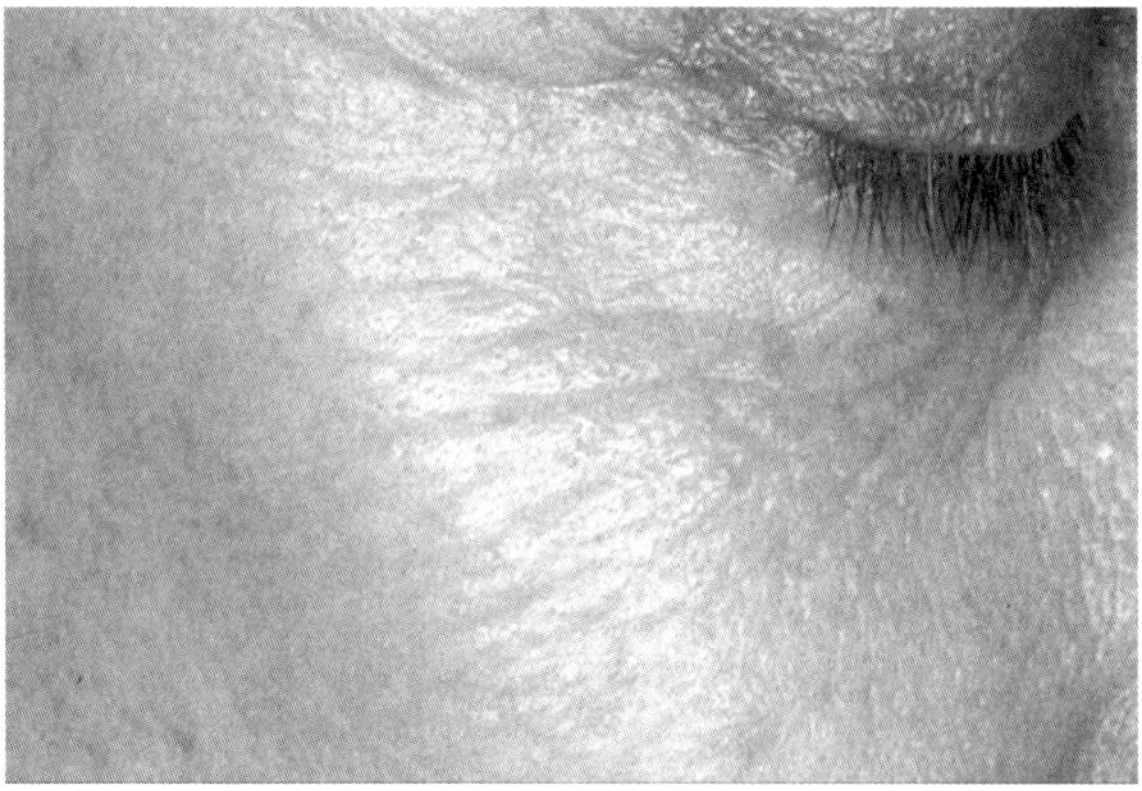

ジェントルウェーブ照射前

↓

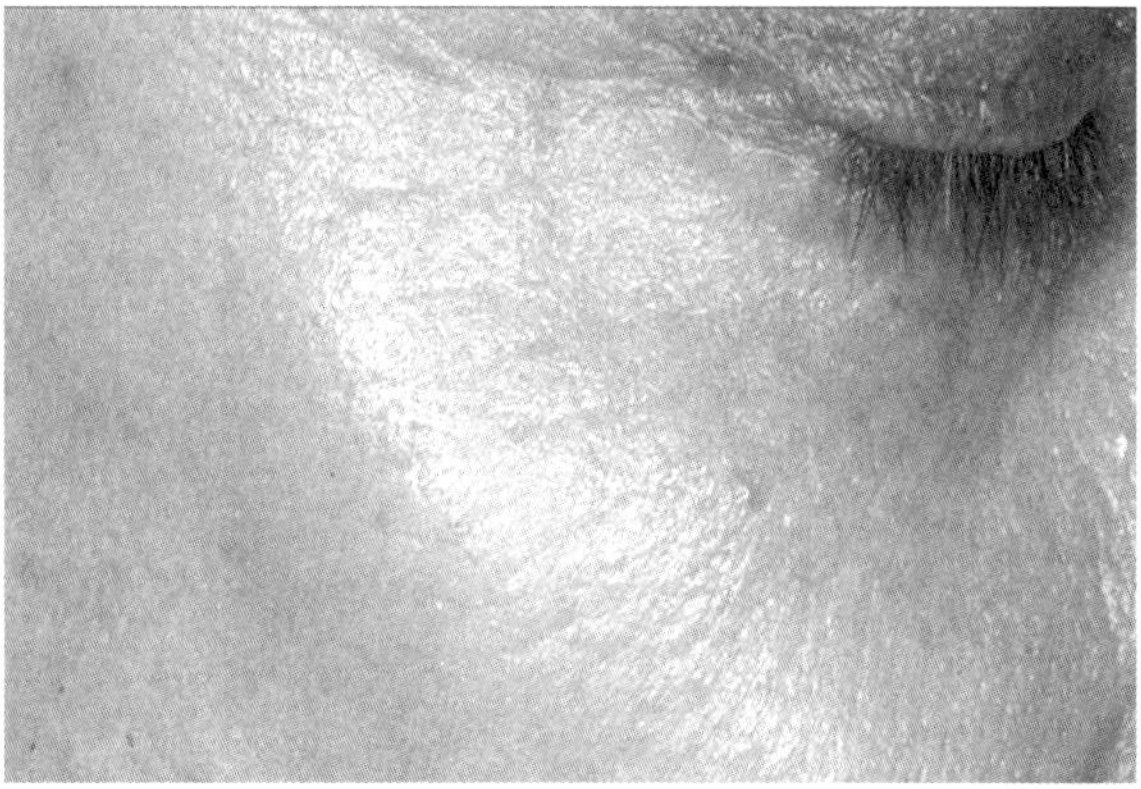

ジェントルウェーブ照射後

第4章

メスを使わず、糸でとめるだけ
二重まぶたが思い通りに作れる

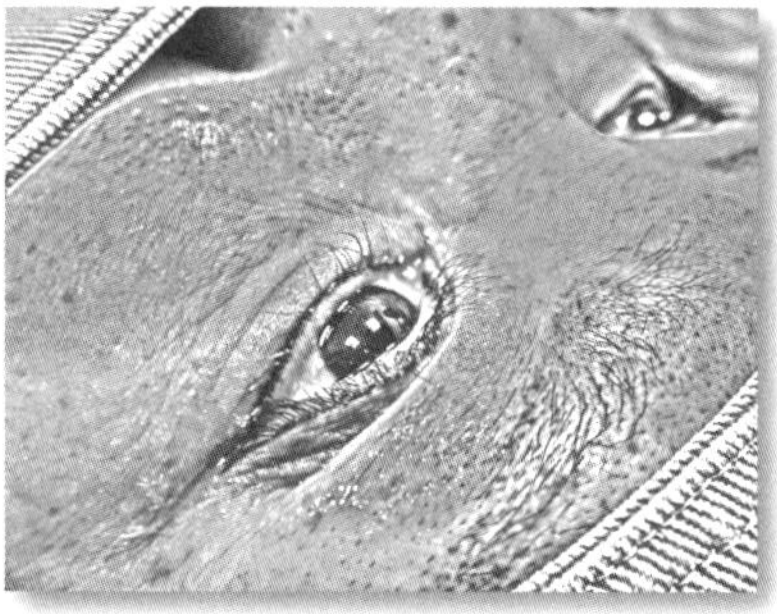

二重まぶた手術

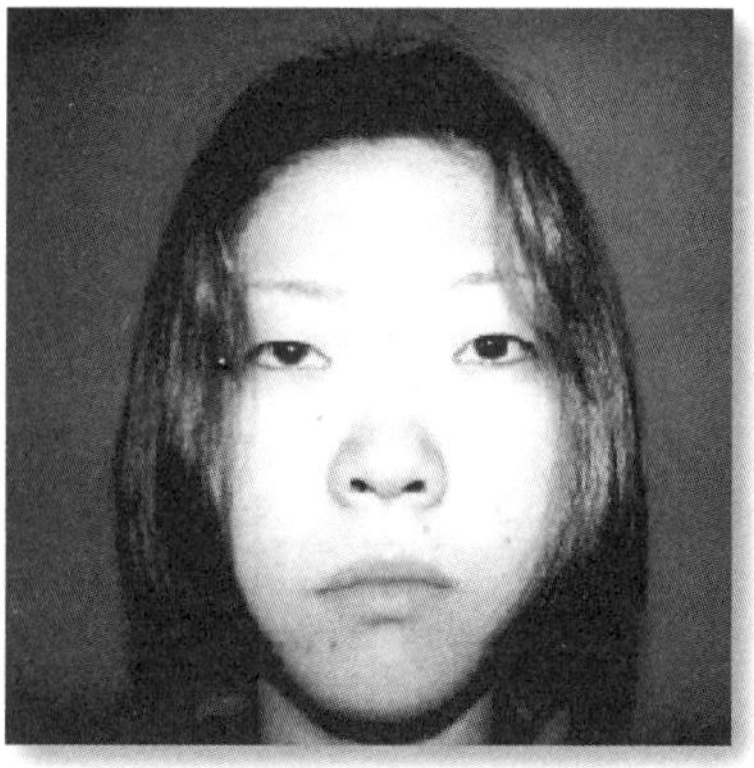

メスを使わず、糸でとめるだけ
二重まぶたが思い通りに作れる ↓

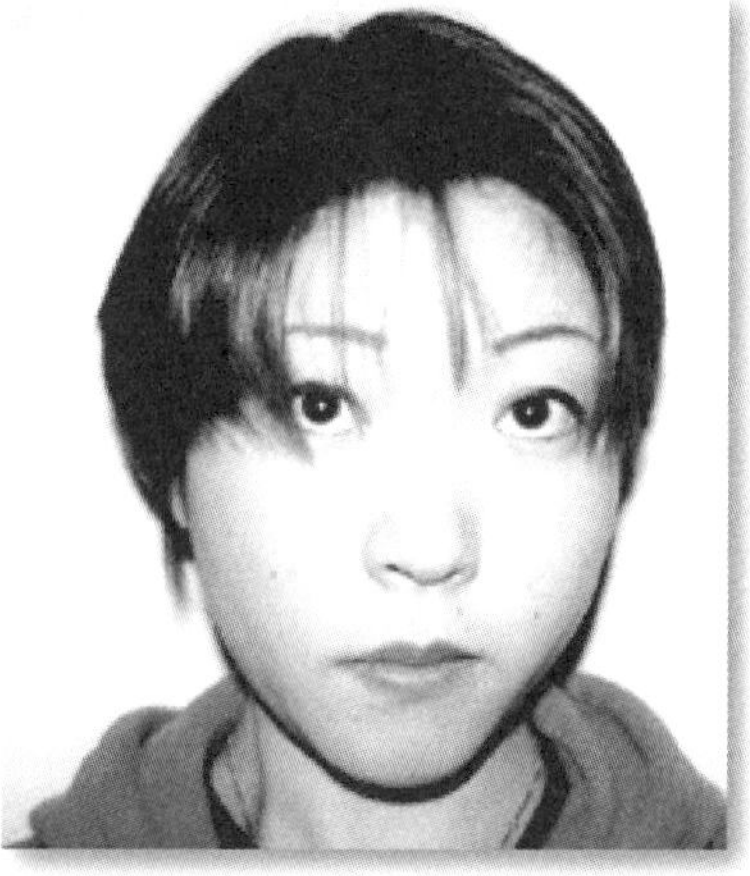

★最新二重まぶた手術（埋没法）メイク感覚でできる最新テクニック

この埋没法は、メイク感覚でできる最新のテクニックであり、気に入らなければ元に戻せますので、ほとんどの患者様は美容室にでも来るような気軽さで来院されています。当クリニックでは、患者様に自分の希望する二重まぶたのデザインを作っていただいています。出来上がりは、まったく当初のデザイン通りになりますので、治療前にはっきりと確認することができます。

埋没法に用いられる糸は、特殊ナイロン製です。生体になんら影響をあたえない素材を用い、また髪の毛より細く非常に丈夫なものを当クリニック特注で作って使用しています。組織のダメージを最小限にするため極力細い針を使い、おなじ針穴から糸を刺し、おなじ針穴から糸を抜きます。

万が一、気に入らなくて元に戻すときも、一ミリぐらいのその穴から、糸を抜くことができます。埋没法はこのように、皮膚にまったくダメージを与えずに安心して二重まぶたを作ることができるのです。当然、まったく跡も残りません。

★二重まぶたのしくみはこうなっている

目の横断面を横から見るとこのようになっている

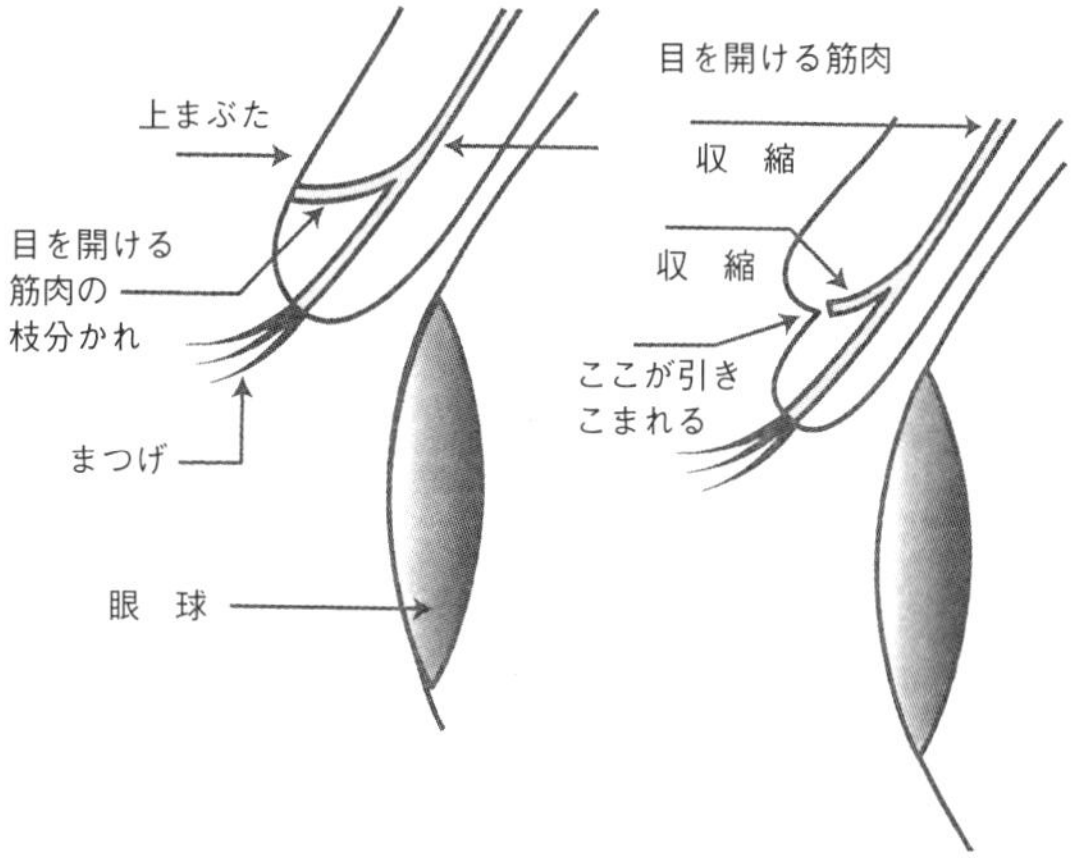
上まぶた
目を開ける
筋肉の
枝分かれ
まつげ
眼　球
目を開ける筋肉
収　縮
収　縮
ここが引き
こまれる

ここでちょっと、目の開閉のしくみに触れておきましょう。

目を開けたり閉じたりすることができるのは、筋肉が収縮するからです。目を開けると筋肉は縮み、それにつれてまぶたの皮膚が上に引き上げられます。

このとき、そのままもち上がる皮膚と逆に動かない皮膚とがあり、それが上と下に分かれて、その境にヒダをつくります。これが二重まぶたの原理です（イラスト参照）。

★埋没法の所要時間は十分

埋没法の手順は次の通りです。

❶洗顔して化粧を落としていただく。

❷ブジーという針金でまぶたを押さえて、シュミレーション・デザイン。

❸手術ベッドに寝ていただき、消毒をする。

❹コンプレッセンという清潔な被い布をかける。

❺ベノキシールという点眼麻酔薬を点眼する。

❻血管収縮薬の入った局所麻酔薬をまぶたに注射する。

❼両端針という細いナイロン糸の両端についた針を、まぶたの裏側から表側へ通す。さらに、おなじ針穴から長方形を作るように糸をくぐらせ、表側で糸をしっかり結び埋没。

❽おなじ操作を両眼のまぶたに行って終了。

❾抗生物質の点眼薬を点眼する。

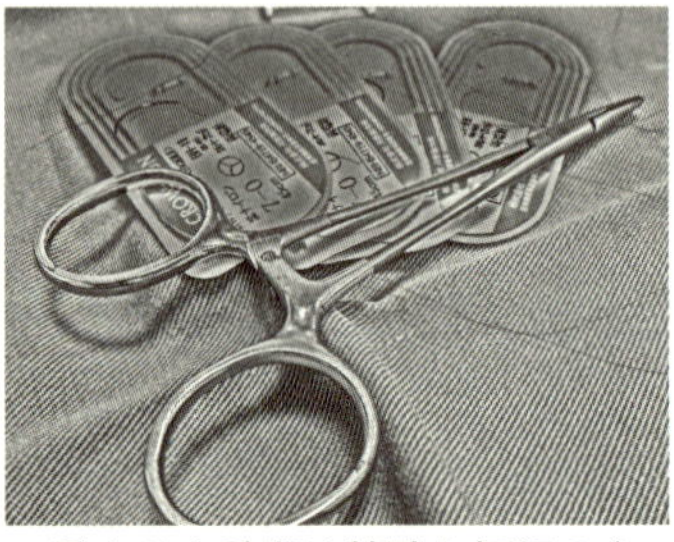

二重まぶた手術は特殊な極細の糸・針で組織ダメージを極力抑え手術

第5章

ワキガ治療は痛みもなく 傷痕も残らない〈電気分解法〉

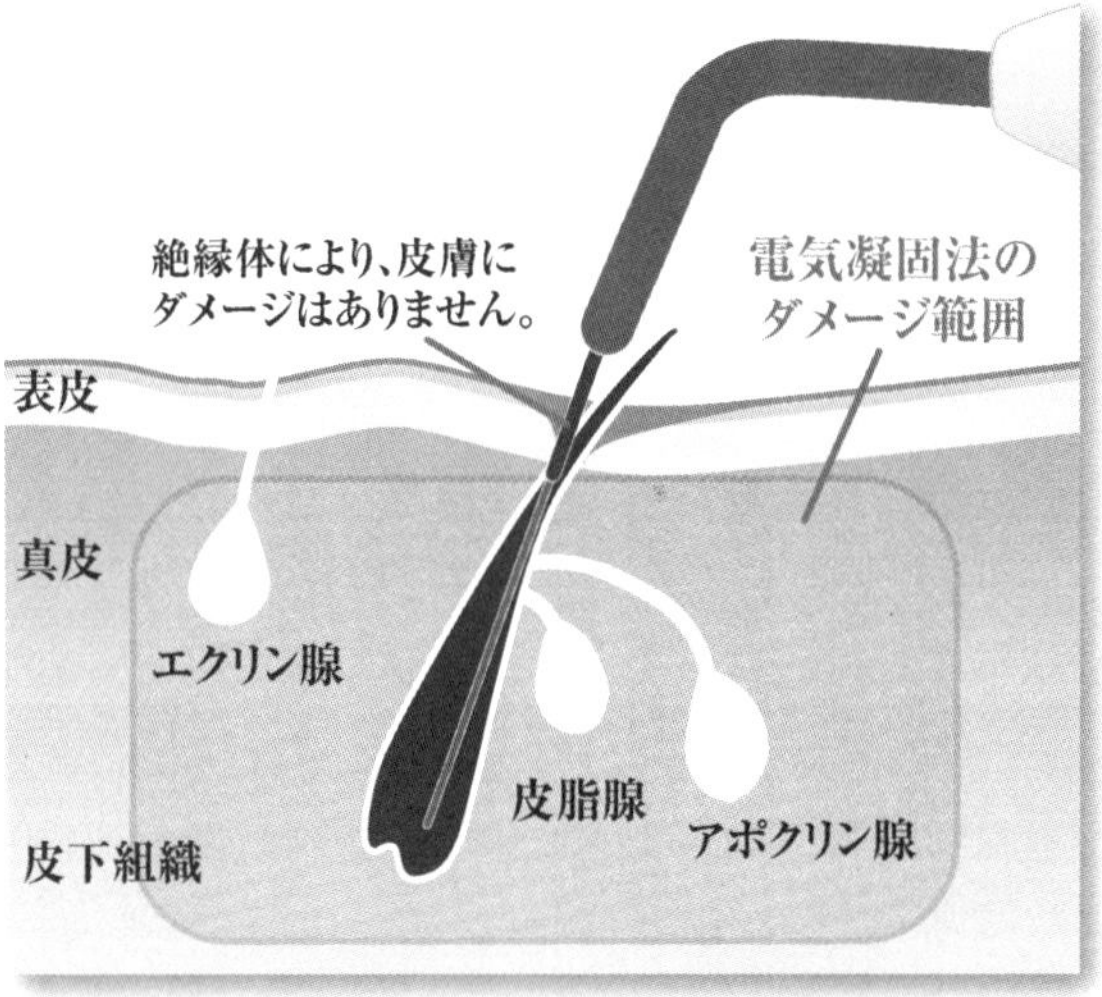

絶縁体により、皮膚に
ダメージはありません。
電気凝固法の
ダメージ範囲
表皮
真皮
エクリン腺
皮脂腺
アポクリン腺
皮下組織

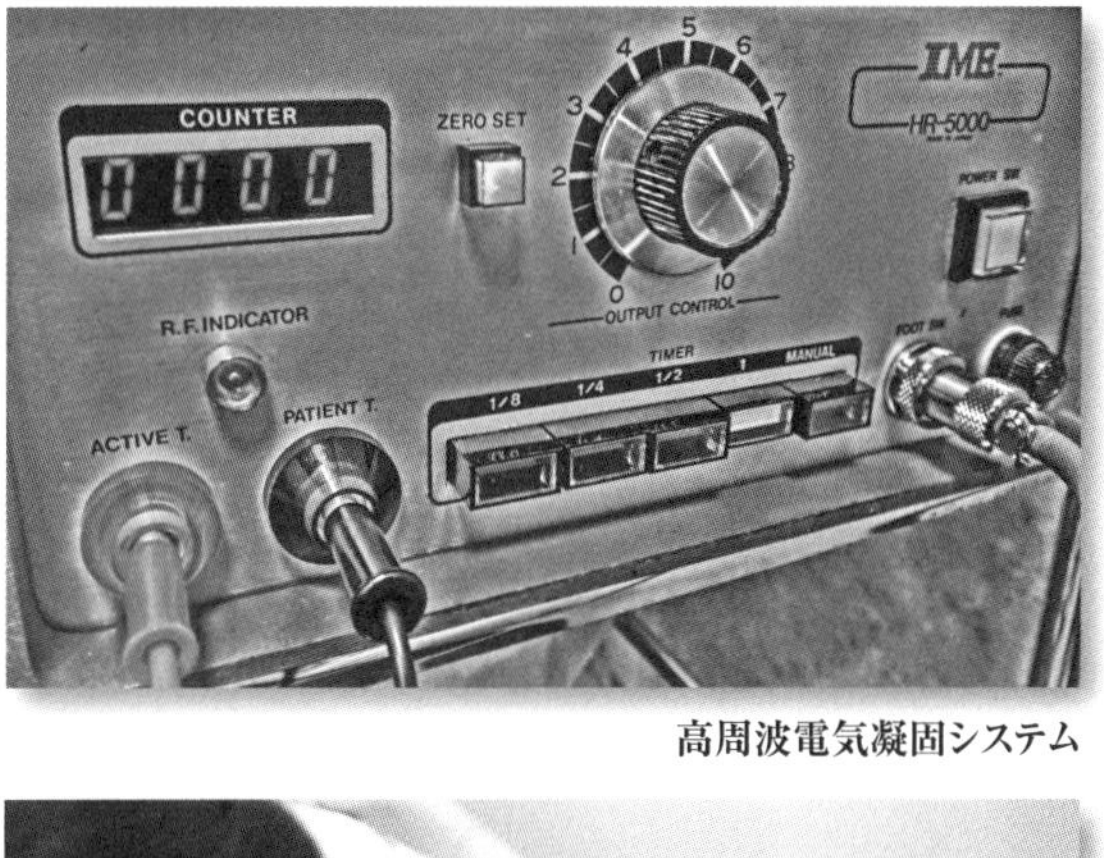

COUNTER
0000
ZERO SET
OUTPUT CONTROL
IME
HR-5000
POWER SW
R.F. INDICATOR
ACTIVE T.
PATIENT T.
TIMER
1/8
1/4
1/2
1
MANUAL
FOOT SW

高周波電気凝固システム

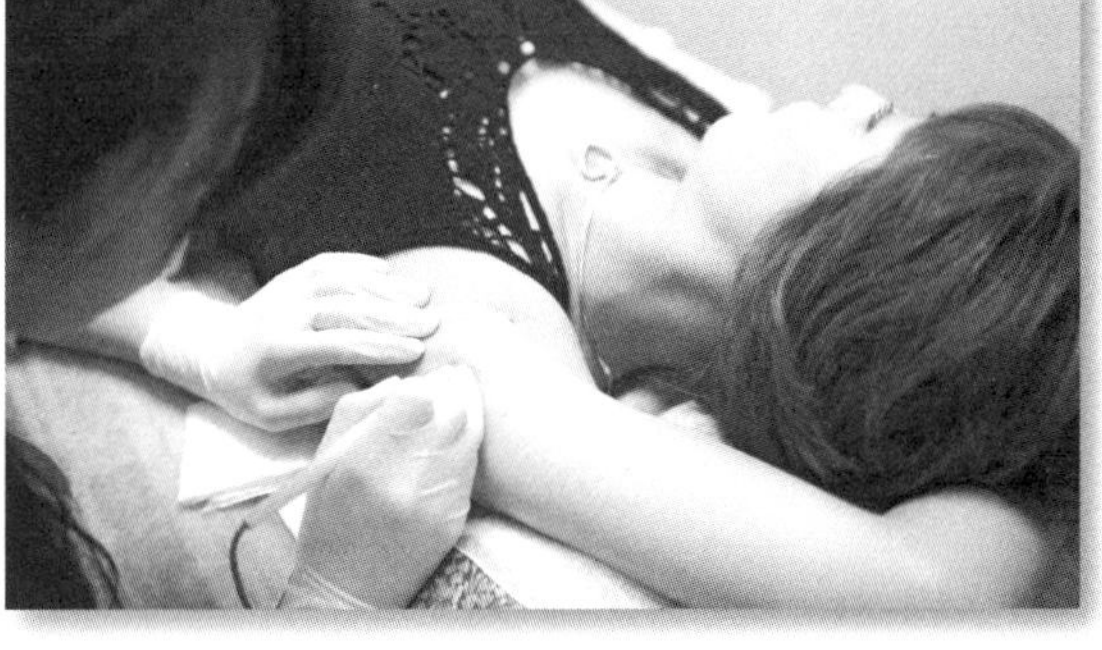
ワキガ・多汗症治療　電気分解法

★痛みがなく、傷痕も残らないワキガ、多汗症治療

当クリニックで行うワキガ、多汗症治療、電気分解法には、次のようなメリットがあり、安全な方法で行うため、安心して治療を受けることができます。

❶**熱エネルギーで破壊する**＝治療法は原則として永久脱毛と同じで、特殊な針を毛穴に挿入して高周波の電流を流し、熱エネルギーによって、臭いの源である**アポクリン腺**、汗の源の**エクリン腺**、黄ジミの原因・**皮脂腺**を破壊します。

❷**出血もなく、傷跡が残らない**＝傷跡などのダメージがまったく残りませんから、安心して治療が受けられます。熱エネルギーがわきの毛の周囲しか伝達されないため、皮膚組織へのダメージがきわめて少なく、出血、皮膚壊死などのリスクがありません。

❸**治療中の痛みがない**＝局所麻酔で行うため、苦痛を感じることなく治療できます。

❹**治療時間は一五～二〇分程度**

❺**永久脱毛も同時にできる**＝臭いの元である腺を破壊すると同時に、毛根も破壊されますので、当然わきの下の脱毛も可能になります。臭いに対しては特に、治療効果が高いと

いえます。

❻**治療後すぐに効果が確認できる**＝数週間ほどはほとんど汗や臭いが気にならなくなります。ただし、治療は三回行わなければ大きな効果が期待できません。

❼**術後すぐ仕事に復帰できる**＝メスを入れるわけではありませんから、治療後も安静にする必要がないため、すぐに仕事に復帰できます。手術後のように動きを固定する必要がまったくありませんが、当日の水泳・長時間の入浴は控えていただきます。

❽**入院の必要がない**＝通院で治療が可能です。

手術をどうしても受けたくない方、傷痕を残したくない方、まとまった休暇を取れない方などに好都合な治療法でしょう。

❾**希望に応じて治療日が決められる**＝治療日は患者様のご都合で決めることができます。およそ二～三カ月間隔でご希望を取って治療日を決めています。

❿**麻酔リスクが無い**＝局所麻酔量が手術の十分の一以下と少なくすむため安全です。

★トラブル・クレームが多発している従来のワキガ手術

「外来で簡単に治療ができる、すぐ仕事に復帰できる、その日からデートもＯＫ」というたい文句で患者様を集めているクリニックもありますが、ワキガ手術は、現実にはそれほど簡単ではありません。本来なら、入院して行ったほうがよい手術のひとつです。高額な費用を支払いながら、手術したものの効果がない、アフターケアが十分でない、みにくい傷痕が残ってしまったなどのトラブル、クレームが多発しています。

ワキガの手術は、いわゆる植皮の技術が必要とされますから、経験の少ない医師には難しい手術です。なによりも手術後の安静が厳しく求められ、通院も何回か必要であり、手術後のスキンケアもまた欠かすことができません。

手術方法は、ワキのきわに沿って、二～三センチの切開をして皮膚をはがし、皮膚の裏側から汗とにおいの源である汗腺や皮脂腺を削り取り、また元に戻します。しっかりした固定、しっかりした安静、加えて医師の技術的な熟練が必要とされます。これらが満たされなければ、術後、出血したり、腐ったり、みにくい傷痕が残ってしまいます。

★手術は皮膚のダメージが大きく、傷痕が残る

二〇年ほど前までは、美容外科でのワキガ手術はほとんど行われず、一般病院の外科でのみ行われていました。従来のワキガ治療法は、臭いの出る皮膚部位を除去すればよいという発想だったのです。

そして、これまで一般的に行われていた手術は、どうしても皮膚に与えるダメージが大きく、傷痕が残ってしまう例が少なくありませんでした。たとえば、「切除法」と呼ばれる方法は、ワキの皮膚を広範囲に切除する方法ですが、皮膚を切り取ったあとには、みにくい傷痕が残ってしまいます。

手術は本来、入院治療が原則で外来手術では効果も悪く、リスクも大きくなります。植皮と同じレベルで行うべきワキガ手術は、どうしても傷痕が残ってしまいます。

このため医師の多くは自らは、手術を受けることはありません。

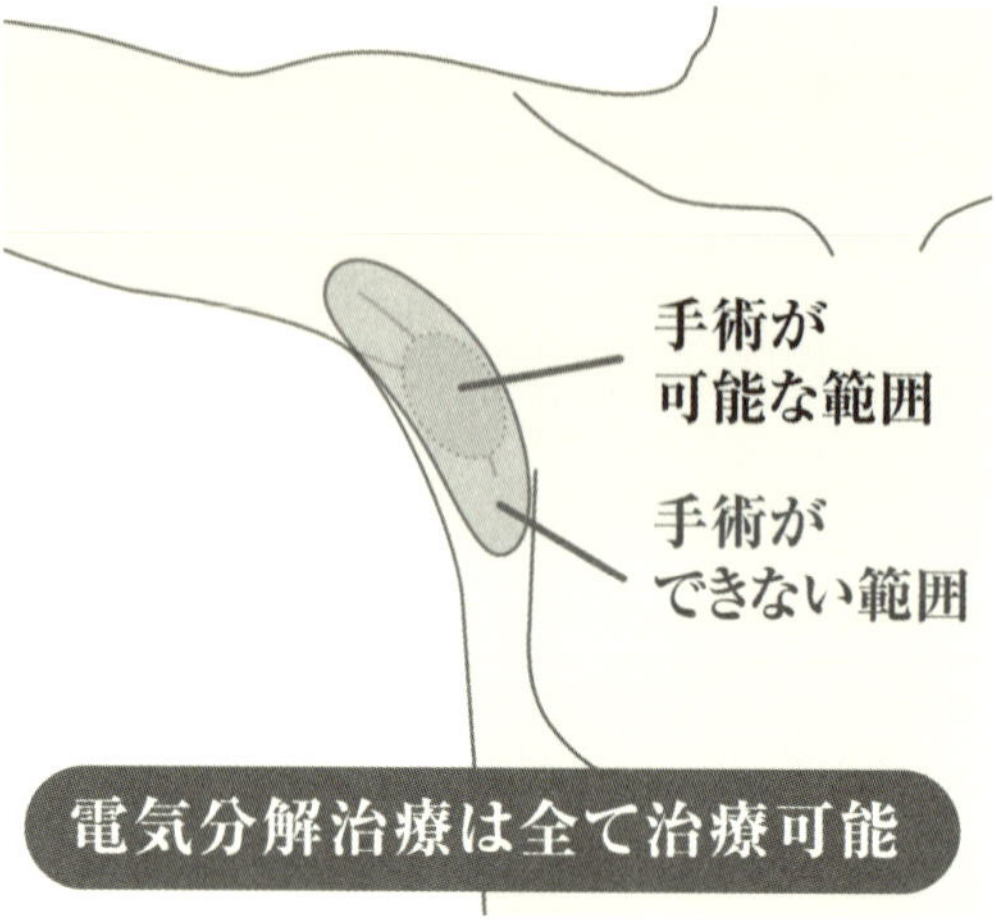
手術が
可能な範囲
手術が
できない範囲
電気分解治療は全て治療可能

ワキガ手術範囲イラスト

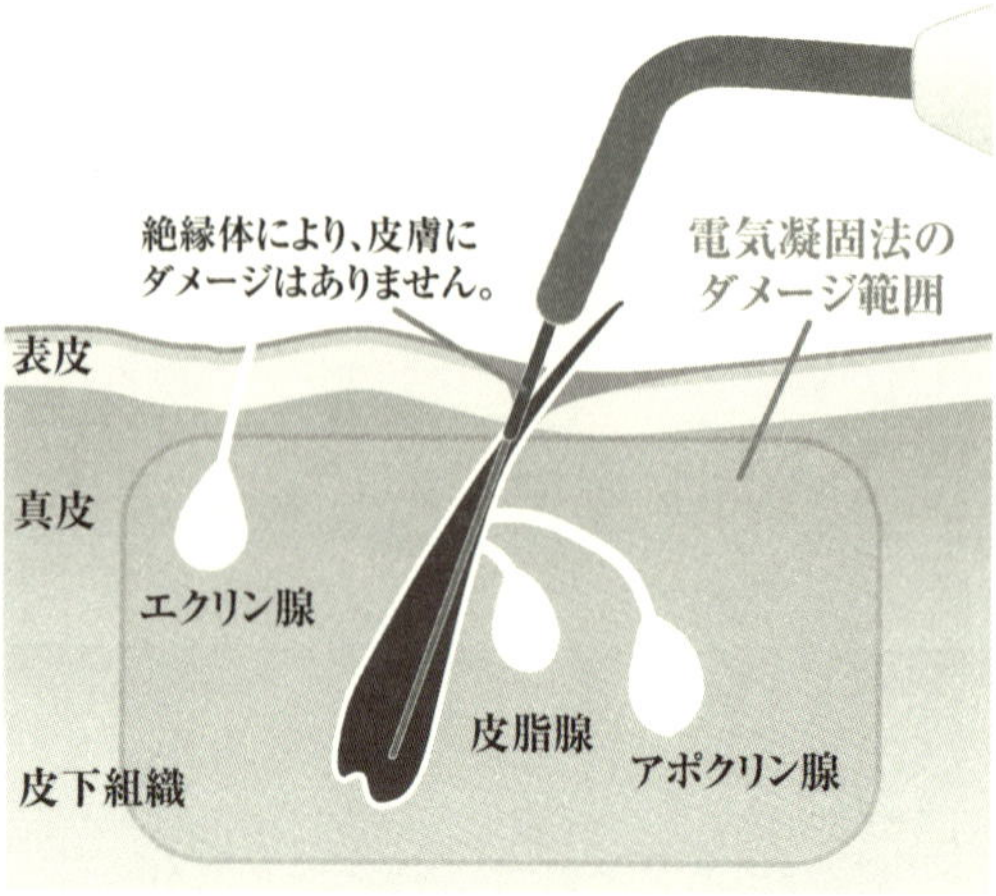
絶縁体により、皮膚に
ダメージはありません。
電気凝固法の
ダメージ範囲
表皮
真皮
エクリン腺
皮脂腺
アポクリン腺
皮下組織

電気分解法イメージイラスト

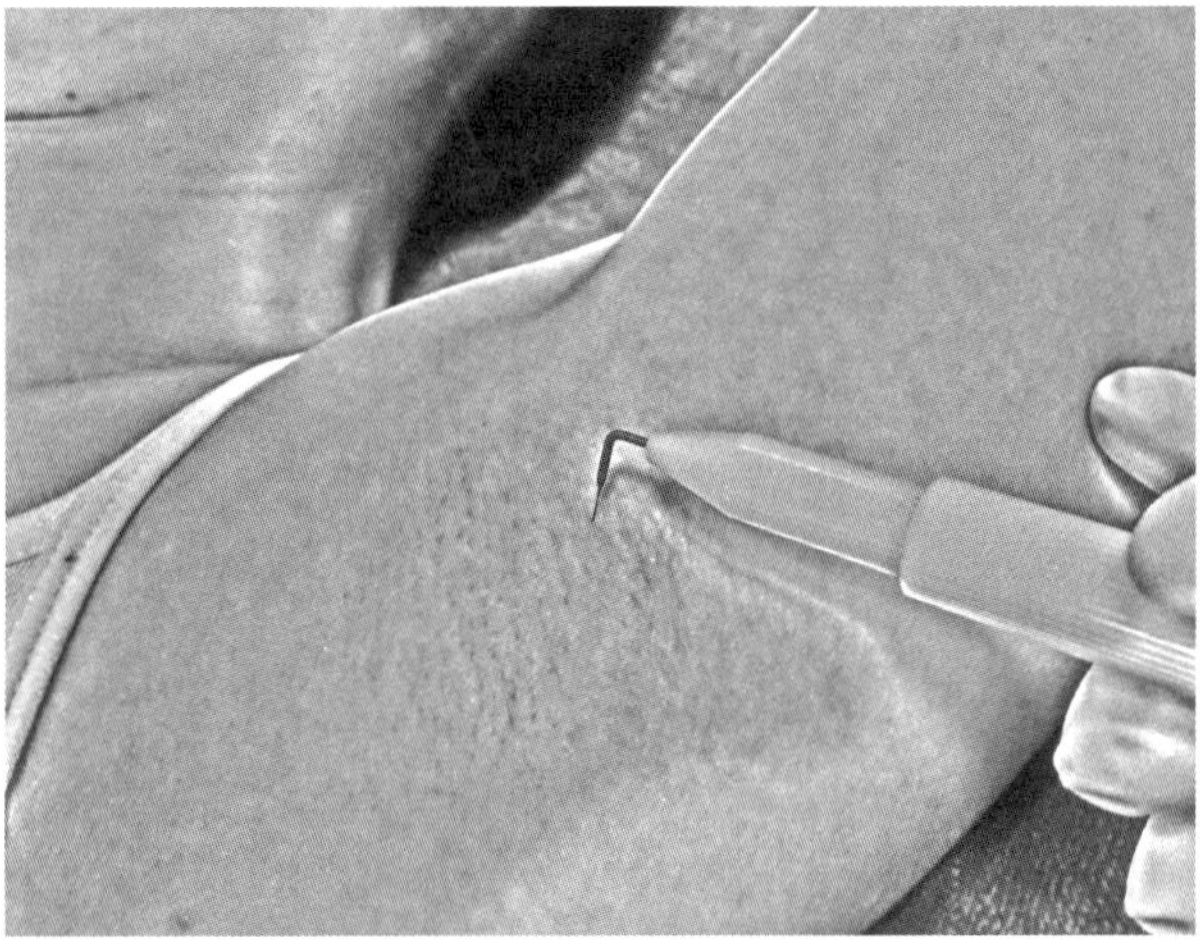

絶縁針という特殊なニードルを毛穴へ挿入して高周波で熱を発生させピンポイントで汗腺を熱凝固して永久破壊する

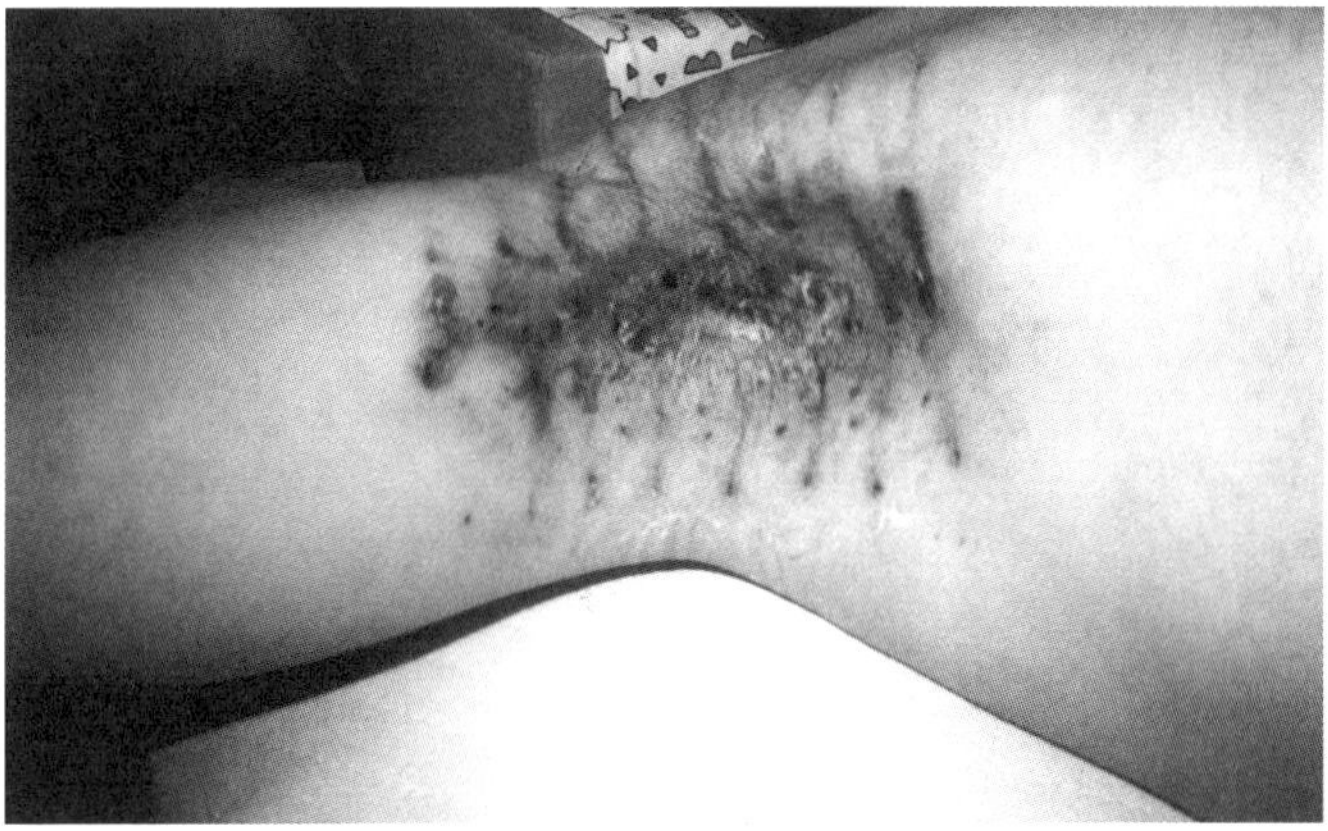

他の美容外科クリニックで手術を受けた傷痕

★スソワキガ・乳輪ワキガ

ワキ以外にも臭いが気になる部位はスソ、乳輪です。

この部位の手術は極めて困難で、唯一の確実で永久的な治療法は電気分解法だけです。

麻酔を行って施術しますので痛みは施術中、感じません。

特殊な絶縁針に高周波を流し発生する熱エネルギーで、臭いの元であるアポクリン汗腺を確実に破壊します。再発はありません。

皮膚へダメージを与えないピンポイント治療です。三回〜六回ほど行えば、ほとんどの方が臭いが気にならなくなります。

治療直後から日常生活が可能です。

効果は治療直後から実感できます。

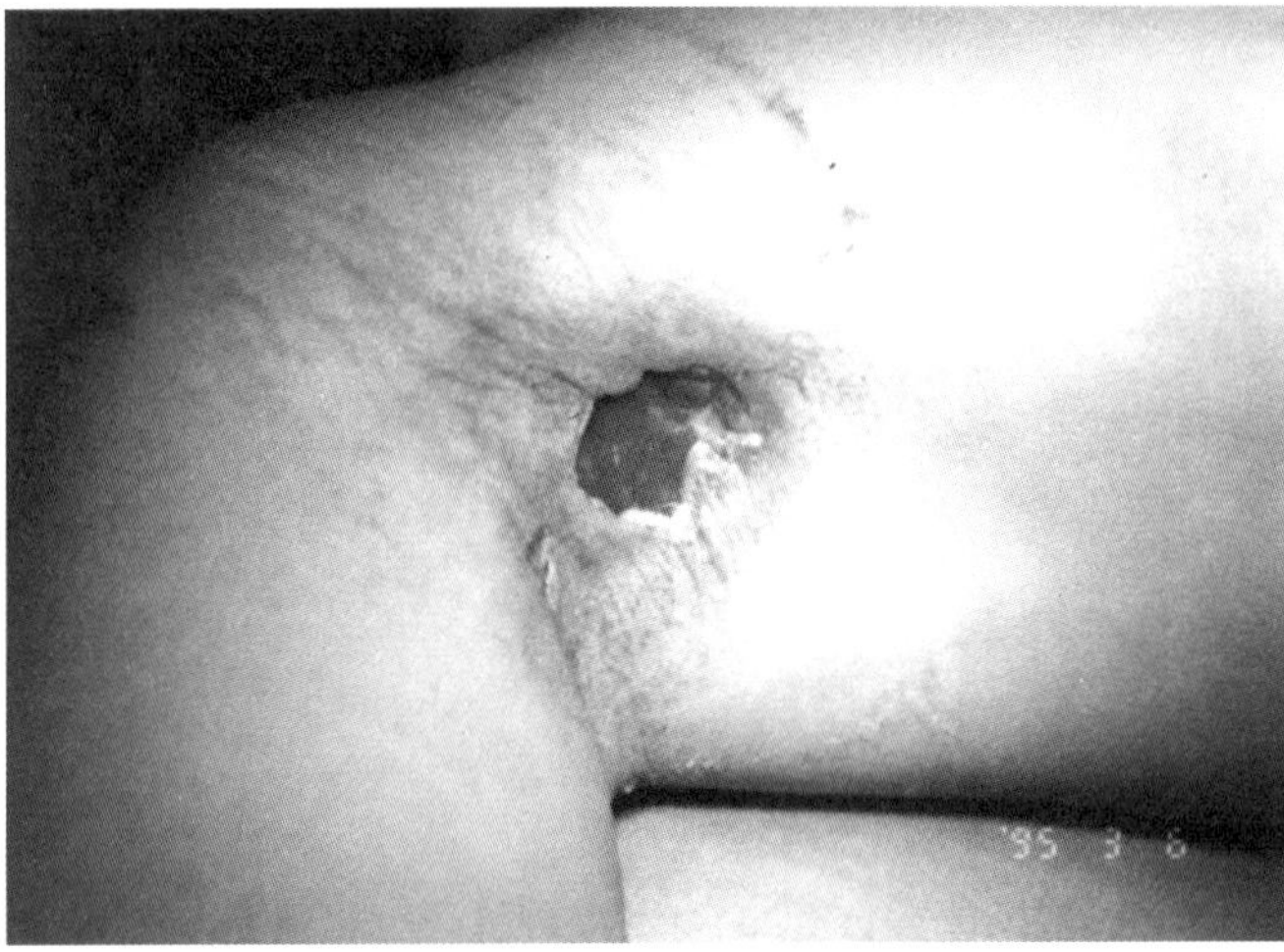

ワキガ手術（吸引法）後の皮膚壊死

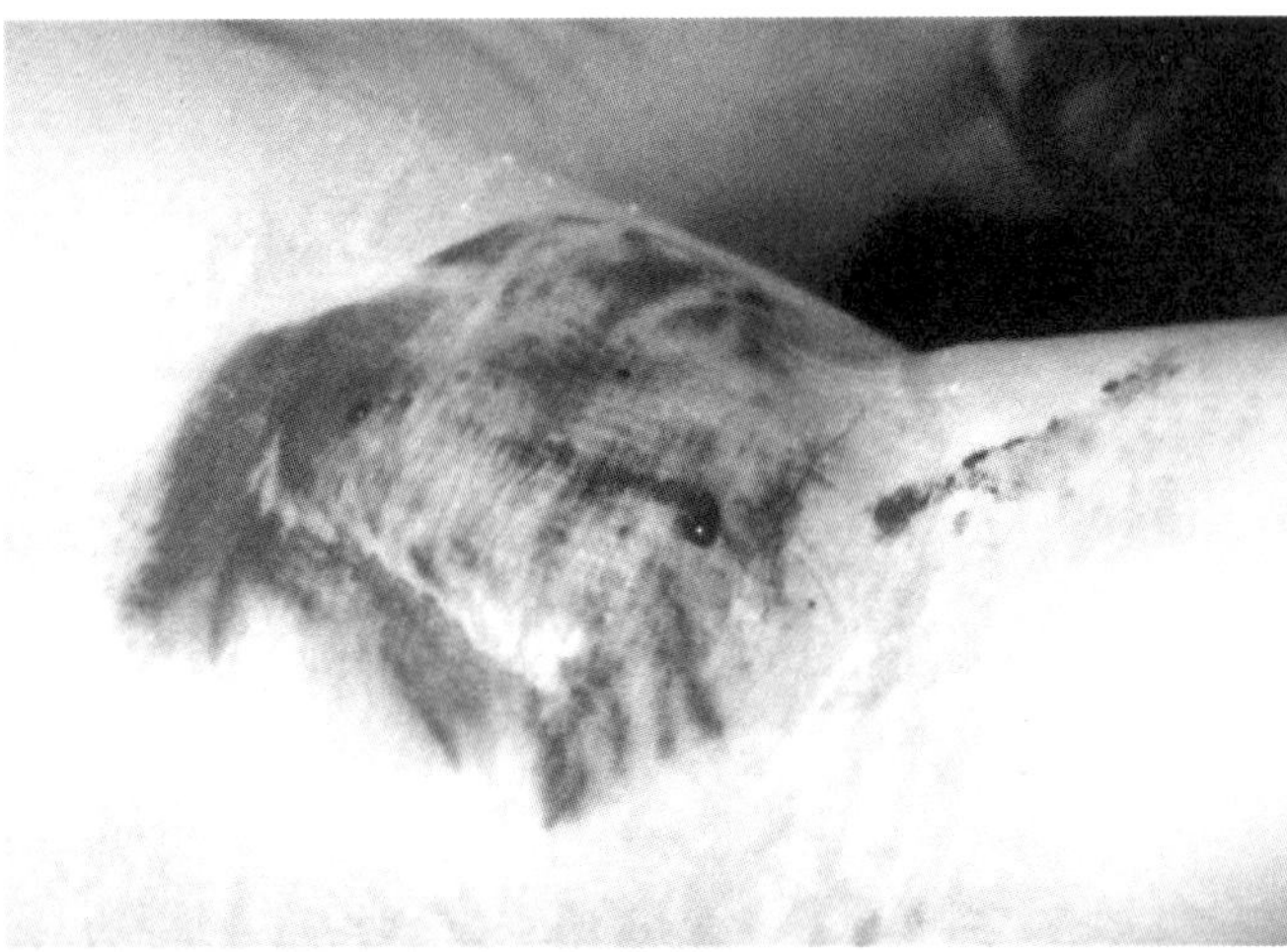

ワキガ手術後　固定不良で起こった内出血による血腫形成

第6章

ニキビ・ニキビ痕の最先端をいく 内科的治療と医学的スキンケア

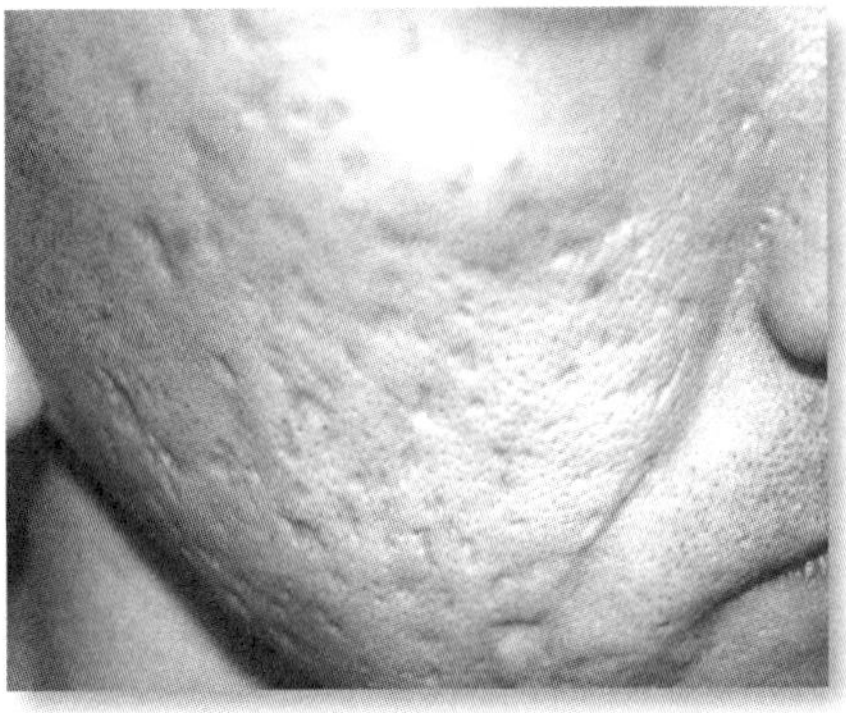

ニキビ痕治療前

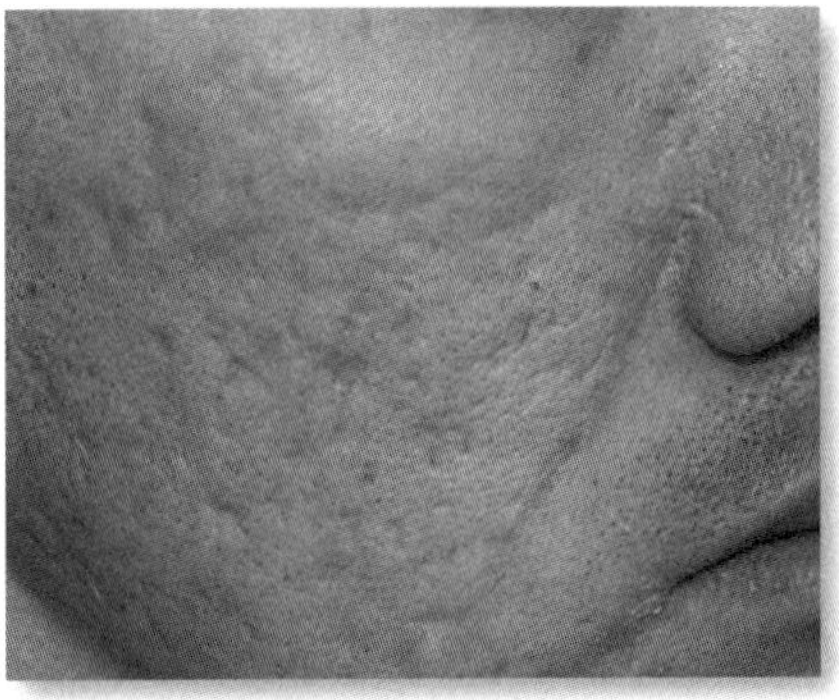

ニキビ痕治療後

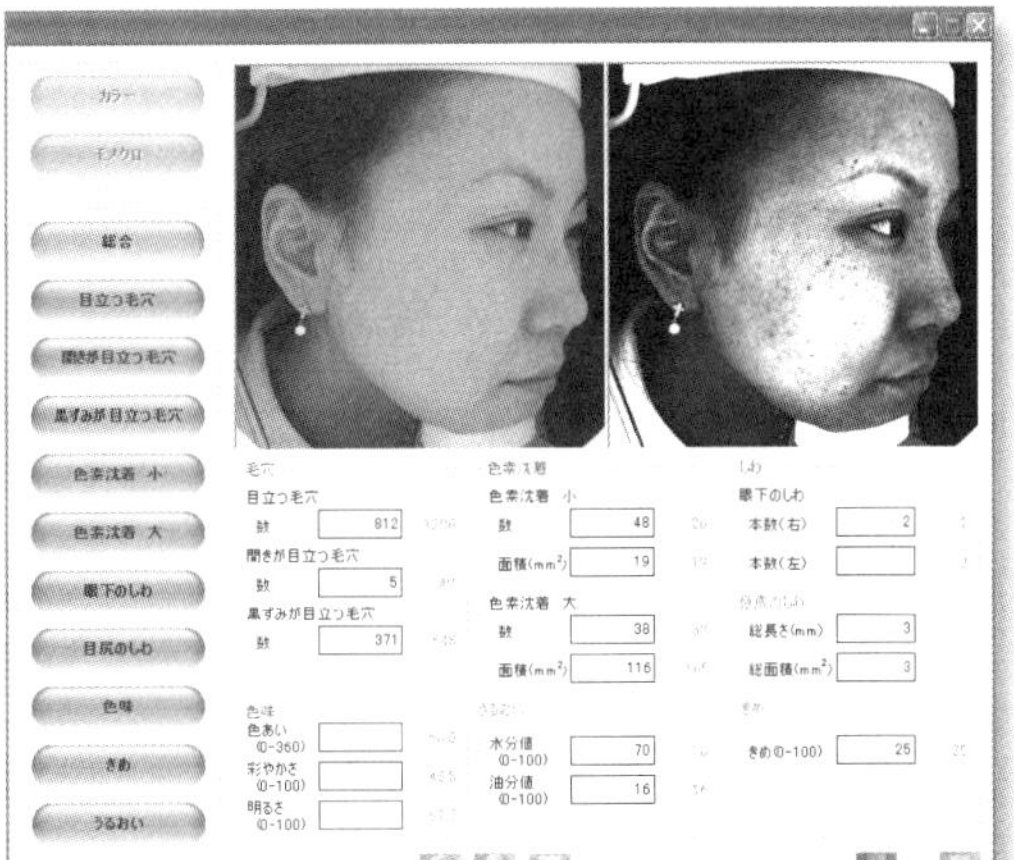

ロボスキン・アナライザーによるコンピューター肌年齢計測システム

★どうしてニキビやニキビ痕ができるの？

ニキビは性腺の発育が旺盛な思春期にできやすく、性的成熟にともなって性ホルモンが変動し、皮脂腺の分泌が多くなるのが原因のひとつだといわれています。

男女ともに男性ホルモンが増えて皮脂腺がたくさん作られ、角化異常が起こったときに毛穴がふさがれてしまいます。こうなると皮脂は外に出られなくなり皮脂が毛嚢内にたまってしまいます。皮脂が毛嚢内にたまると、ニキビ菌が増殖してさまざまな炎症を起こす物質をつくります。

黄白色の皮脂が汚れると黒点のように見えますが、これを「面疱《めんぽう》」といいます。その後、皮膚が赤くなり、大きくなりますが、その赤いブツブツがニキビ「丘疹《きゅうしん》」となります。これに細菌感染すれば「膿疱《のうほう》」となり、膿疱が治ったあとは、毛穴が広がり、そこがへこんで「瘢痕《はんこん》」になります。そして黒褐色の色素沈着が残ってしまうことがあります。

ニキビをつぶしたり、髪の毛がふれたりするといった刺激が加わると、ニキビがさらに悪化し、そのためにニキビ痕が残ってしまうことになります。

ニキビの原因とは？

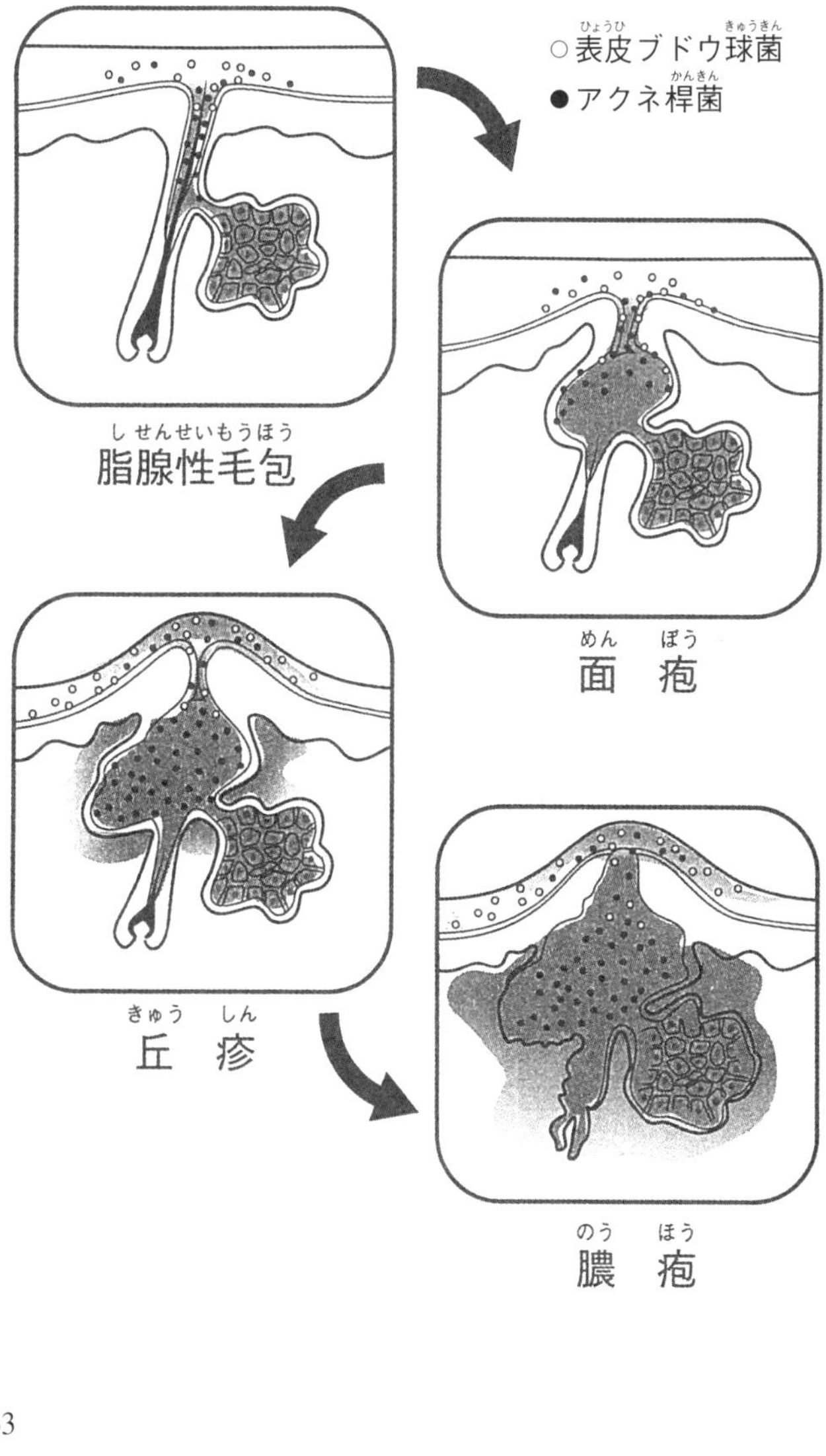
○表皮《ひょうひ》ブドウ球菌《きゅうきん》
●アクネ桿菌《かんきん》
脂腺性毛包《しせんせいもうほう》
面《めん》 皰《ぽう》
丘《きゅう》 疹《しん》
膿《のう》 疱《ほう》

★ニキビ治療の世界最先端をいく内科的治療と医学的スキンケア

❶内服薬（飲み薬）として用いられるもの

・ビタミンB_2、ビタミンB_6＝皮脂の抑制、ビタミンE＝活性酸素発生の抑制

・抗生物質（テトラサイクリン）＝ニキビ菌の殺菌に有効、（新マクロライド）＝ニキビ菌の殺菌に有効

・漢方薬（清上防風湯、十味敗毒湯など）＝全身のバランスを整える。抗菌効果

・フラジール＝トリコモナス治療薬ながら効果的。最新治療法

ストレスが強い場合は精神安定剤の処方。便秘のひどい場合には便秘薬の処方をします。

❷外用薬（塗り薬）として用いられるもの

・抗菌クリーム（アクアチムクリーム）＝ニキビ菌の殺菌に有効

・抗菌ローション（ダラシンローション）＝強力なニキビ菌を殺すローション

・抗炎症クリーム（スタデルムクリーム）＝ニキビの赤みを抑えます。

・イオウカンフルローション＝毛穴のつまりを除き、改善します。

・アダパレン（ディフェリンゲル）外用レチノイドの保険適用薬

☆ビタミンＣ誘導体ローション＝ニキビ痕もキレイになります。

❸スキンケア

☆ドクターズコスメ（リバーサルプラスシリーズ）

☆石けん＝脂性肌用の低刺激ソープ、ＡＨＡ（フルーツ酸）デイリーソープ

☆ケミカルピーリング＝現在ではほとんど効果が無いため行われません。

（☆印については、保険適用外となります）

❹光治療

・ウルティマ（光と高周波照射でニキビを根本的に治療）

・ソリトーン（ＬＥＤでニキビ菌を殺菌）

❺日常生活の指導とカウンセリング＝髪型、食生活、ストレスの抑制、お肌の刺激防止などについて、患者様と相談して個人的治療プランを作成します。

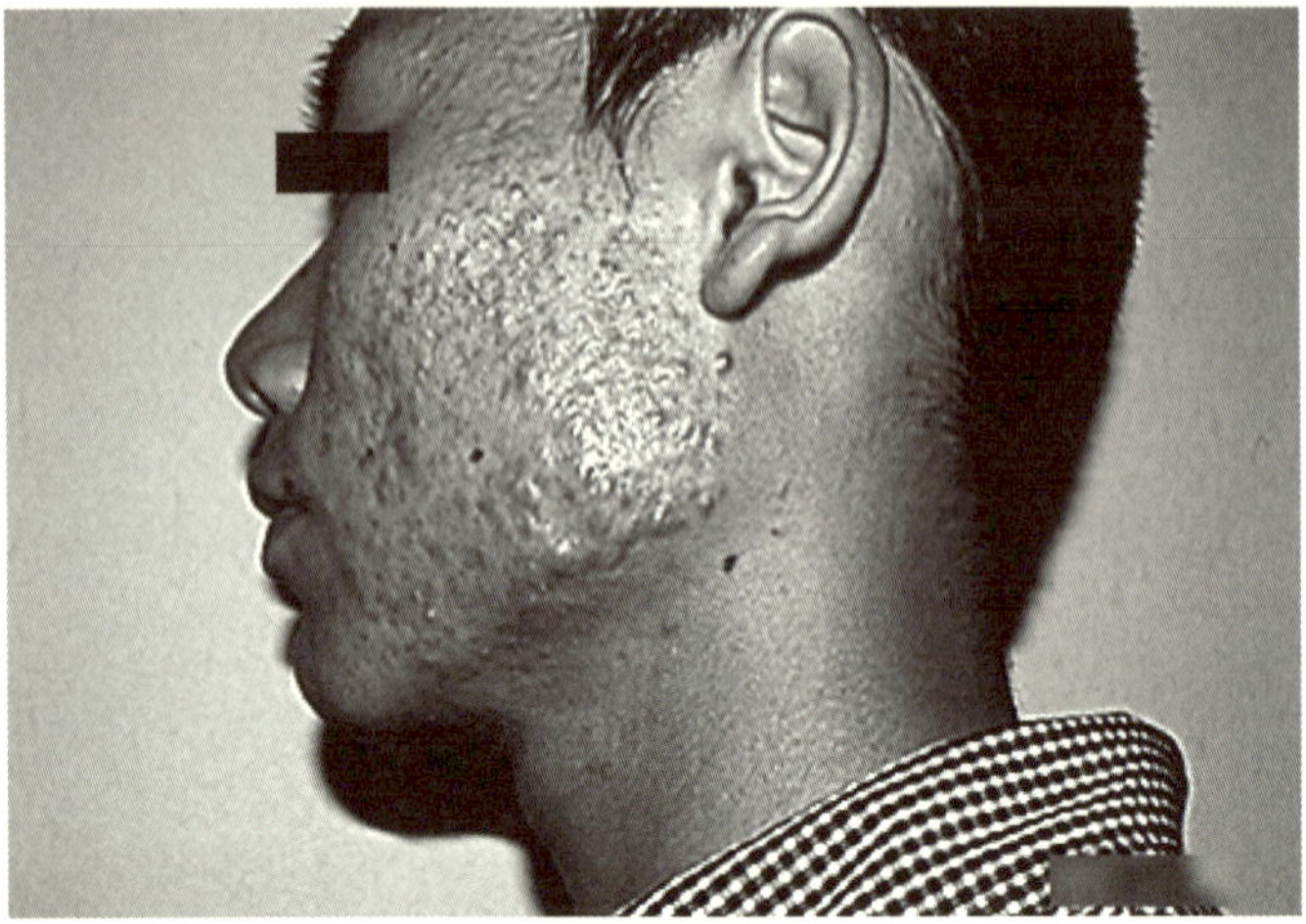

ニキビ治療前

↓

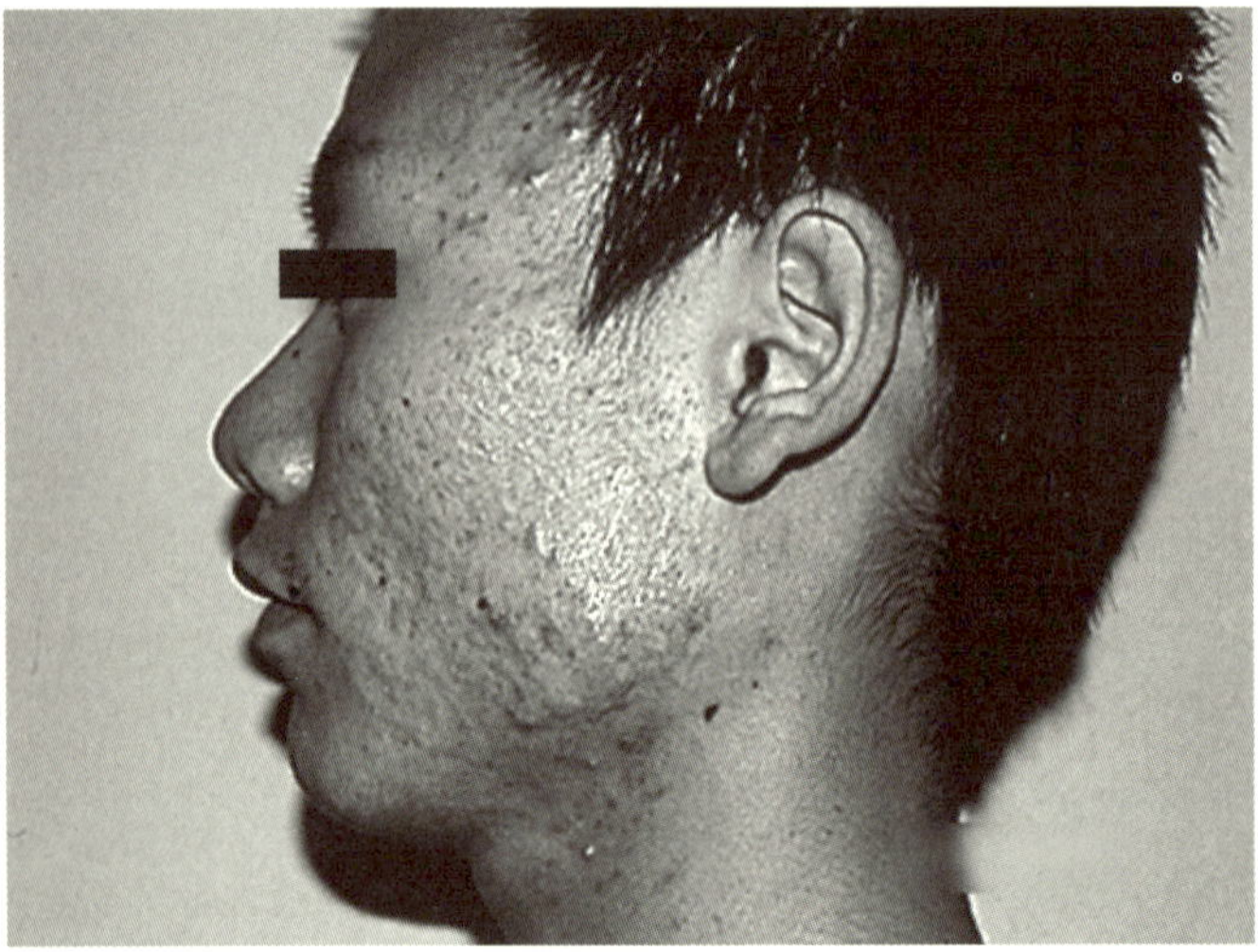

ニキビ治療後

★ウルティマによるニキビ・ニキビ痕治療（ニキビの根本治療）

新しい効果の高い治療法がこちらです。（ＩＰＬと強力高周波で治療）毛穴の開きやニキビ痕も改善し、ニキビができにくい肌を作ります。ウルティマでニキビ治療が大きく進歩しました。ニキビの根本治療です。

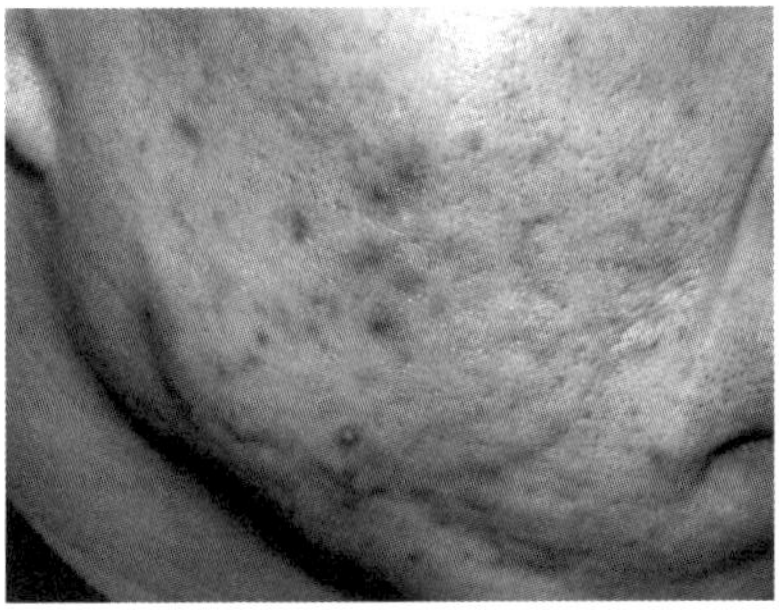

ウルティマ照射前　ニキビ痕

↓

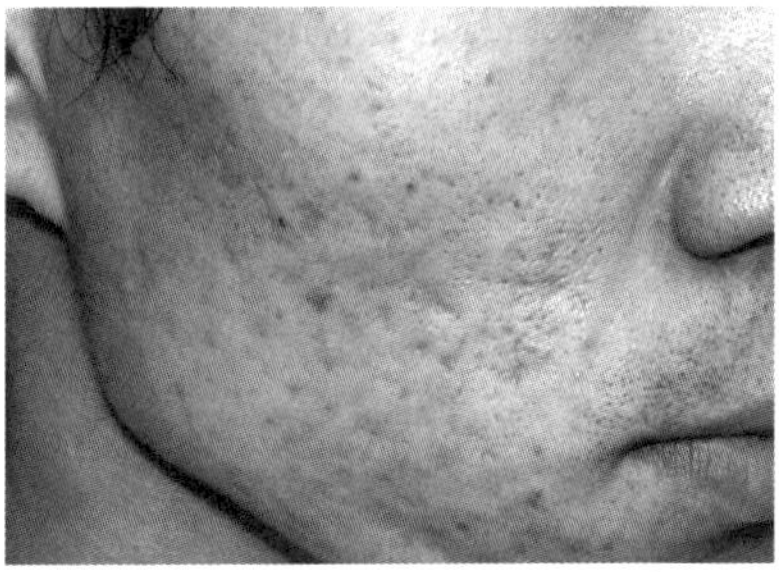

ウルティマ照射後　ニキビ痕

第7章
シミ・クスミの〈美白最新治療〉

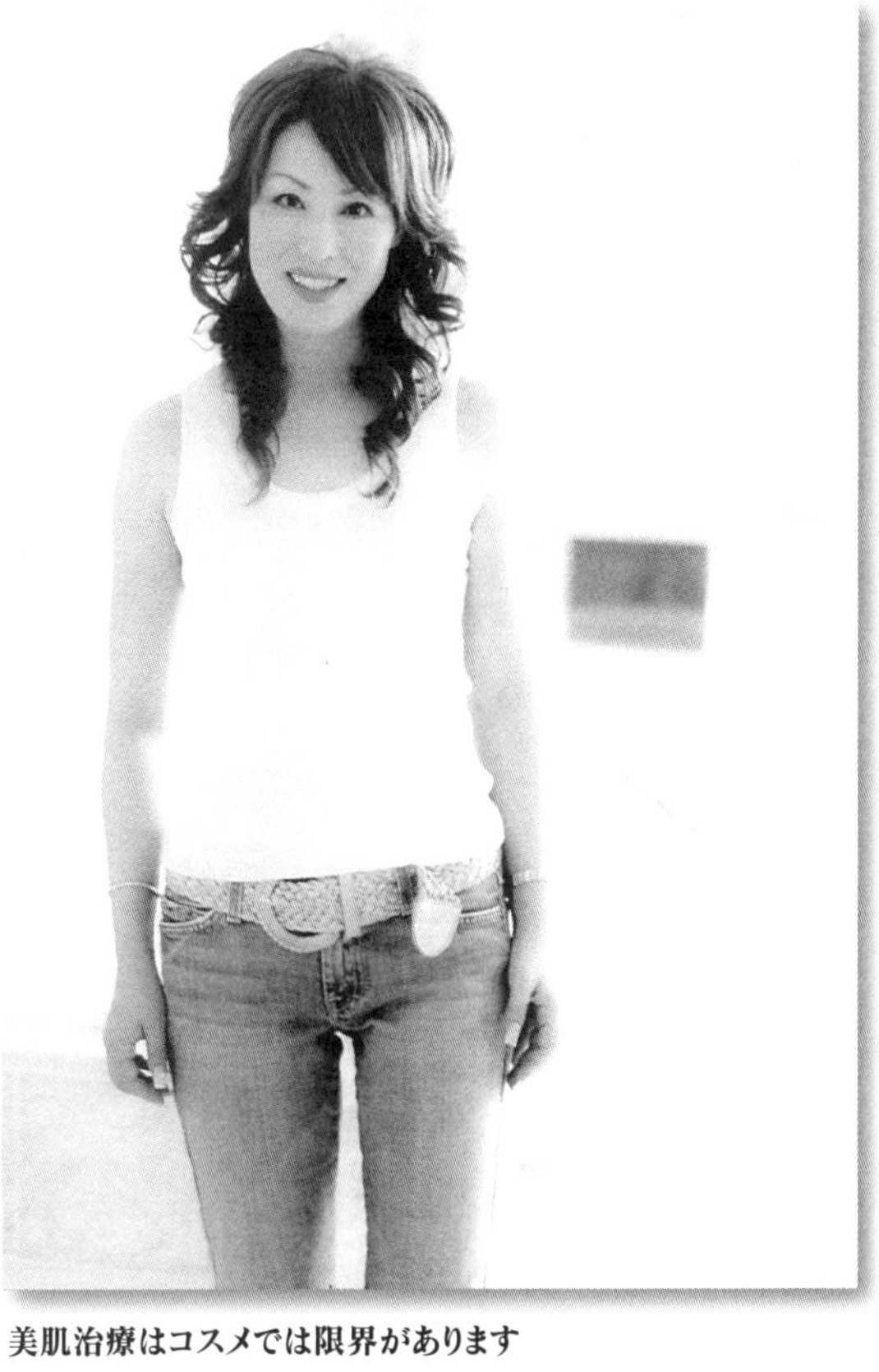

美肌治療はコスメでは限界があります

★シミは種類に応じて内科・外科治療の併用が効果的

シミといってもさまざまで、一般に私たちがシミと呼んでいるものは、次の通りです。

①肝斑
②老人性ゆうぜい
③炎症後色素沈着
④扁平母斑
⑤老人性色素斑

これらのシミは種類によって治療法が異なります。シミに有効な治療法として、内科的治療法（内服薬・外用薬）、外科的治療法（レーザー治療）、内科・外科の中間的治療法（LED照射）の三つがあります。したがって、シミの種類に応じて併用すれば効果的です。

❶肝斑＝内科的治療、外用薬・最新レーザートーニングが有効

肝斑は、三〇代以降の女性の頬に左右対称に現れてくる薄いシミです。ストレス、紫外線、ピルなどが誘因となります。当院でも最も相談の多いシミです。

最近開発されたレーザートーニングが肝斑治療に大きな効果が期待できます。内服薬や外用薬など内科的治療も有効です。

❷老人性ゆうぜい＝レーザー、または電気分解が有効

レーザーまたは電気分解でしか取れないシミの代表として、老人性ゆうぜいがあげられます。これはレーザーが、濃度の高い症状である老人性色素沈着などに吸収されやすいためです。また、電気分解も有効です。外科的に短時間で治療ができます。

❸炎症後色素沈着＝レーザートーニングと内科的治療が有効

炎症後の色素沈着には、レーザートーニングが有効です。内科的治療をプラスすることによって、見違えるほど治療効果がアップします。

❹扁平母斑＝再発多く治療困難

扁平母斑は一般的に茶あざと呼ばれていますが、これにはレーザーが有効です。定期的に何回かレーザーを当てるうちに、あざが薄くなる患者様も中にはいます。しかし、再発することが多く、完全に消失させるのが難しい場合も少なくありません。

★シミの基本治療

当クリニックでは、三カ月コースを最低単位として治療しています。

①内服＝ビタミンC一〇〇〇㎎／日、トラネキサム酸一〇〇〇㎎／日
②レーザー・ウルティマ・LEDなど光治療、一回／二〜四週間
③皮下注射＝胎盤エキス（プラセンタ）、α-リポ酸の皮下注射一〜二回／一週間
④日焼け止めクリーム＝外出時のサンガードクリームを使用（SPF30以上のものを）
⑤シミ取りクリーム＝ドクターズコスメによる日常ケア
⑥カウンセリング＝医師によるカウンセリング。紫外線の防止、ストレス除去法の指導、肌の診察、スキンケア指導

①〜⑥までを、一クール三カ月間行います。

※ケミカルピーリングはシミに対してほとんど効果が期待できません。

★新開発医薬品〈シミ取りクリーム〉の驚くべき効果

私は、診察を行う度に、患者様の皮膚の状態、シミの程度、部位、シミの大きさなどを考慮してシミ取りクリームを作っています。

既製品とは違って、一人一人の肌にぴったり合った医師調合の新開発のシミ取りクリームです。ハイドロキノン、ビタミンC誘導体を調合しています。

有名化粧品メーカーのホワイトニング専用化粧品は、薬事法の関係で効果がほとんど期待できないのが現状でしょう。

このシミ取りクリームは市販では手に入りません。

このシミ取りクリームを使用して、シミが薄くなったと自覚できるまで、約三～六カ月かかります。

早い方では一～二カ月位ではっきりした結果がでてきます。

できれば六カ月以上継続することをお勧めします。

★ドクターズコスメビタミンC誘導体ローション（DRVC＋）

最近、ドクターズコスメという言葉を聞くことが多くなりました。数々の雑誌、テレビ番組で従来の化粧品とは違ったコンセプトで作られた化粧品の紹介が行われています。専門医が開発した化粧品で、化粧品に機能を追求した機能性化粧品です。大手の化粧品メーカーの化粧品とは大きく違った特徴があります。

その中でも特に、ビタミンC誘導体ローションは最も有名です。また、ビタミンC誘導体が商品化されたのは数年前のことです。

私のクリニックでもビタミンC誘導体ローションの臨床データを収集しました。

老化やニキビの原因とも言われている活性酸素をビタミンC誘導体は強力に除去する作用があります。ビタミンC誘導体の多くの効果には多くの医師が注目しています。ニキビやシミだけでなく小ジワ、毛穴の開いた状態の改善にも大きな効果が見られます。ビタミンC誘導体ローションを使用していると肌のキメも細かくなり、化粧のりも大変良くなります。高濃度のビタミンC誘導体ほど高い効果が期待できるのですが、あまり高濃度なものはかえって肌に刺激を与えたり、不安定になり酸化したりします。

クリニックでも八％、一〇％のビタミンＣ誘導体を調合したのですが、刺激が強くどんな肌の人にも合うわけではありませんでした。濃度をいろいろ変えて臨床的な効果を見たところ、五％の濃度のビタミンＣ誘導体が効果も安定性も最も高く、刺激がほとんど無い安心できる濃度ということがわかりました。

燐酸アスコルビン酸ナトリウムと燐酸アスコルビン酸マグネシウムを四：一の比率で混合して安定化を図りました。ビタミンＣ誘導体単独でも皮膚への浸透効果は高いのですが、イオン導入器やミニレーザーを併用するとさらに浸透効果が高まります。

ビタミンＣ誘導体を怪我の痕や、やけどの痕に塗ってみると、治りが早くなったり、色素沈着が抑制できることがわかってきました。交通事故での擦り傷は治りが悪く、色素沈着がおこりやすいのですが、早期にビタミンＣ誘導体を使用することで色素沈着が防止できます。

これほど広い効果があるビタミンＣ誘導体ですから、各メーカーが競って商品を市場へ投入してきました。しかし、ドクターズコスメと謳っておきながら、一切ドクターが関与していない商品があったり、エステサロンの商品でＯＥＭで発売しているものなど身元不

ビタミンC誘導体ローション（DRVC＋）の効果

1　美白
2　ニキビが減る、ニキビ痕が治る
3　皮脂の分泌が減る
4　小ジワが目立たなくなる
5　毛穴が引き締まる
6　肌のキメが整う

明の商品も数多くあります。

ドクターズコスメとは名前だけでなく実際、専門医が臨床的に多くの治療効果を確認して、使用方法も確立した商品であるべきです。コスメである以上、効果は謳えませんが、クリニックで処方する場合は効果が無いものは患者様には出せません。

内容成分もビタミンC誘導体が含まれているだけでなく、レシピが大変重要です。お料理と同じです。レシピが効果、使用感を大きく左右します。レシピは臨床的に医師が個人に合わせて調合した経験からできたものです。

クリニックでは安定性、安全性、臨床的効果、使用感の全てを厳正に吟味して、ビタミンC誘導体ローションの開発と臨床データの収集に大きな労力を費やしてきました。

クリニックではReversal PlusのビタミンC誘導体DRVC＋を、アンチエイジングを外から実行する治療手段の一つとして使用しています。

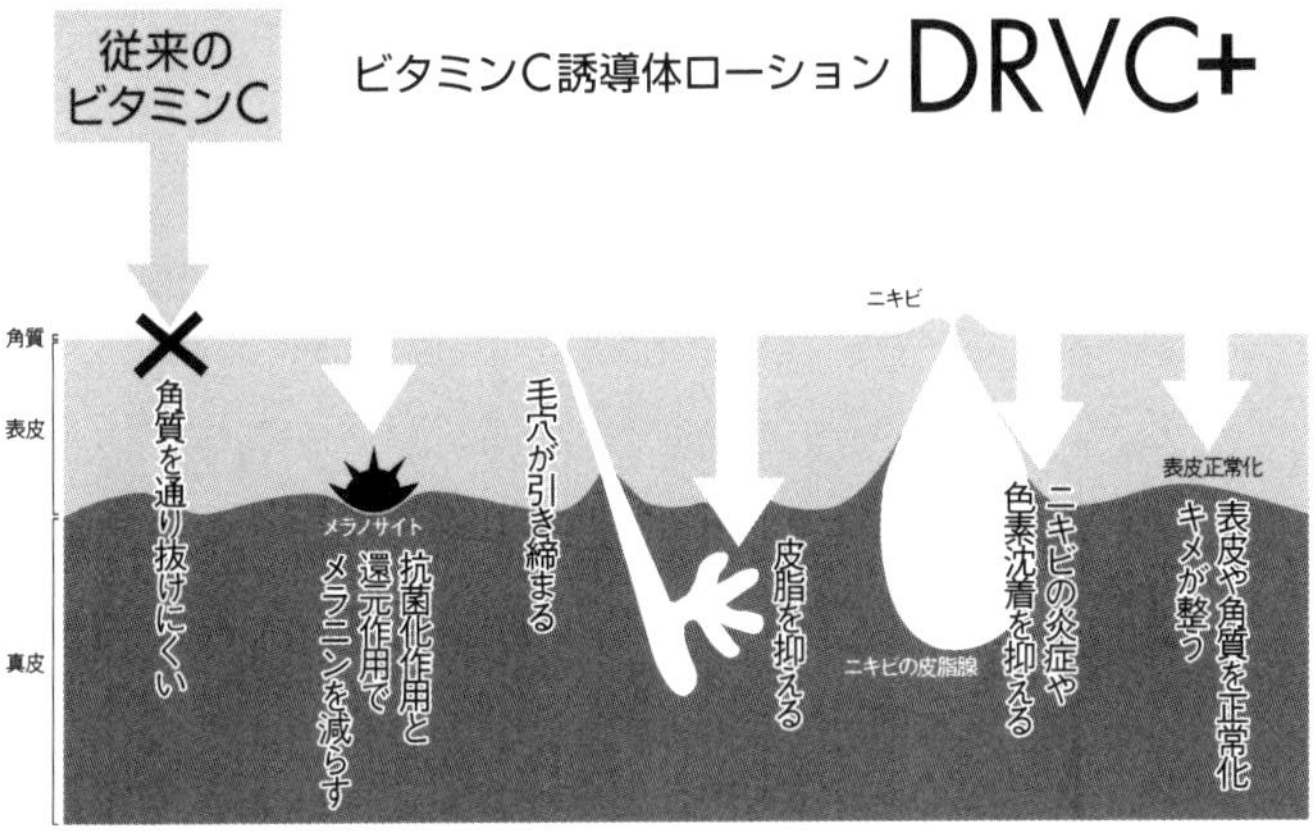
従来のビタミンC
ビタミンC誘導体ローション DRVC+
角質
表皮
真皮
ニキビ
角質を通り抜けにくい
メラノサイト
抗菌化作用と還元作用でメラニンを減らす
毛穴が引き締まる
皮脂を抑える
ニキビの皮脂腺
ニキビの炎症や色素沈着を抑える
表皮正常化
表皮や角質を正常化キメが整う

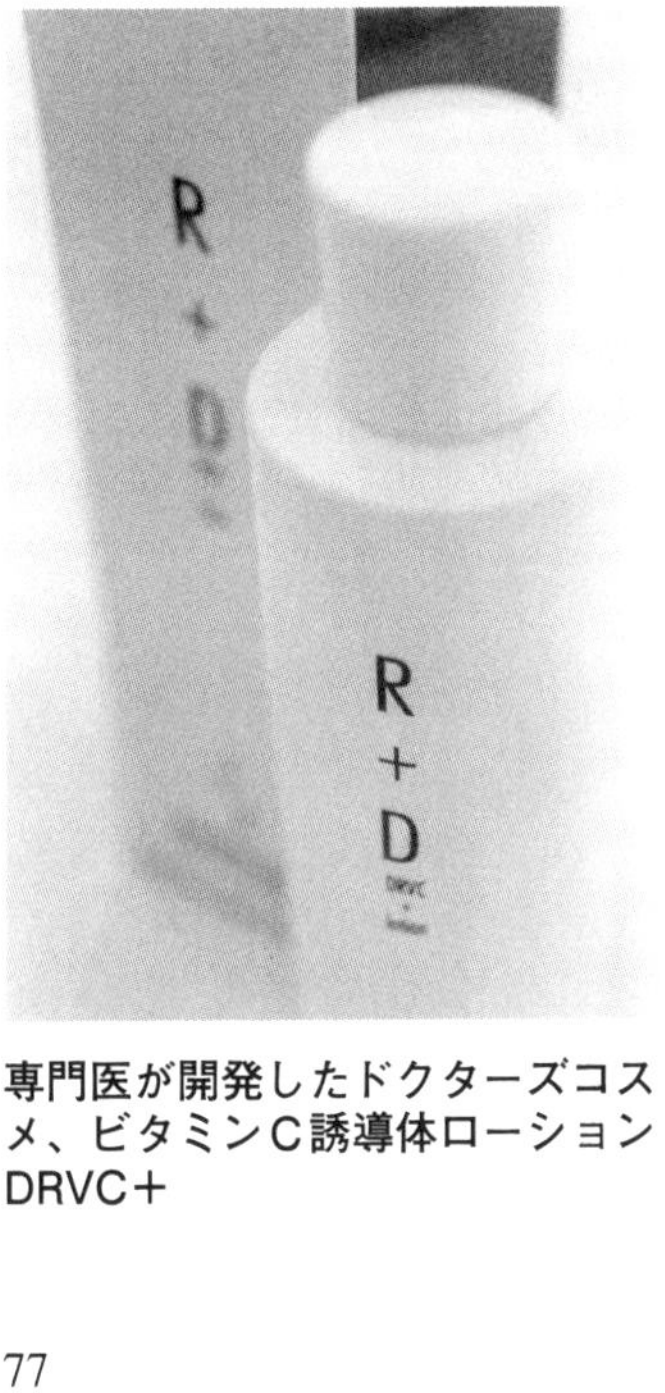
R
+
D

専門医が開発したドクターズコスメ、ビタミンC誘導体ローションDRVC＋

〈成分〉
リン酸アスコビル 3Na
エタノール
ローズ水
ベタイン
DPG
リン酸アスコビル Mg
PCA-Na
メチルパラベン
グリチルリチン酸 2K
エチドロン酸 4Na
BG
クエン酸 Na
クエン酸
甘草エキス
ローヤルゼリーエキス
ダイズエキス

皮膚の細胞が生まれ変わるサイクル／28日周期

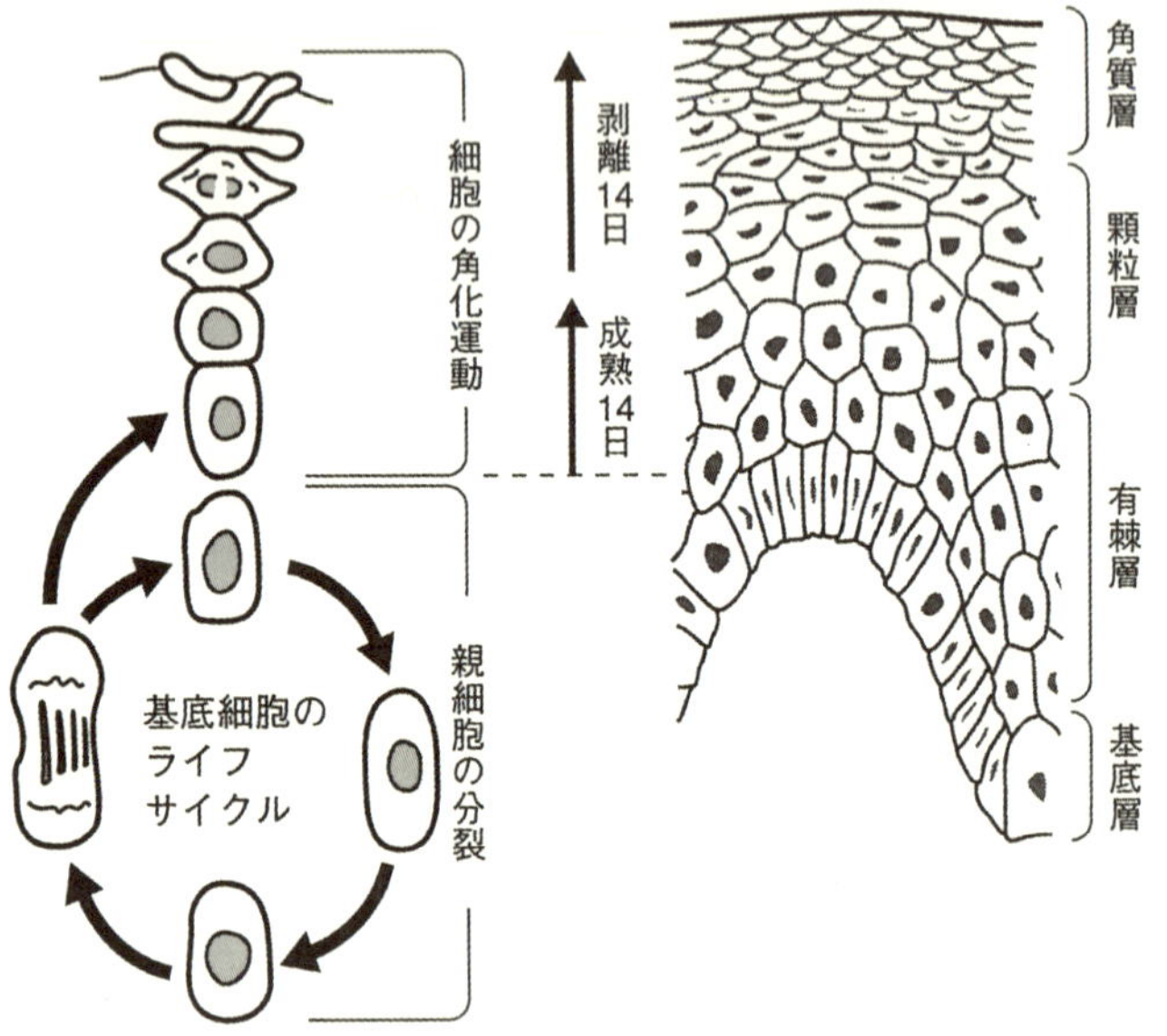
細胞の角化運動
剥離14日
成熟14日
角質層
顆粒層
有棘層
基底層
親細胞の分裂
基底細胞の
ライフ
サイクル

皮膚の角化運動
（ターンオーバー）

基底層でつくられた細胞が形を変えながら、有棘細胞、顆粒細胞となるまで14日間、さらに角質層で皮膚を保護する役目を果たした後、アカとなって落ちるまで14日間、つまり28日間かかる。

★最新レーザー治療

最近、数多くのレーザーが開発され、あらゆる皮膚の状態を若返らせることが可能となりました。

家電、携帯電話やパソコン同様、技術の進歩は凄まじいものがあります。

特に**Qスイッチ YAG レーザーシステム**は、レーザーの中でも多くの治療が可能です。

①レーザーによるシミ、あざ、治療、入れ墨除去
②レーザーピーリングによる毛穴の開き、小じわ、キメ治療
③レーザートーニングによる肝斑、クスミ、美白治療

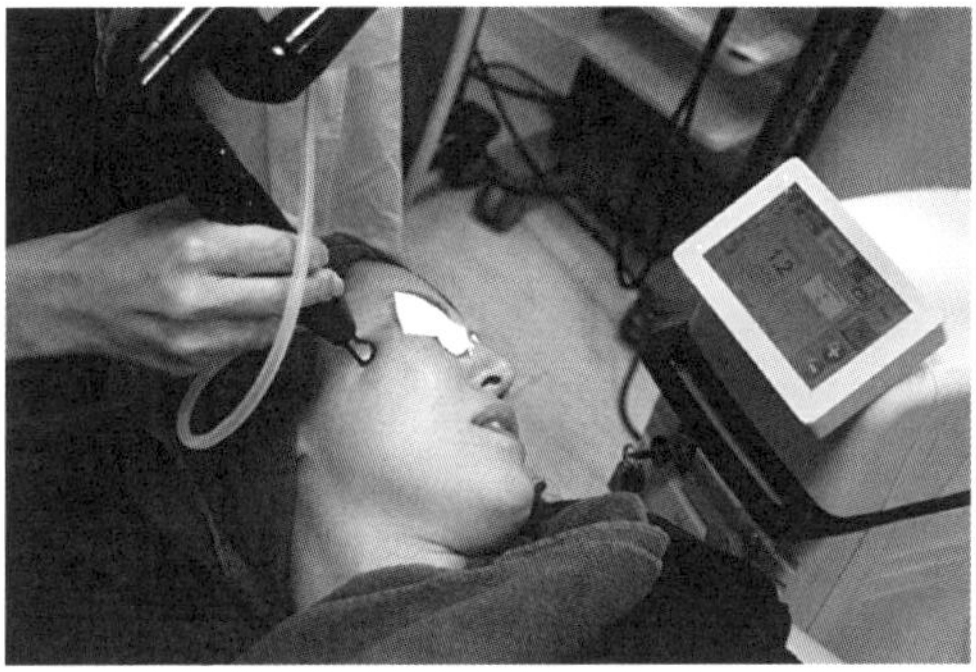

レーザーピーリング治療

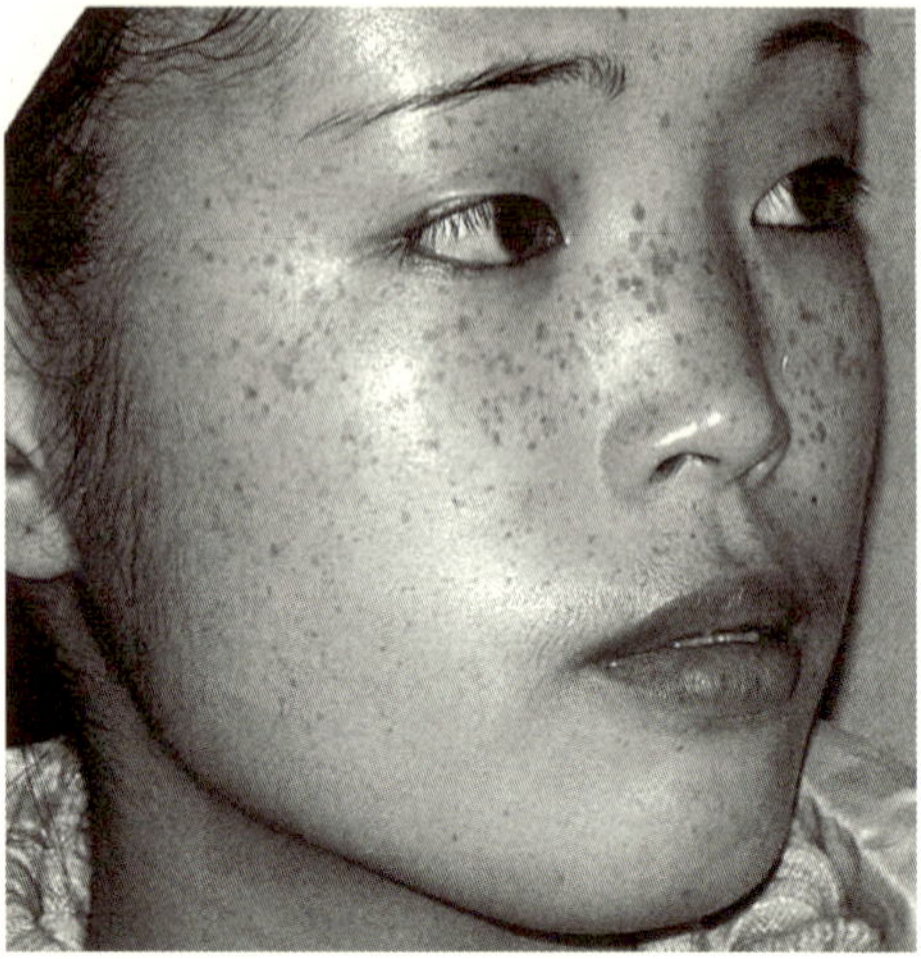

ソバカス治療前

↓

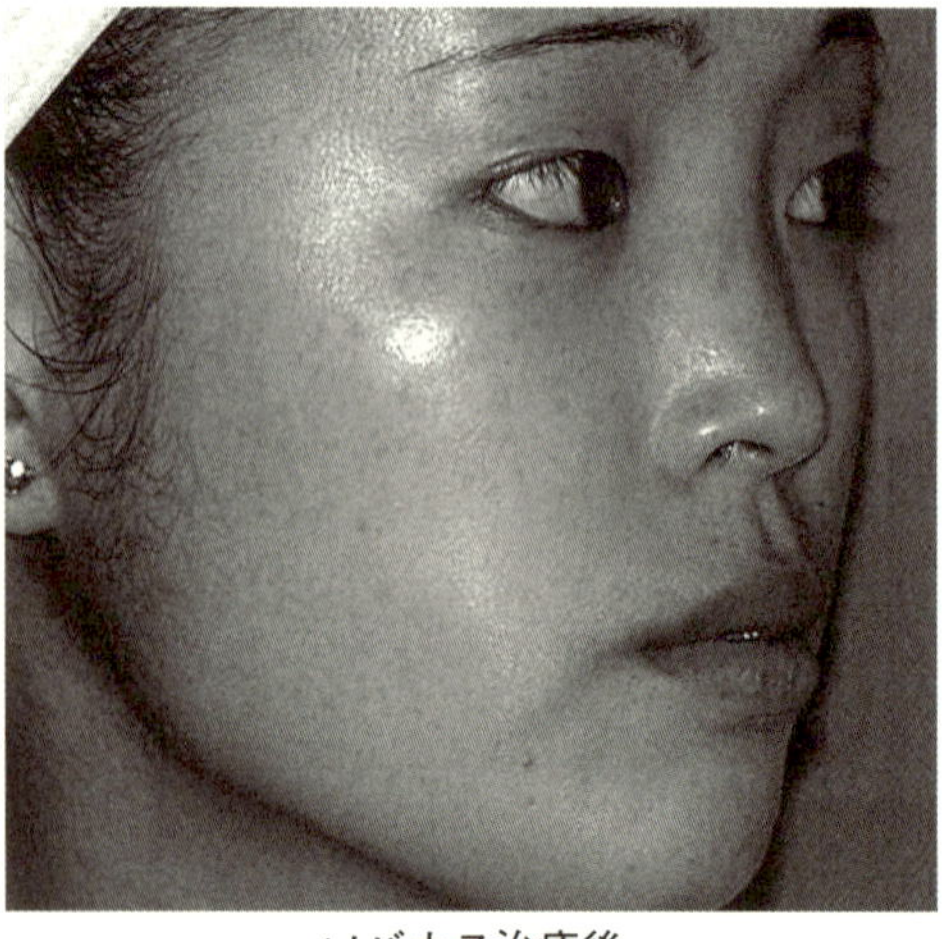

ソバカス治療後

①レーザーによるシミ、あざ治療、入れ墨除去

Q-YAGレーザーは一〇億分の六秒間レーザー光をシミ、あざへ照射して表皮内、真皮内の色素を破壊し、正常組織を極限までダメージを抑えて治療を行います。

五三二nmの光はシミの色素に吸収されやすく、瞬間にシミが反応して数日で剥がれ落ちてピンク色の上皮が再生し、数カ月で肌色の正常皮膚へ変化します。

入れ墨やアートメイキング失敗の色素除去にも、**Q-YAGレーザー**は大きな治療効果が発揮されます。

痛みも、冷却を行えばほとんどなく麻酔も不要です。

②レーザートーニングによる肝斑、クスミ、美白治療

最先端の肝斑やクスミの治療として、レーザートーニングという治療があります。

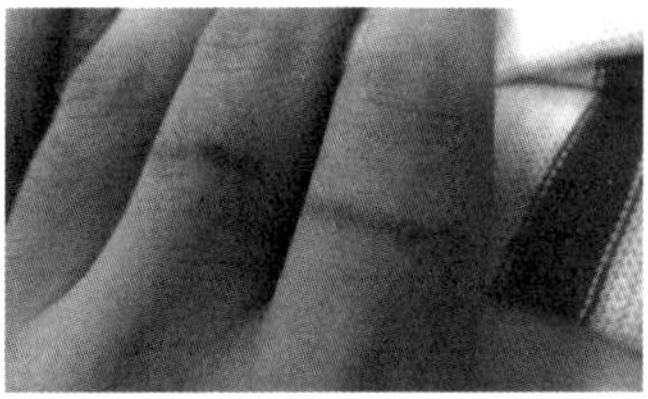

YAGレーザー治療前　➡

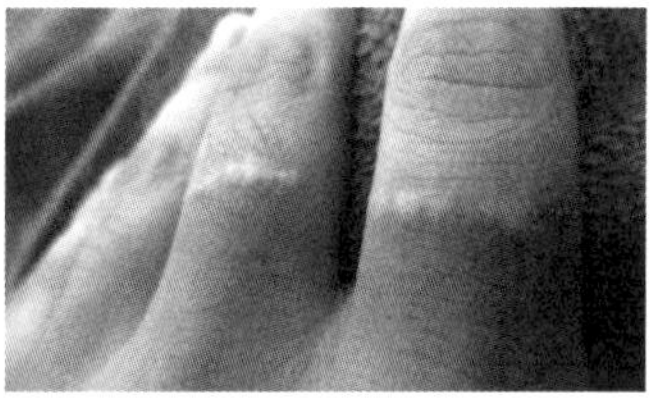

YAGレーザー治療直後

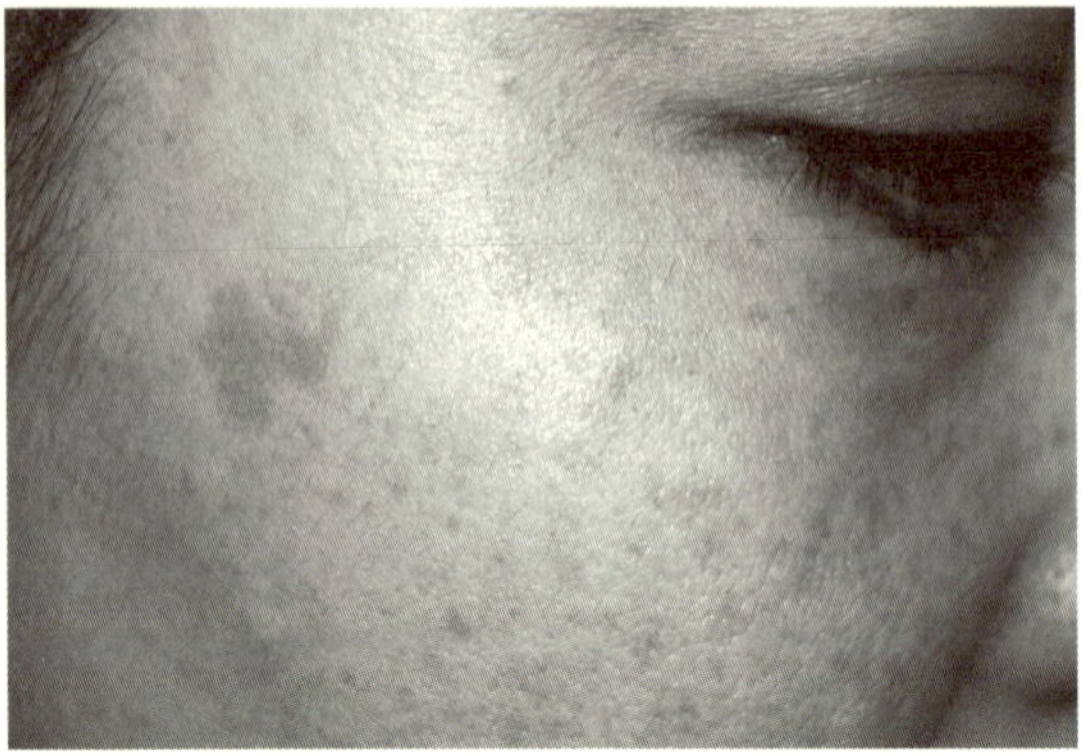

レーザー治療前（老人性色素斑）

↓

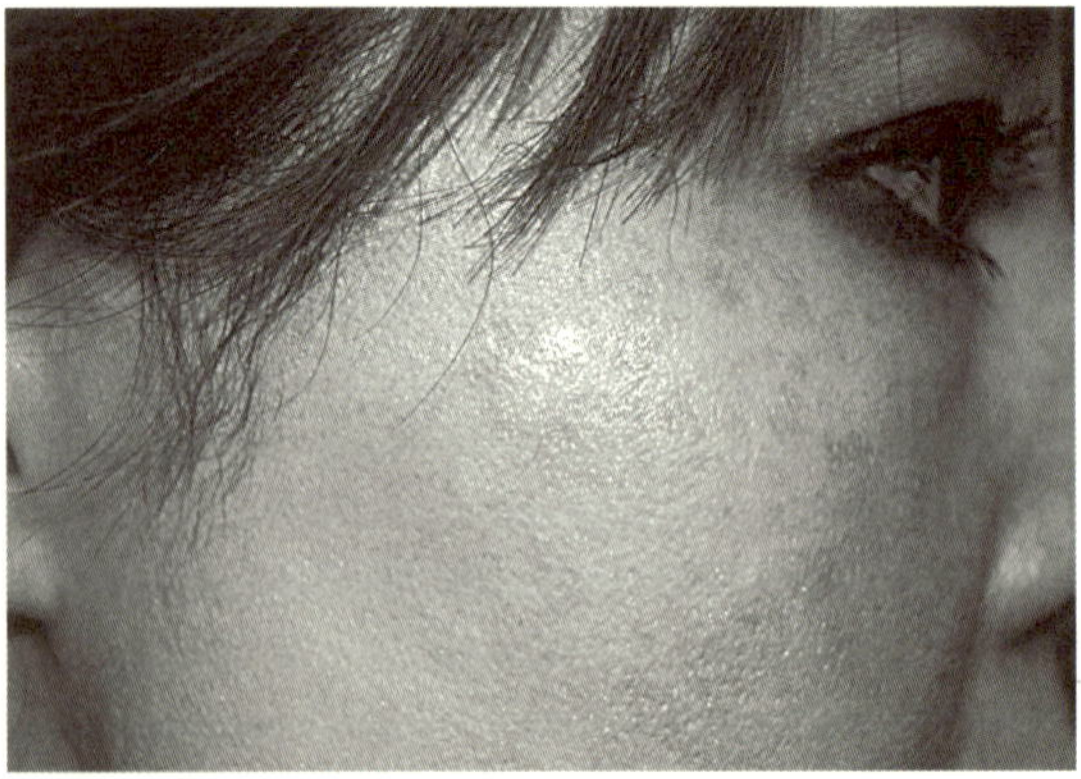

レーザー治療後

これまで肝斑の治療ではレーザーは禁忌とされてきました。

しかし、レーザー光を一〇億分の六秒という極めて短い時間で色素にフラットに照射することが可能となり、確実に肝斑治療ができるようになりました。

治療時間はわずか五分程度です。

痛みもわずかにチクチク感じるだけです。

施術後、照射部位にほんのりと赤みが出現しますが、数時間で消失し、治療直後からお化粧も可能です。

ダウンタイムが全くない新しい治療です。

レーザートーニングは色素をレーザーで破壊するだけで、メラノサイトを刺激することはありません。

とても肌に優しい治療です。

六〜一〇回、一クールで行うことが一般的です。

さらにこの治療には、角質層を蒸散させる治療効果もあり、

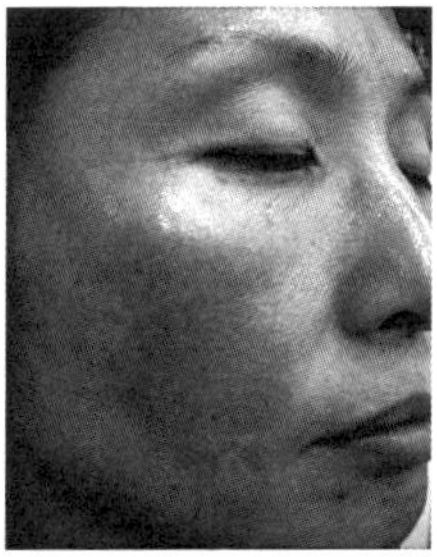

肝斑治療前

↓

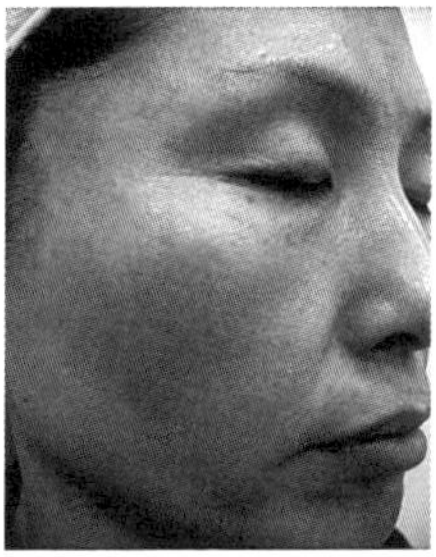

肝斑治療後

ケミカルピーリング以上のピーリング効果が期待でき、治療直後、即座に肌がツルツルに変化したことが実感できます（ケミカルピーリングのような皮膚へのダメージはありません）。

Cosjetという最新式レーザーシステムでは、レーザー照射システムにコンピュータが内蔵されて患者様のデータが入力され、細かくプロトコールを決定できます。

出力、照射径、照射周波数がタッチパネルで設定されスムーズな治療が可能です。

二種類のレーザー光（レーザートーニングモード、コラーゲン生成モード）を皮膚へ照射できますので、表皮の治療のみならず、真皮へ波長の長いレーザー照射が可能です。これによりコラーゲン生成が可能で、肌のハリや小じわが改善します。

ピーリングによる毛穴の治療とクスミ治療、小じわ治療が同時にできる優れた技術システムです。

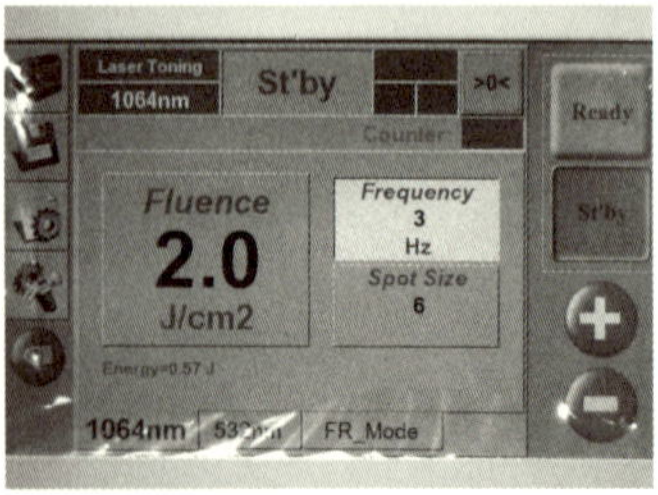

レーザー照射システム操作パネル

第8章

〈ドクターズコスメ〉のすべて

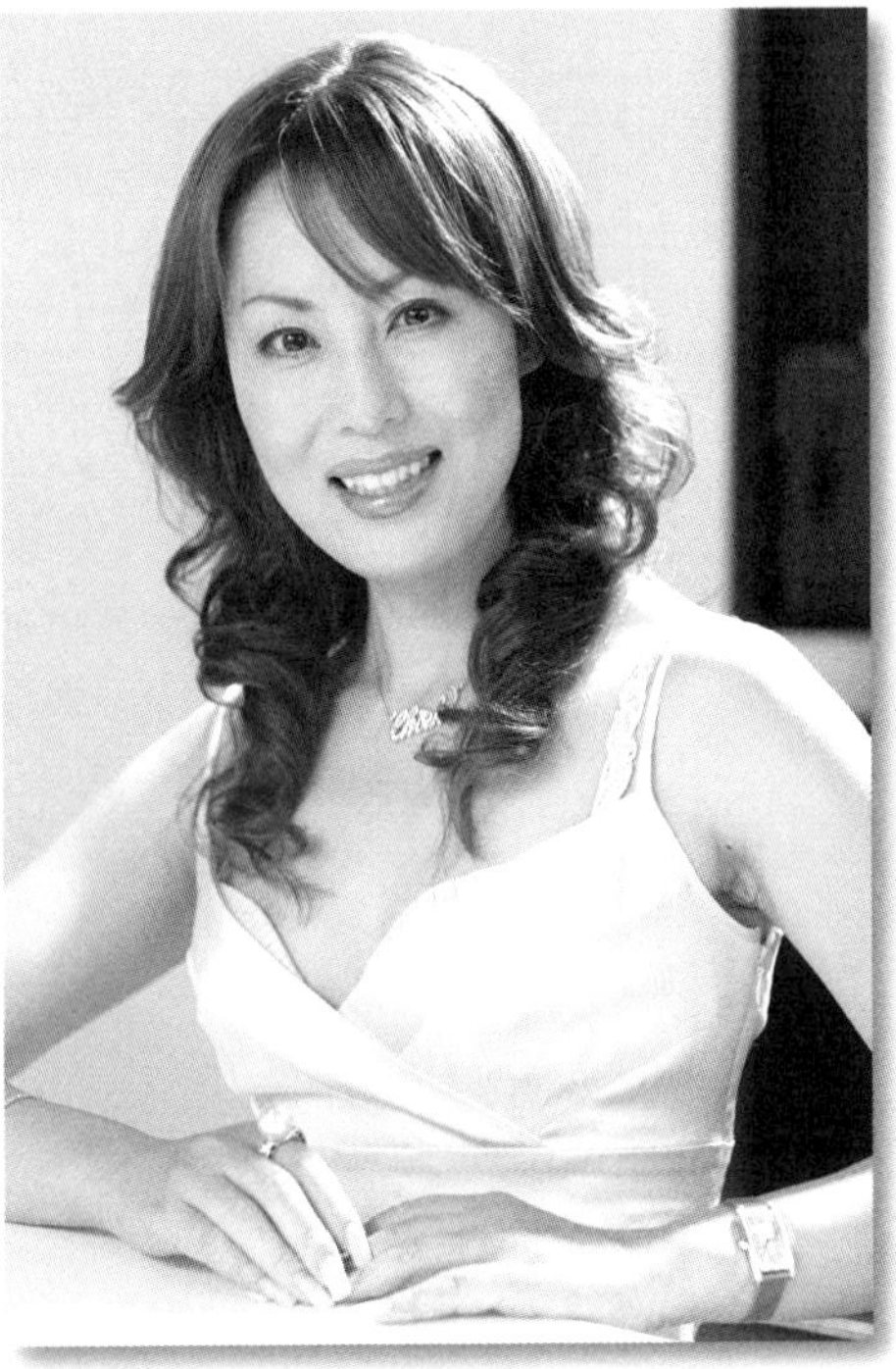

肌が輝くための自分への贈り物
私が愛用するコスメ

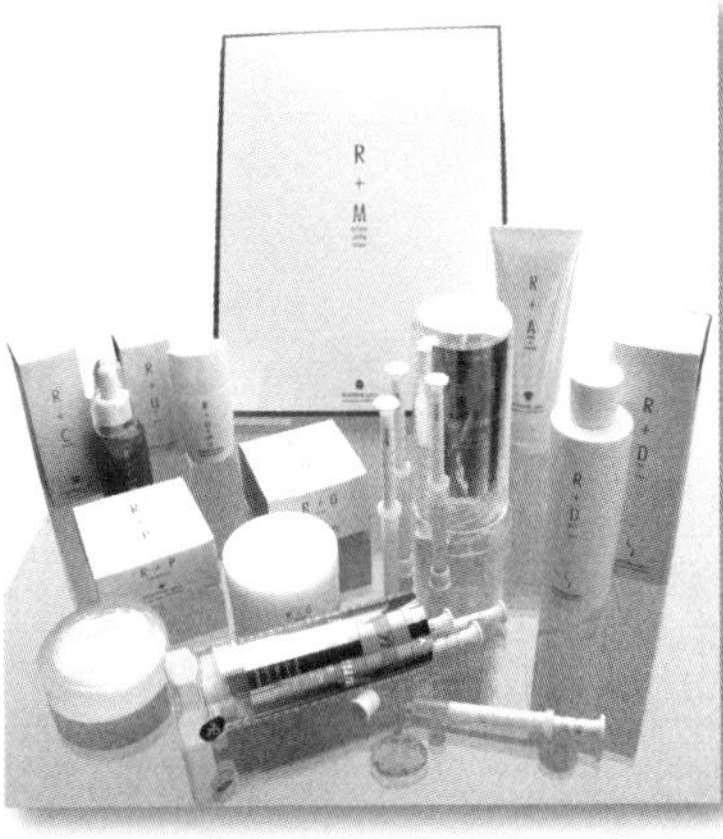

専門医が開発したドクターズコスメ

DRVCプラス〈化粧水〉

院内で、シミ・シワ・くすみ・ニキビ治療として長年使用されていた、ビタミンC誘導体ローションを商品化した化粧水です。肌老化の原因であるフリーラジカル（活性酸素）を取り除き、肌のくすみをとり、キメを整え、明るく美しい肌を保ちます。

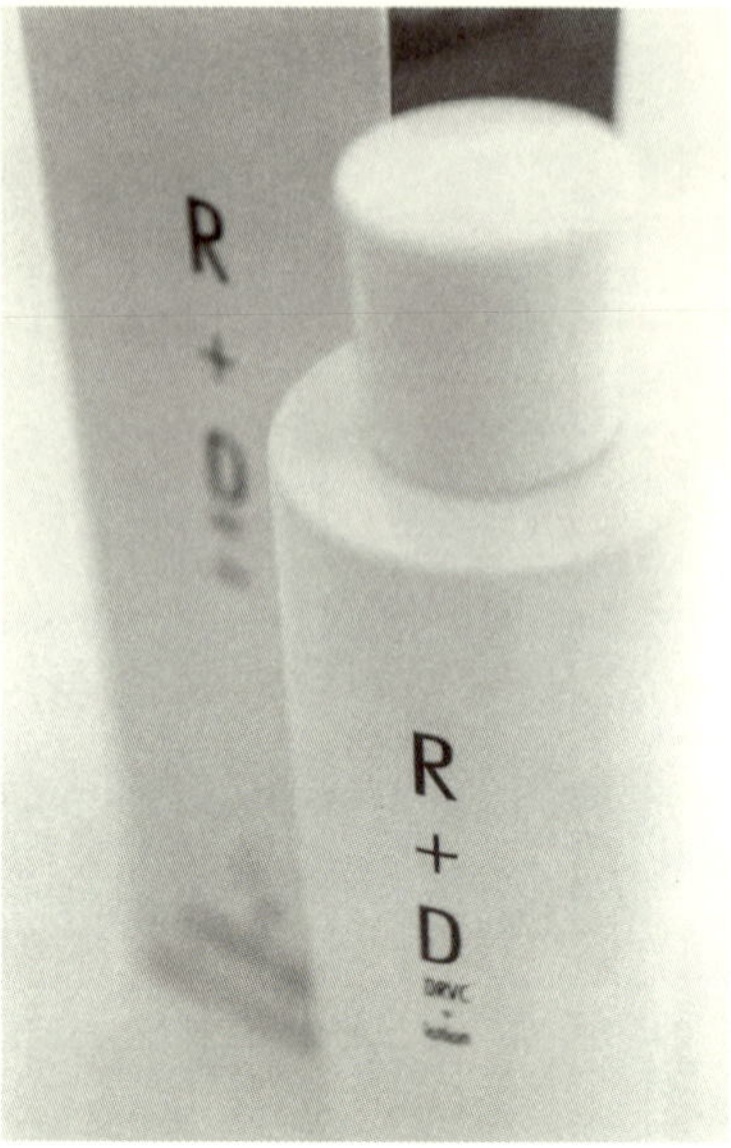

〈主な成分〉

リン酸アスコルビルMg…抗酸化作用・コラーゲンの生成作用

リン酸アスコルビル３Na…抗酸化作用・コラーゲンの生成作用

甘草エキス…消炎・抗酸化作用

ローヤルゼリーエキス…皮脂分泌抑制作用

セラミルク〈美容液〉

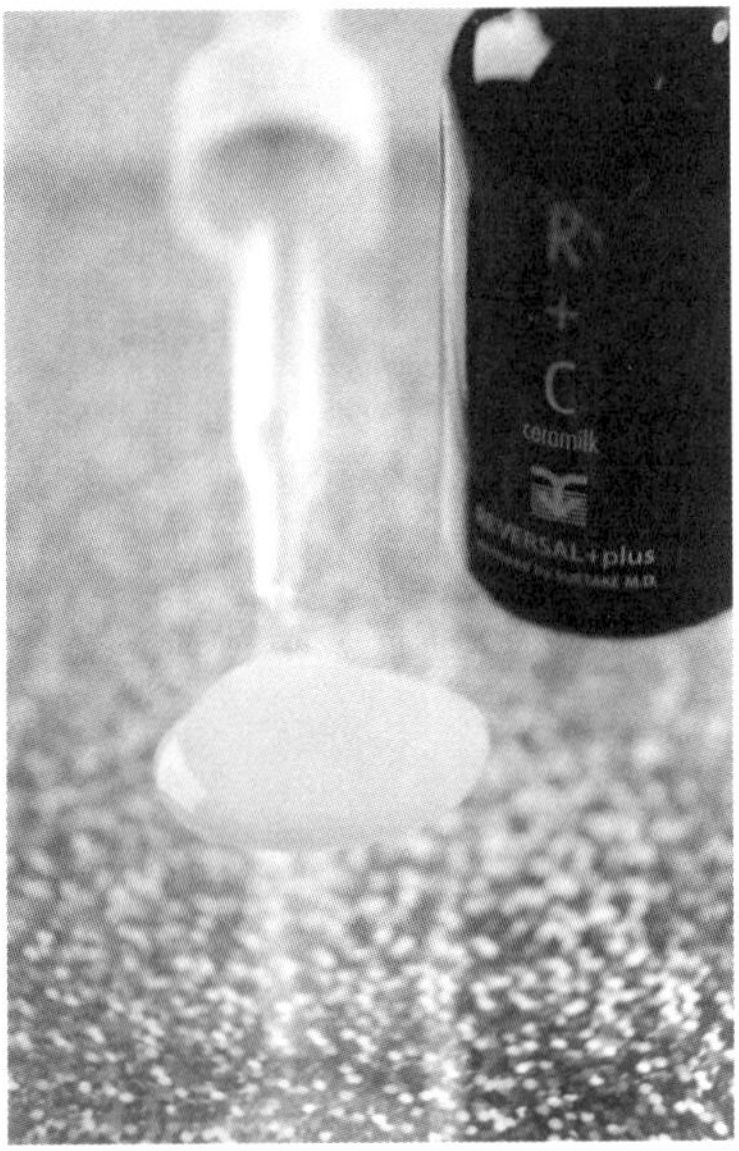

乾燥、紫外線、雑菌からお肌を守る、健康な角質層を手に入れるための美容液です。洗顔後、はじめに使用し、その後に使用するコスメの有効成分の浸透を高める役割をします。

＊ナノテクノロジーで分子を細小化して表皮の深くまで成分が浸透化されます。

〈主な成分〉

ラウロイルグルタミン酸（ジフィトステリル／オクチルドデシル）…植物由来成分、角質細胞間脂質を安定。保護・保湿作用。

トコフェロール…活性酸素除去作用、抗酸化作用、血行促進

デイリー ピールソープ〈洗顔石けん（枠練り）〉……………………

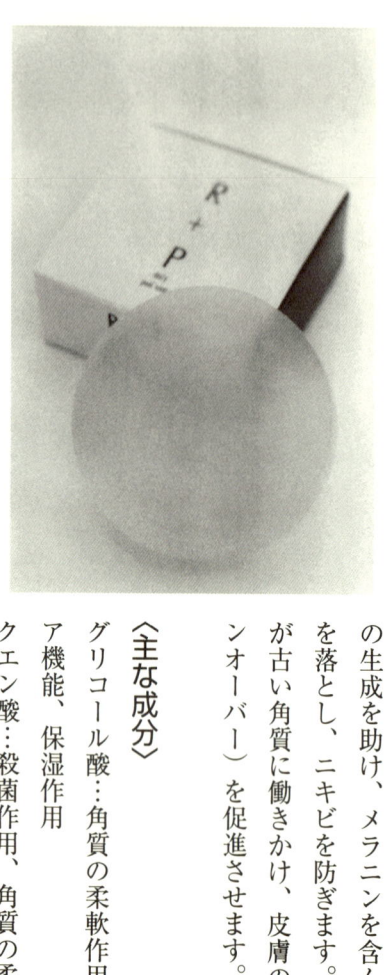

フルーツ酸（アルファヒドロキシ酸〈AHA〉）を配合した洗顔石鹸です。肌細胞の生成を助け、メラニンを含んだ古い角質を落とし、ニキビを防ぎます。フルーツ酸が古い角質に働きかけ、皮膚の再生（ターンオーバー）を促進させます。

〈主な成分〉

グリコール酸…角質の柔軟作用、皮膚バリア機能、保湿作用
クエン酸…殺菌作用、角質の柔軟作用
オレンジ油…乾燥肌・シワ・皮膚炎の改善作用

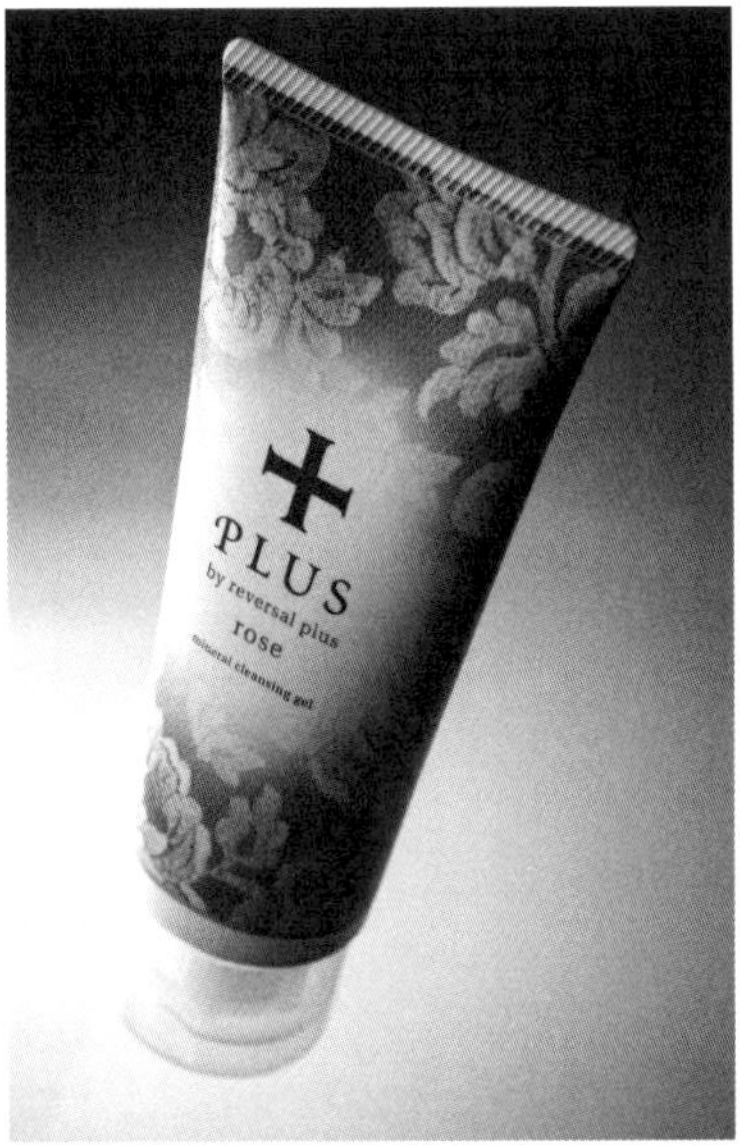

ミネラルクレンジングジェル

〈メイク落とし、洗顔、化粧水まで、これ一本でカバー。オールインワンの簡単ミネラルクレンジング〉……………

- アミノ酸ベースの水溶性クレンジングジェル。エイジングケアに最適なミネラルを贅沢に配合。
- 保湿成分たっぷりのミネラルクレンジングジェルは、メイクや汚れをしっかり落としながら、肌に必要な栄養分や重要なミネラルをプラスします。
- ノンアルコール・無香料・パラペンフリーの水溶液ジェルなので、ベタつかず、敏感肌の方でも安心して使える肌に優しい使い心地です。

ACプラス ジェル〈保湿ジェル〉

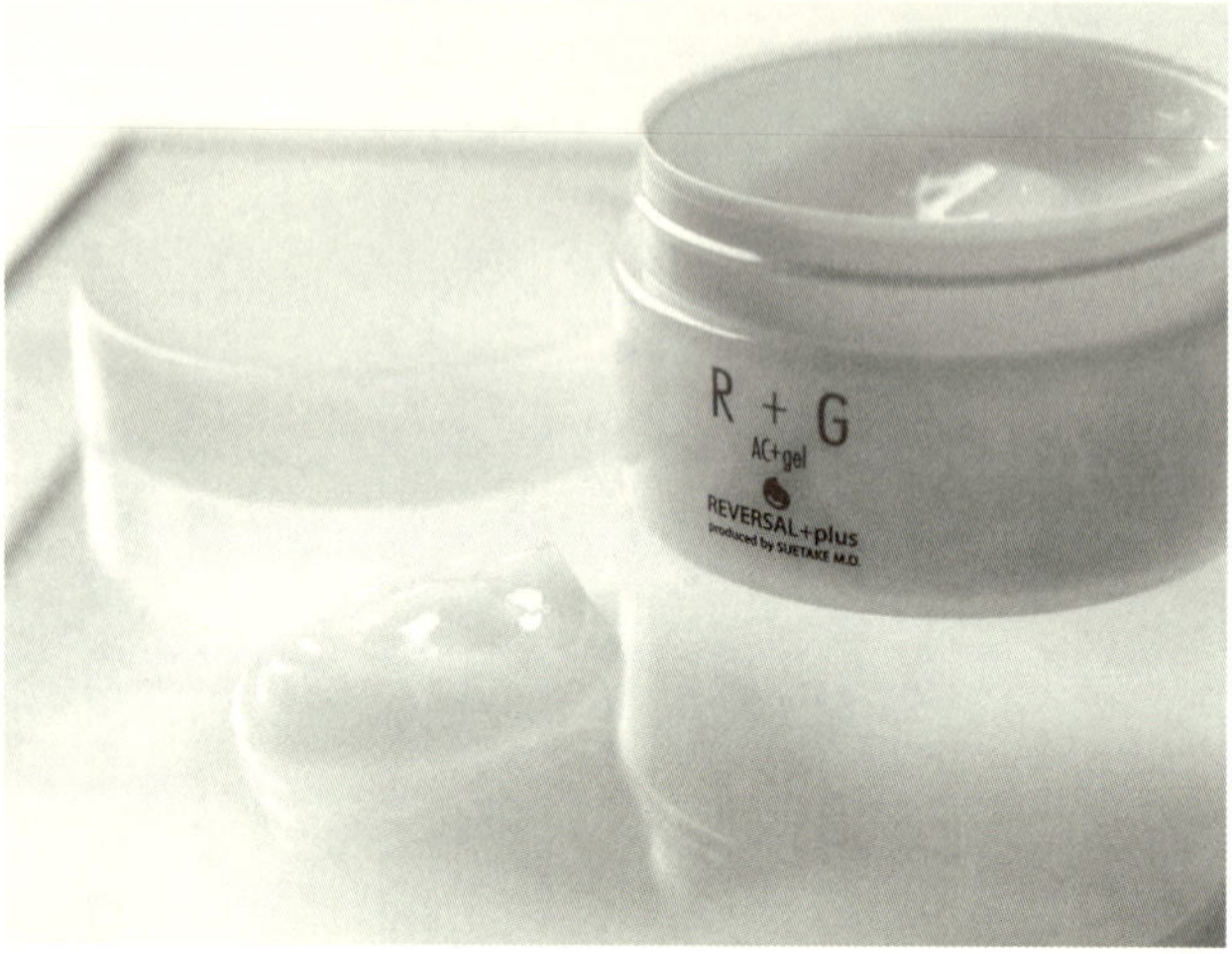

抗酸化ビタミンであるビタミンAとビタミンCコエンザイムQ10を配合し、肌のハリや小ジワなどのトラブルに対応した保湿ジェルです。ビタミンA誘導体であるバルミチン酸レチノールにはシワやシミの改善、乾性や角化性の皮膚の治療やニキビの治療に期待できます。

〈主な成分〉

テトラヘキシルデカン酸アスコルビル（油溶性ビタミンC誘導体）

パルミチン酸レチノール（ビタミンA）

ホホバ油

セラミド、トコフェロール（ビタミンE）

第9章 シワが簡単に、すぐ消える〈ヒアルロン酸注入法〉

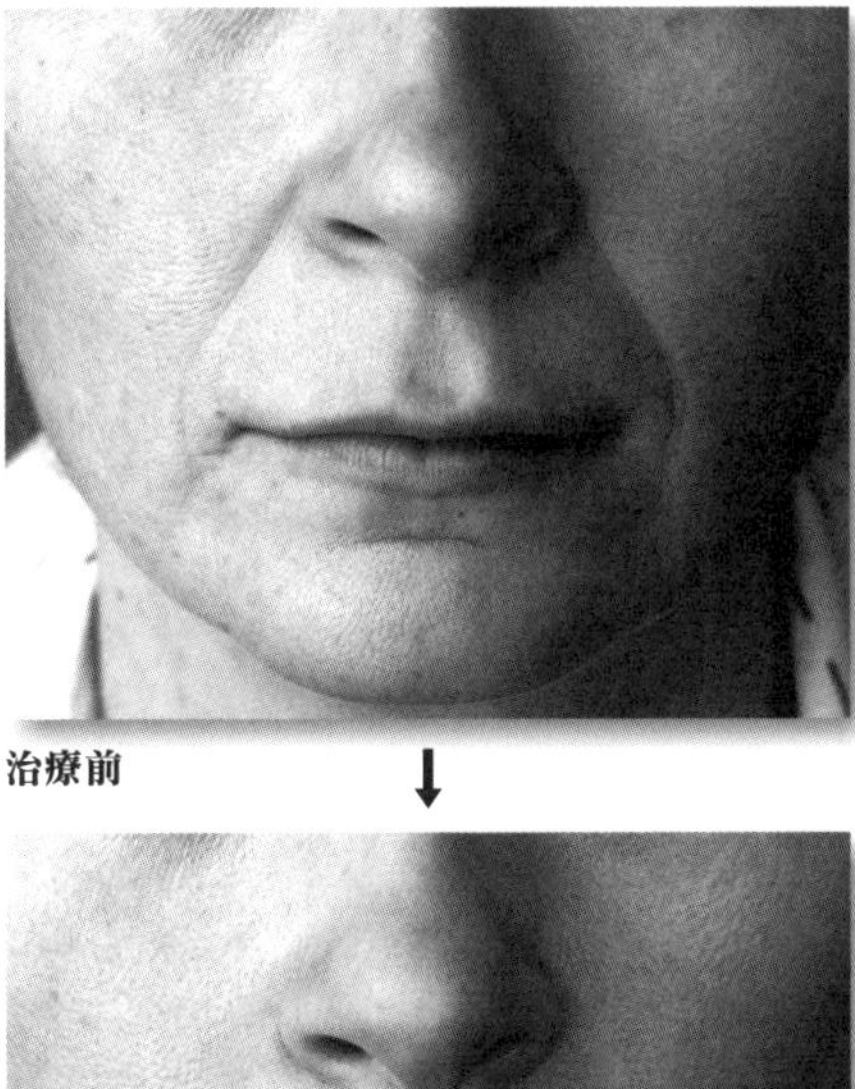

治療前

↓

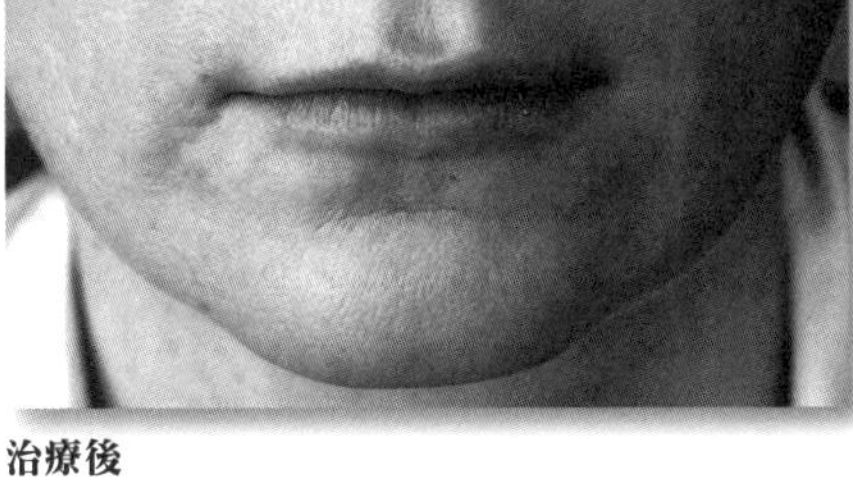

治療後

★溝状にできてしまった深いシワに「ヒアルロン酸注入」

特殊ヒアルロン酸の注射により五分程度でシワが改善されます。従来の方法よりも疼痛が少なく、大きなシワの改善が期待できます。日本美容外科学会、日本美容皮膚科学会でも学術演題で数多く取り上げられている麻酔薬である、リドカイン含有の新しい素材のヒアルロン酸を使用しています。注入時の痛みも大変少なくなりました。

アレルギーを起こす可能性がほとんどなく、自然にシワを改善させ若返りが可能です。目尻、額、眉間、ホウレイ線など、溝としてのシワには大変有効で即効性がある治療です。治療直後からお化粧も可能です。

当院では芸能人の多くがシワとりに行っている方法で、私が学術集会でもシンポジストとして講演し、皮膚科専門医を対象としましたセミナーでも講演、指導させていただいている手技と材料で、治療を行っています。

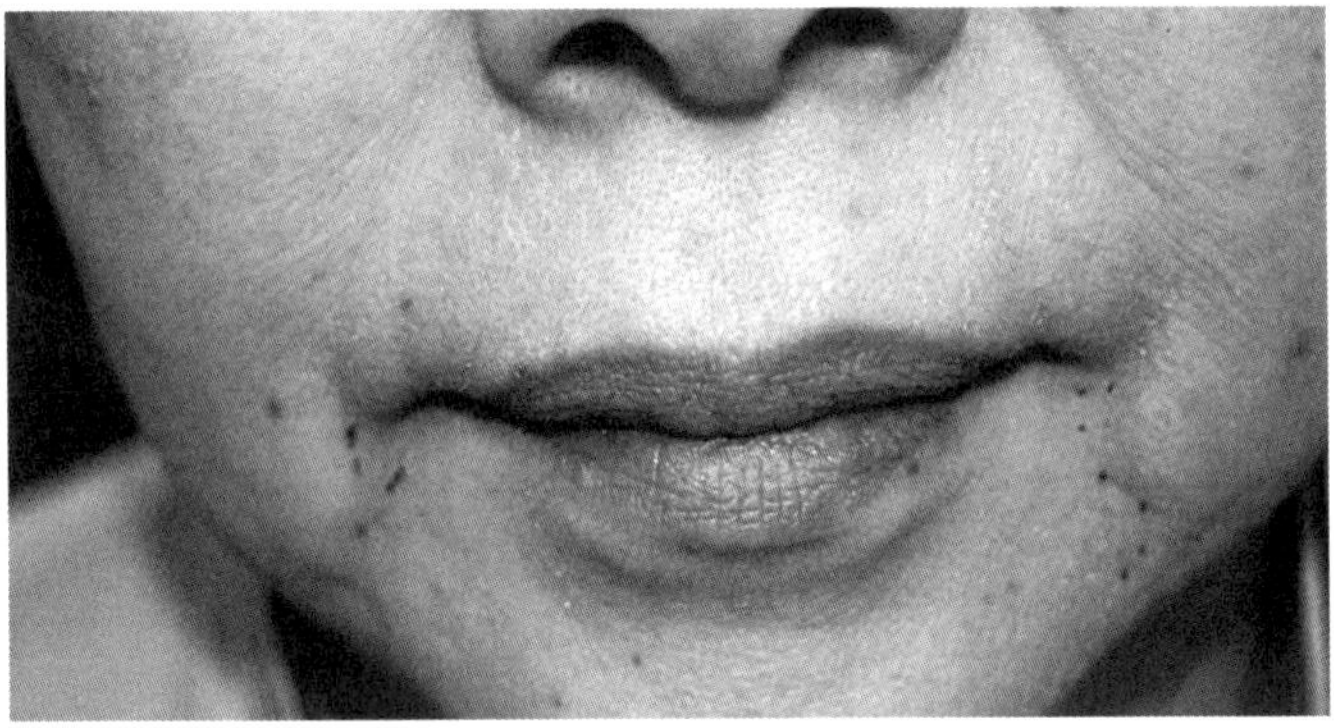

ヒアルロン酸注入前

↓

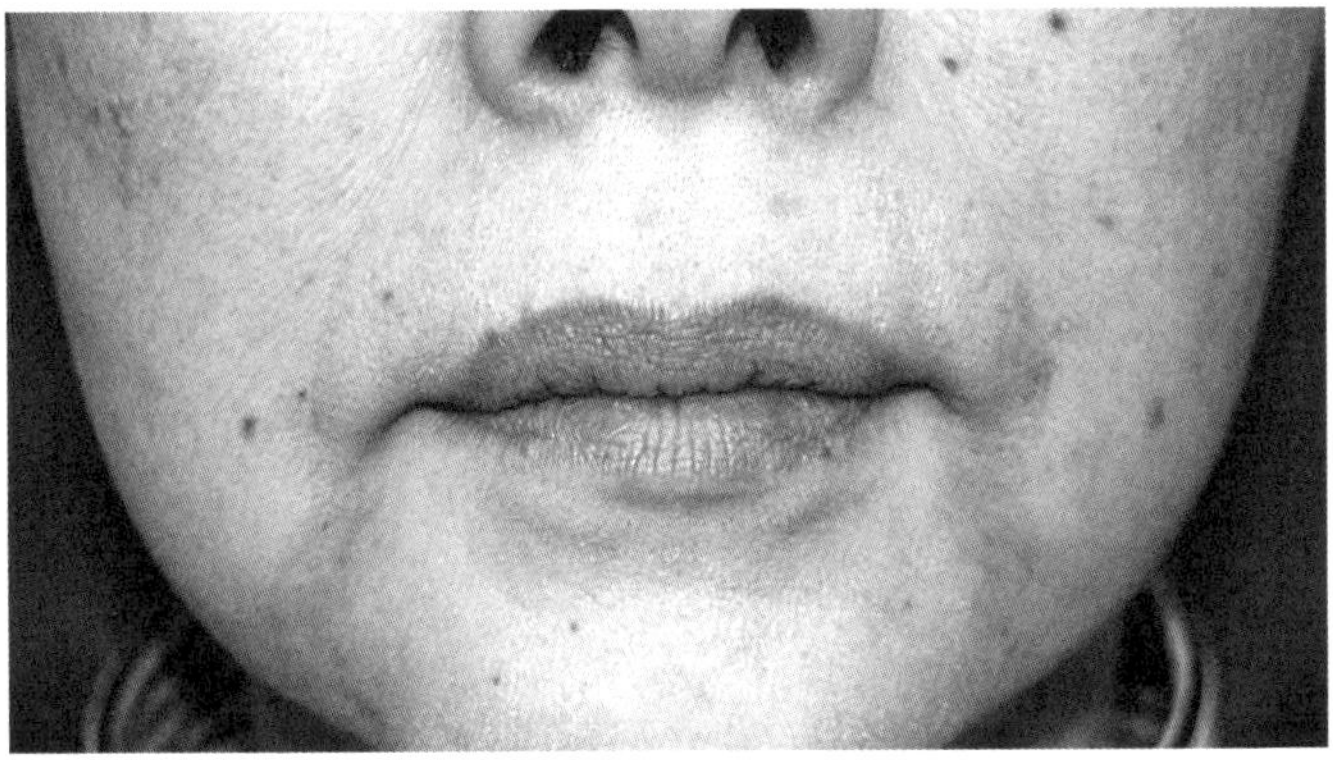

ヒアルロン酸注入後

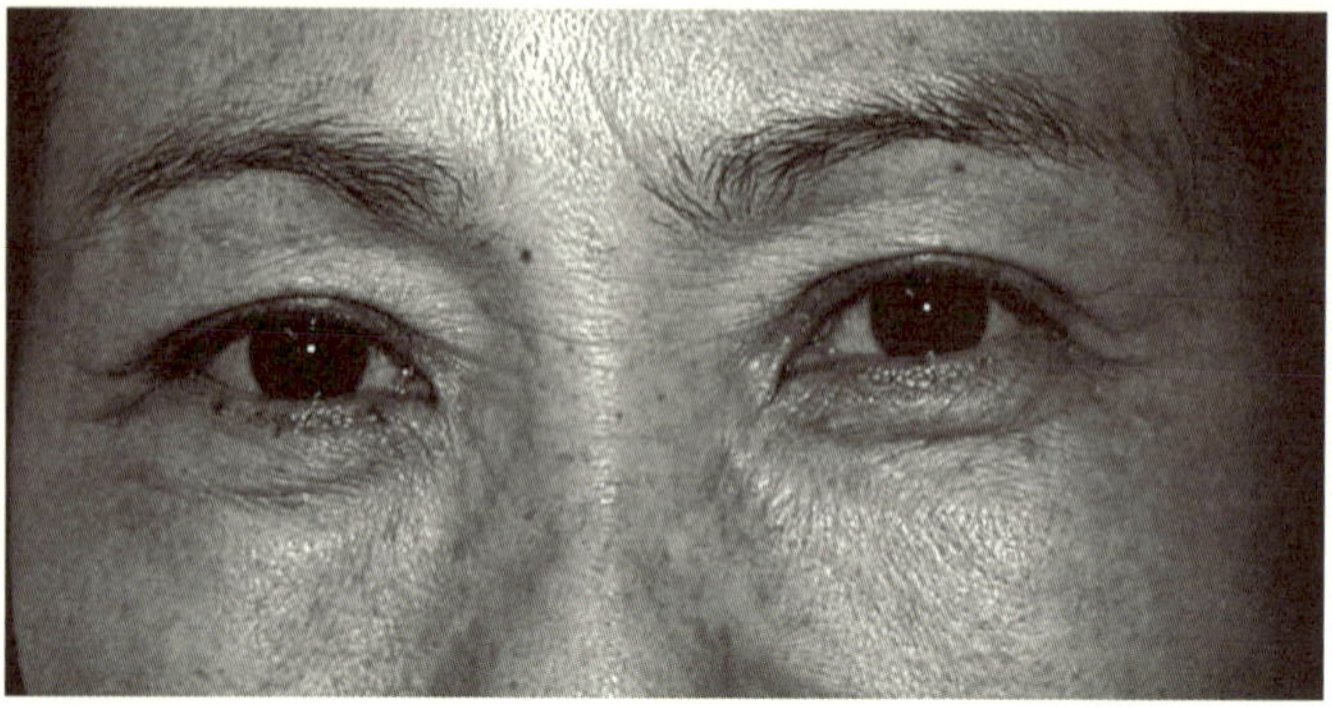

治療前

↓

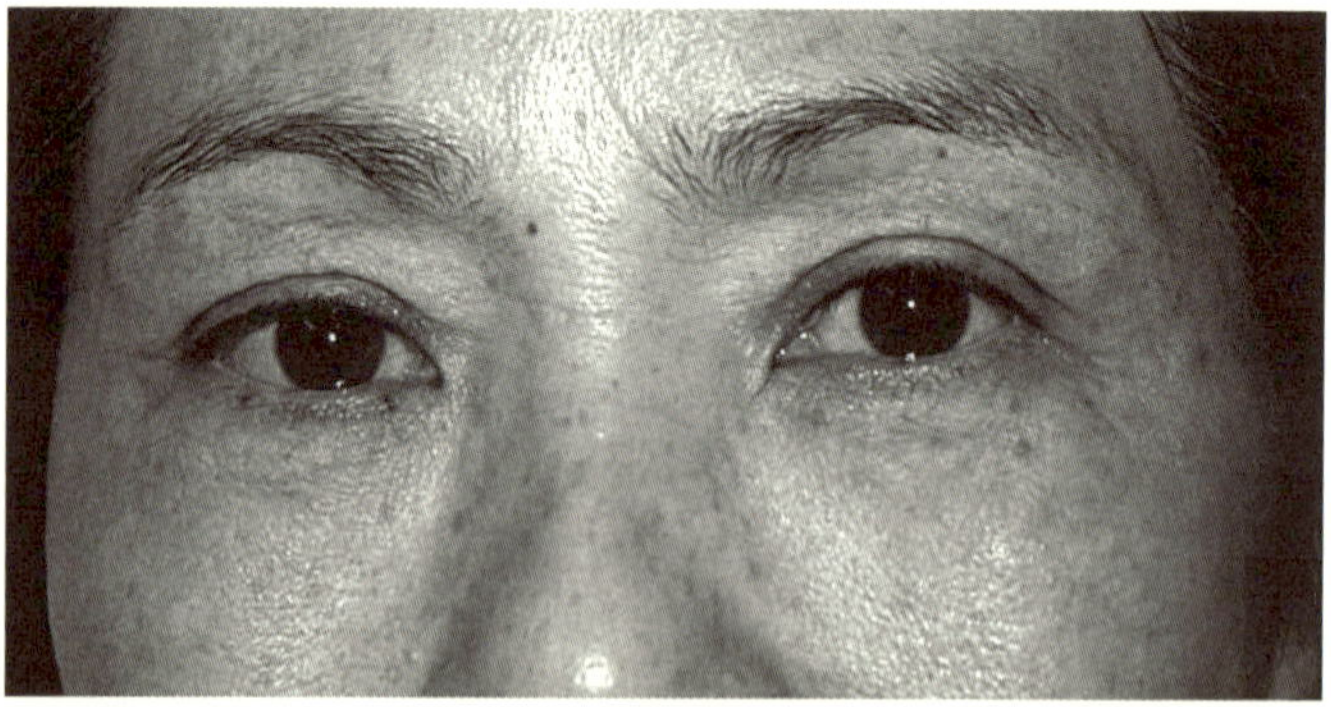

治療直後

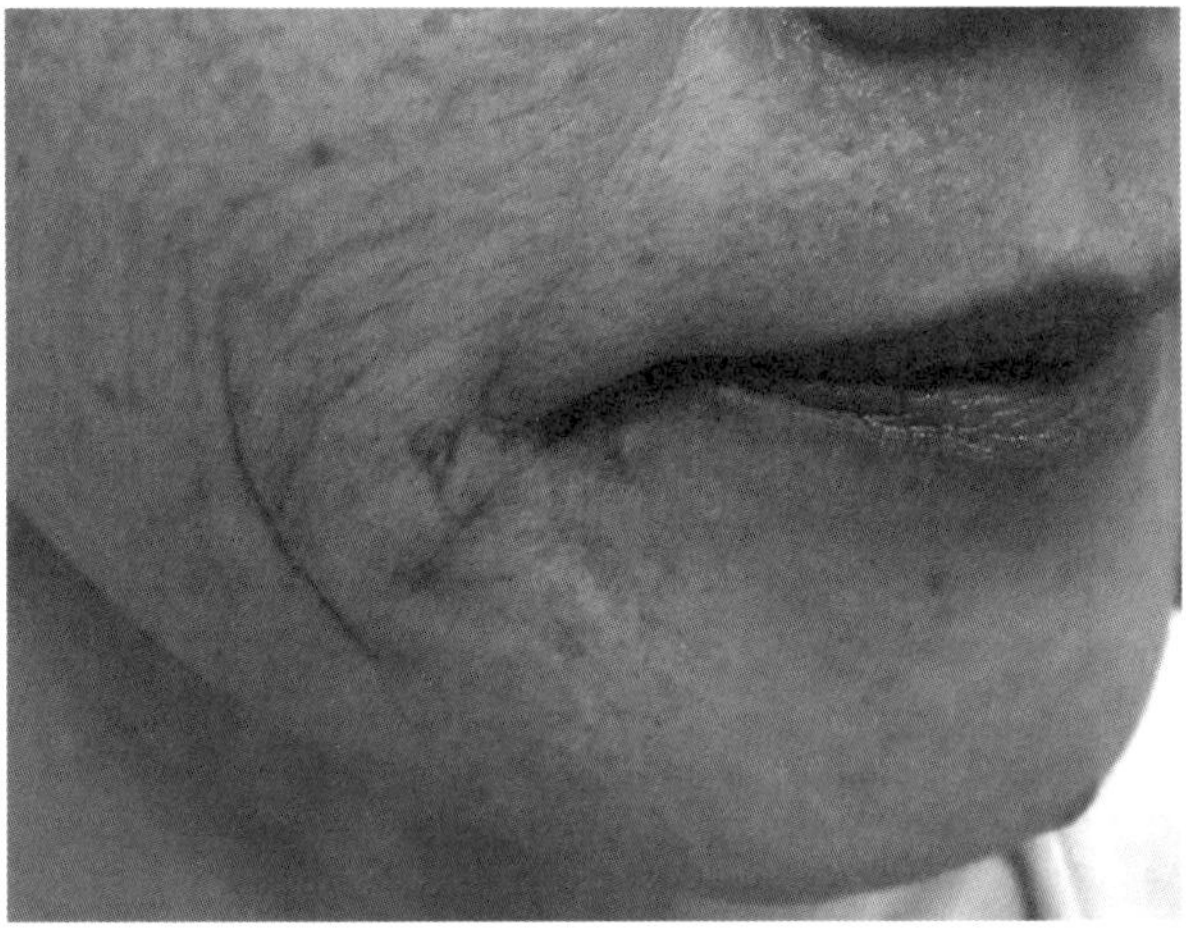

治療前

↓

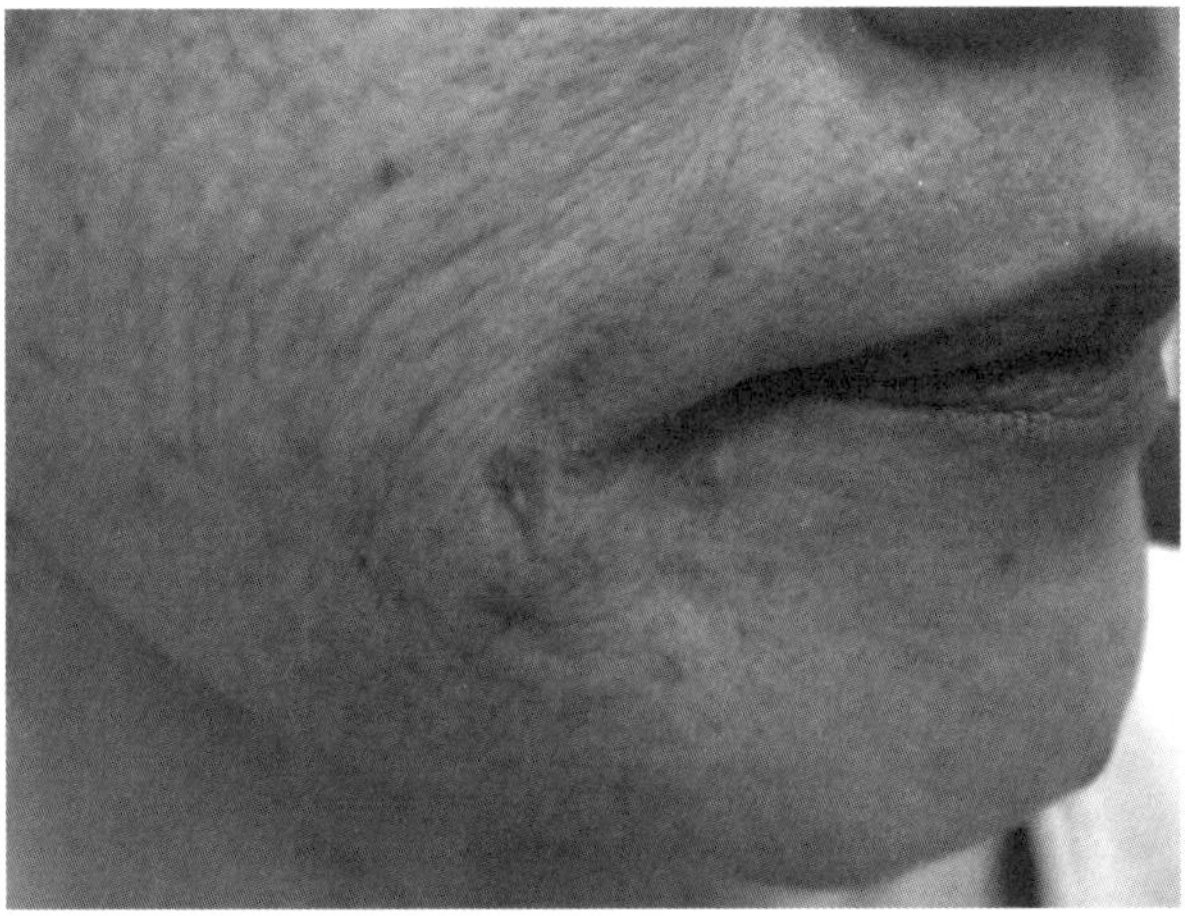

治療直後

第10章

若返り物質〈胎盤（プラセンタ）治療〉の驚異的効果

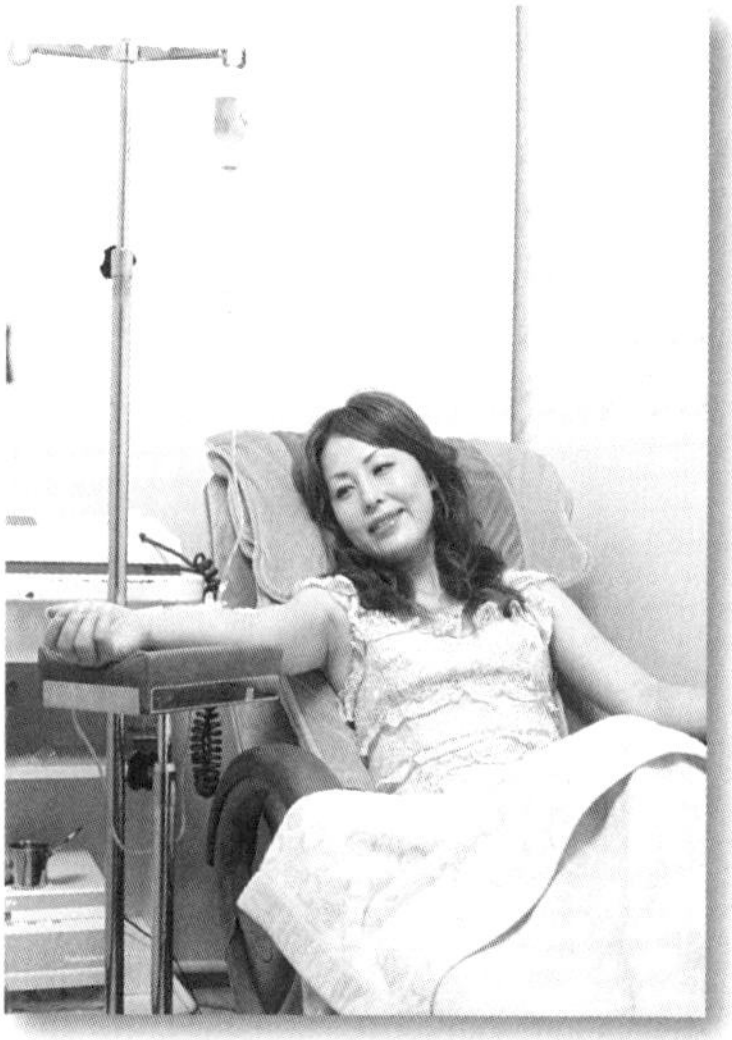

カクテル点滴療法

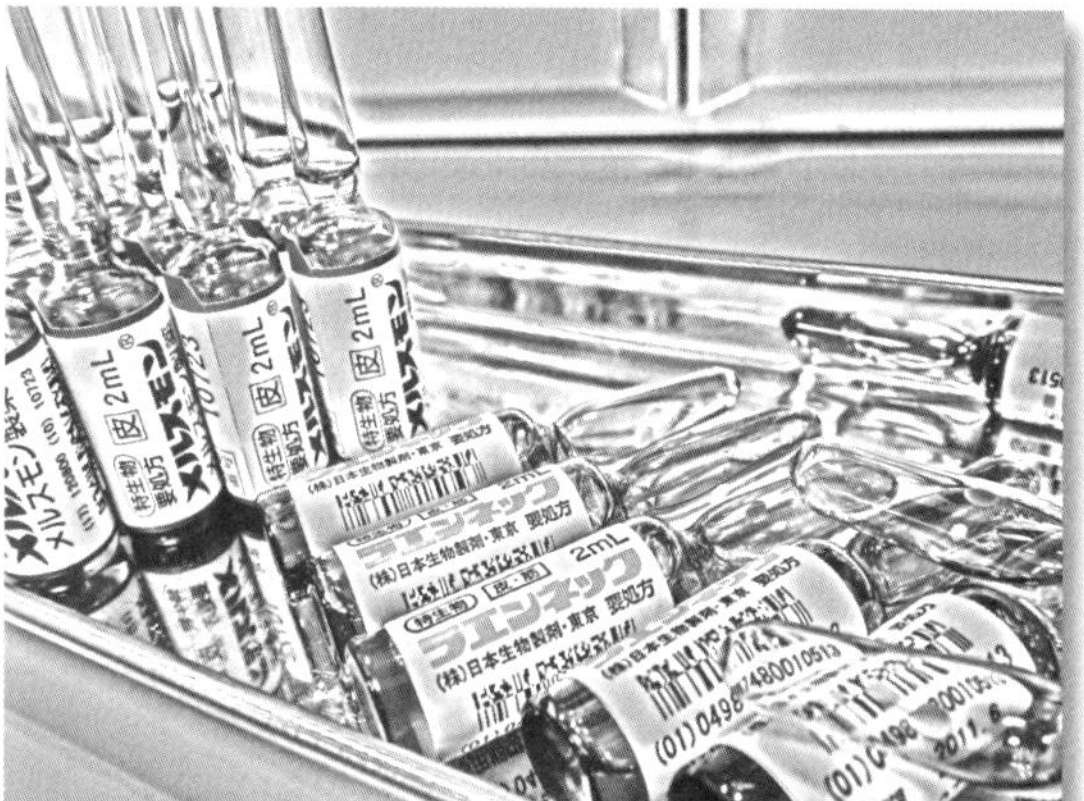

プラセンタ注射:メルスモン、ラエンネック

★プラセンタ注射　美白・若返り・疲労回復

現在プラセンタは、注射、飲み薬、化粧品など多岐にわたって利用されていますが、これらの中で特に注射療法、飲み薬療法の効果が注目されています。

これらは健康食品ではなく、医薬品です。医薬品とは、データが医薬製薬会社からそろえられ、それをもとに大学病院クラスの大きな病院で治験、つまり、人体に投与してみます。その効果が認められたときに、厚生省から認可が下りたものです。当然、効果が確実に期待できます。健康食品とは比べものにならないほどの効果です。

プラセンタ注射療法

シミやシワの解消を目的としてプラセンタの注射療法を行う医師が増えています。プラセンタはもともと肝臓病治療薬として用いられていたのですが、この注射を行うことによって、副次的にシミやソバカスが消えたという報告が次々と出され、最近になって特に女性の間で隠れた若返り法として注目されるようになりました。

胎盤製剤『メルスモン』『ラエンネック』は、組織療法製剤のひとつで、この製剤による注射療法を約週一～二回のペースで行えば、個人差はありますが、約一カ月でシミが薄くなります。シワはもう少しかかるものの、一回の注射で肌がなめらかになるのがわかります。

肩こりや疲労は一回の注射で劇的に改善します。

では、なぜシミやシワに効果があるのでしょうか。

シワが解消する要因としては、プラセンタに含まれているＦＧＦという成分があげられています。この成分はお肌の真皮にある線維芽細胞を増やし、それによってお肌の若返りをうながすコラーゲンやエラスチンが活性化すると考えられています。

プラセンタ注射療法は、シミ、シワ取りの若返りだけでなく、疲労、風邪、アレルギー、ニキビ、アトピー、更年期障害、ガンの末期症状改善などにも効果が期待できます。

当院で使用している胎盤注射の一つ

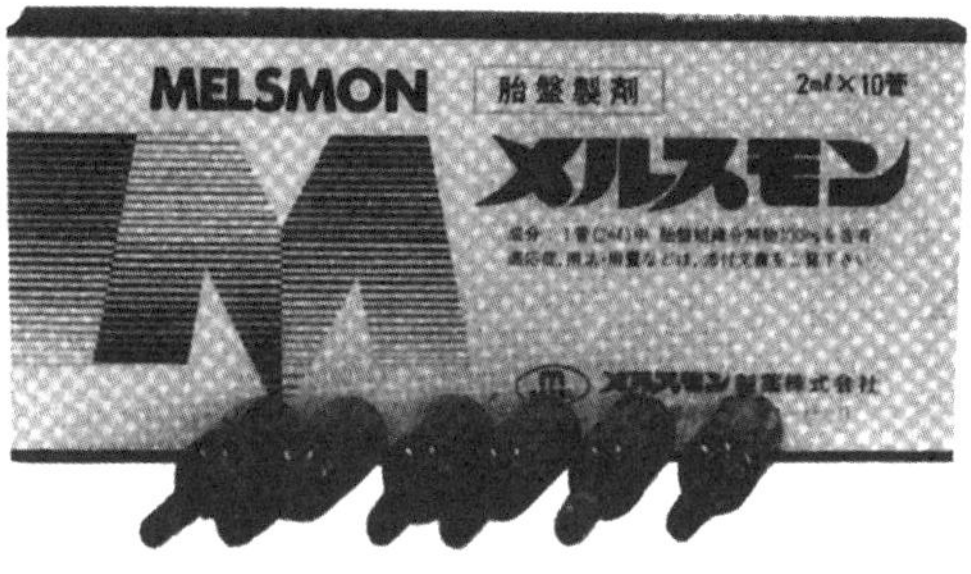

■組成　メルスモンは、１管（2mℓ）の中に新鮮胎盤を冷蔵し独特な方法で抽出したアミノ酸、核酸関連物質、無機物質等を成分とする胎盤抽出物100㎎を含有する注射液である。１管（2mℓ）中無痛化剤ベンジルアルコール0.03mℓ含有。

当院でのプラセンタ療法は『日経ヘルス』にも紹介され大きな反響がありました。多くのスポーツ選手、モデル、芸能人もプラセンタ療法の効果を実感しています。若返りに期待を寄せているのは、女性ばかりではありません。

メルスモンにはホルモンは含まれていませんので、妊娠中の女性や、授乳中の女性でも安心して注射を受けることができます。

疲労回復目的で、私も自らプラセンタ注射を二〇年以上行っています。

二〇一四年一〇月、日本臍帯・胎盤研究会筆頭理事に就任いたしました。

二〇一四年一〇月一三日東京で第一回『日本臍帯・胎盤研究会』総会・大会が開催され、治療のエビデンス確立に努めてまいります。

プラセンタ療法の安全性、臨床効果、エビデンスの研究に努めていきたいと考えています。

第11章 デトックス検査・治療

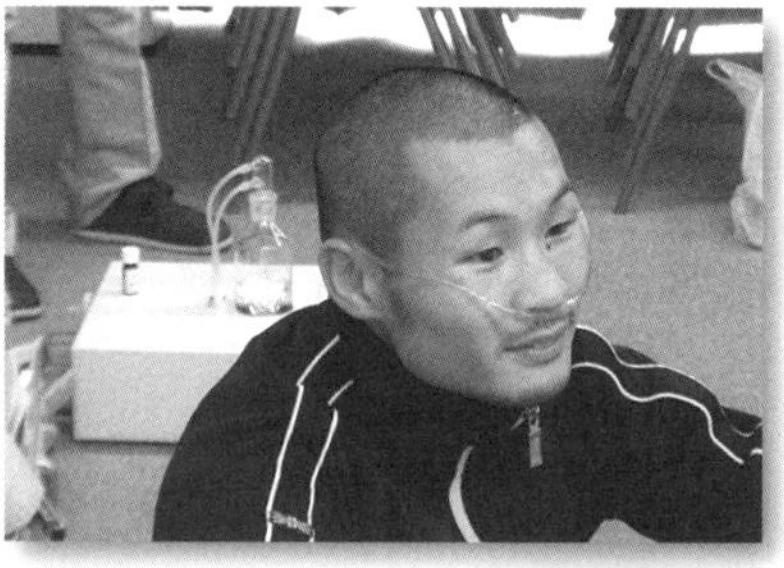

世界王者

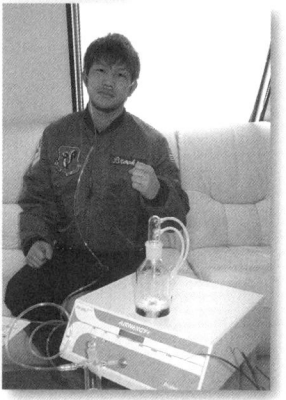

K-1戦士

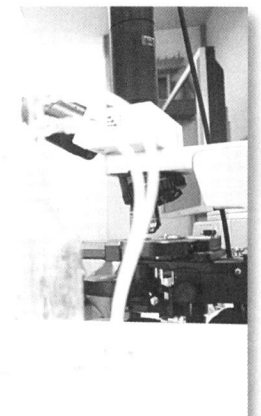

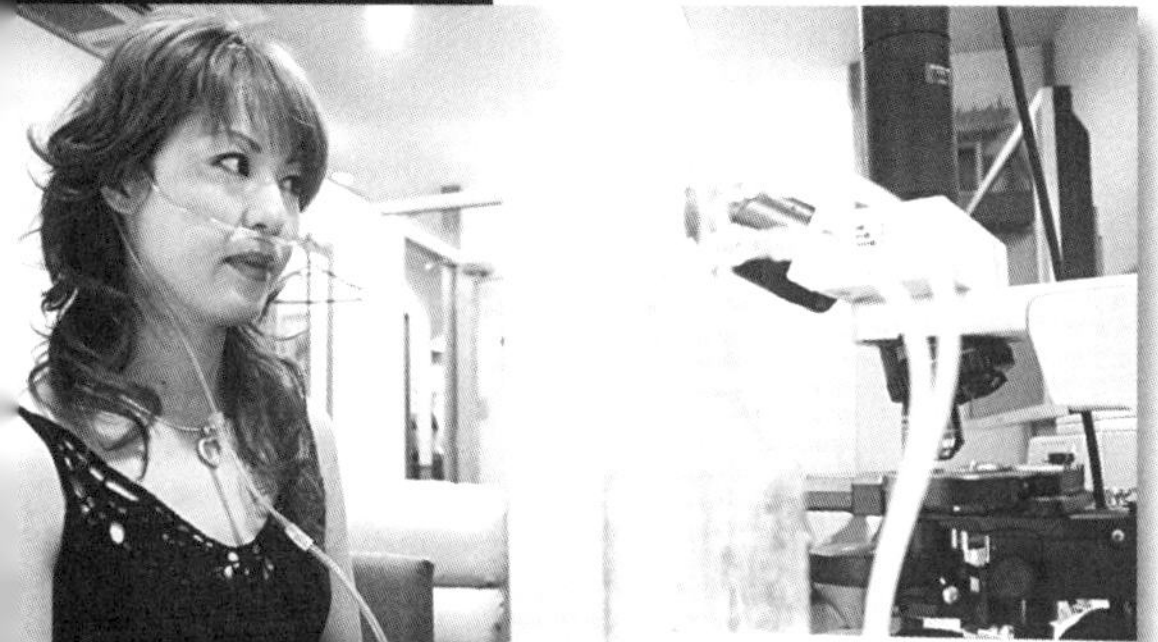

活性酸素除去システム
〈エアナジー〉の威力

★内から若返る最新治療　活性酸素除去システム

私たちの身体は一日、最低三五〇リットルの酸素を摂取しています。酸素は肺胞を通り、細胞におけるエネルギー産生を担うミトコンドリアに送り届けられます。

空気には二一％の酸素が含まれており、そのうちの四分の三は摂取されず、残りの四分の一が血液中に吸収されていきます。しかし、老人や病気の人の細胞は酸素を通常レベルほど活用できないことがわかっています。

エアナジーは、チャンバー内の酸素に特殊な紫外線を照射し、一重項酸素状態にして瞬間的に発生した一重項エネルギーをチャンバー内の水分子に取り込んでこれを吸引することで、体内に発生している活性酸素を減少させるものです。

わずか一五分程度吸引するだけの治療です。同時にアロマセラピーも可能で癒しの治療にもなります。

ドイツで開発されてヨーロッパのセレブたちが自らの若返りのために家庭内で購入して若返りに使用しています。国内の多くの企業の経営者も自分の若返りのためにこのシステムを使用しています。

このシステムは、若返りのみならず、ドイツではオリンピックナショナルチームがソルトレイク五輪で使用して多くのメダルを獲得した秘密兵器です。

当クリニックでも多くのオリンピック日本代表選手、プロ野球選手、レーシングドライバーに使用して驚異的な治療効果と身体能力向上効果を認めています。二〇〇三年タイガース優勝の立役者・桧山進次郎選手、二〇〇四年ドラゴンズ優勝の立役者で最多勝投手、MVPの川上憲伸投手、WBA世界スーパーフライ級王者名城信男選手もこのシステムを治療、トレーニングで使用していたのです。私のクリニックでは多くの世界レベルのトップアスリートが疲労回復、身体能力向上にこのシステムを利用しています。

悪性腫瘍の患者様のQOLを上げるためにも使用します。当院でも末期ガンの患者様へエアナジーを使用して明らかな延命、驚異的な身体状況の改善が数多く認められております。独自歩行が全く困難な肺ガンの末期、脳転移をされていた患者様がエアナジー治療後、独立歩行で地下鉄で自宅に帰ることができた症例もありました。

次に治療適応をまとめてみました。

1：スポーツ選手の身体能力向上と疲労回復
2：体内の酸化を防ぐ、若返りを目的としての抗酸化
3：糖尿病、高血圧、高脂血症などの生活習慣病
4：膠原病
5：アトピー性皮膚炎、鼻炎などのアレルギー疾患
6：慢性疲労症候群
7：自律神経失調症
8：悪性腫瘍
9：慢性肺疾患
10：ダイエット（脂肪燃焼の効率化）

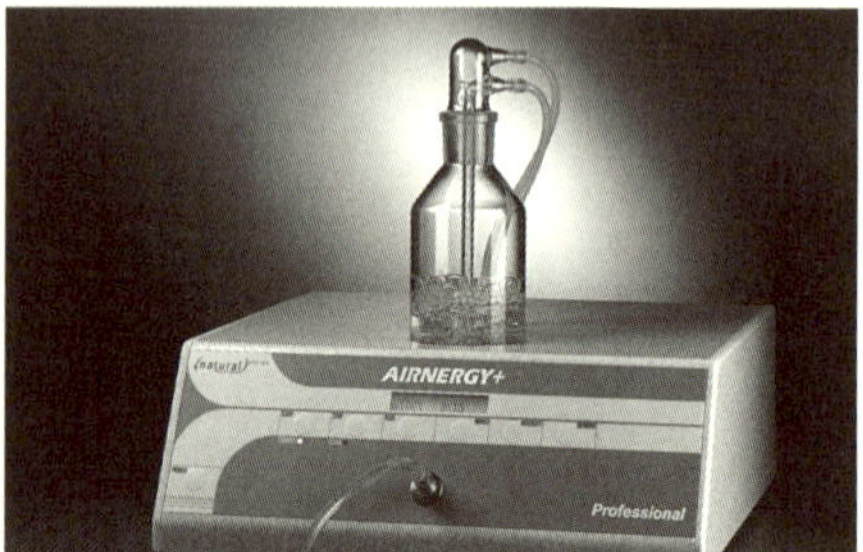

活性酸素除去システム エアナジー

エアナジーは従来の高濃度酸素吸引とは全く異なり、身体のサビを除去する「吸うサプリメント」といえます。

乳酸値も大きく低下させ、疲労回復を早めます。この効果は競走馬にも使用されているのです。

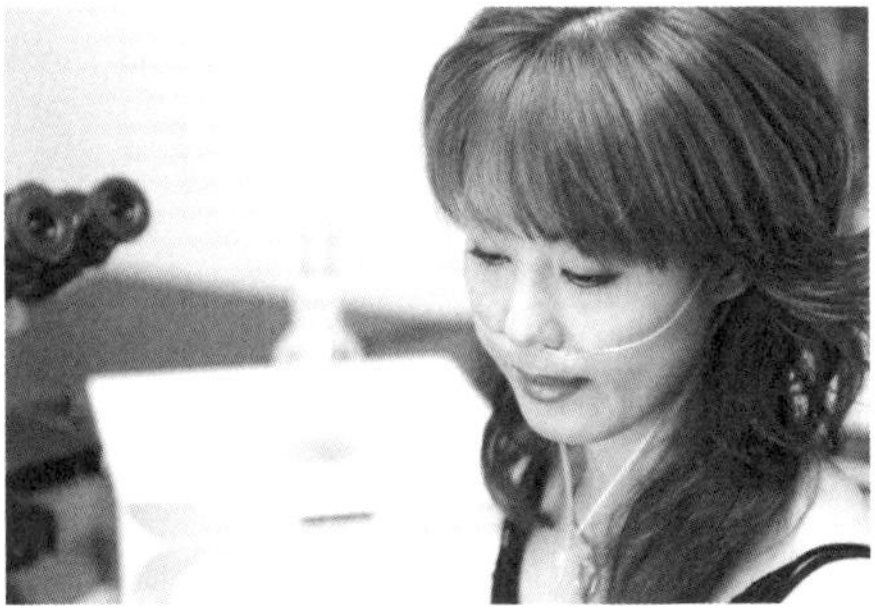
若返りを目的、エアナジー吸引

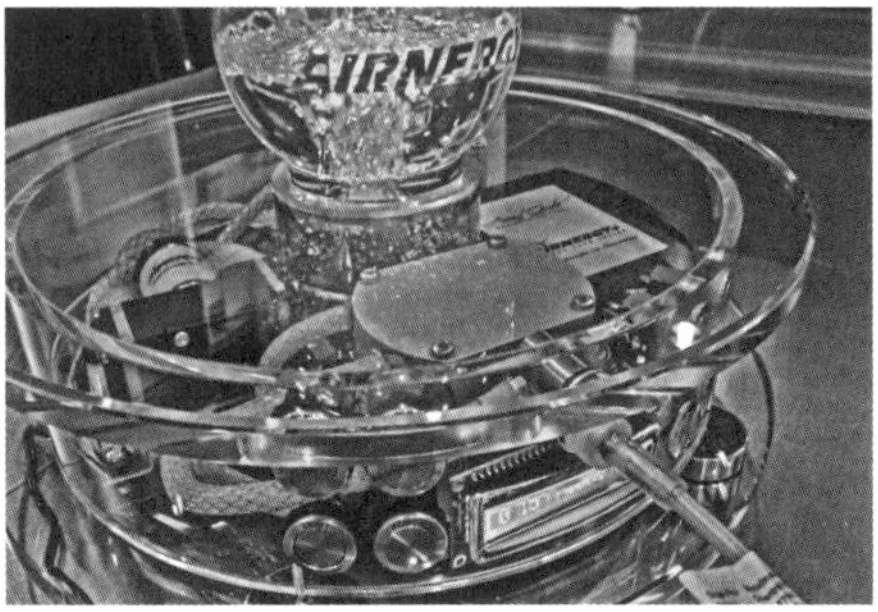
最新エアナジーシステムでより有効性が向上

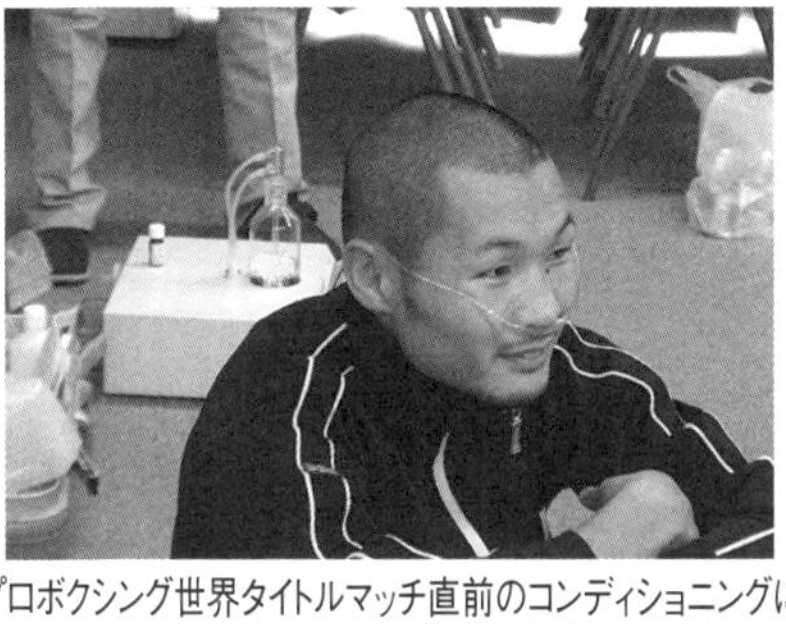
プロボクシング世界タイトルマッチ直前のコンディショニングに
エアナジーを使用する世界王者 名城信男選手

【エアナジーが多くのトップアスリートを支えます】

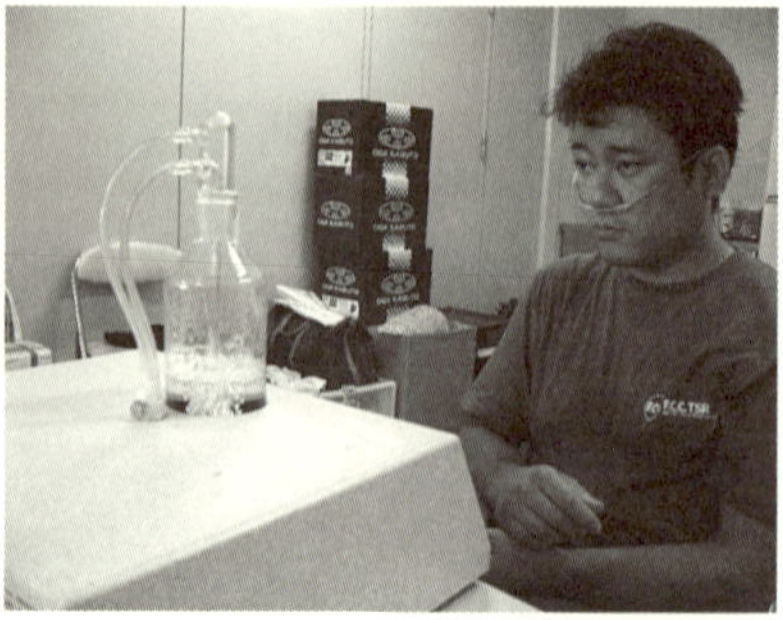

エアナジーでコンディショニングする秋吉耕佑選手

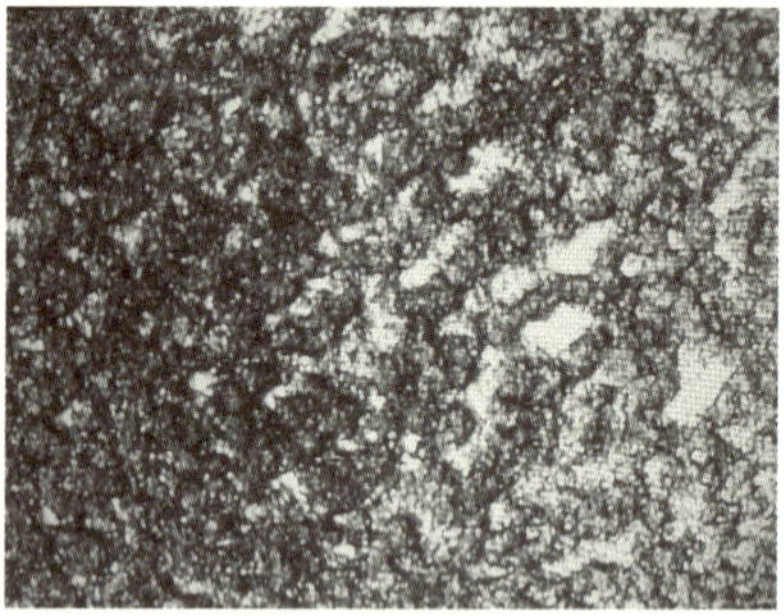

エアナジー治療前　活性酸素発生が認められる

↓

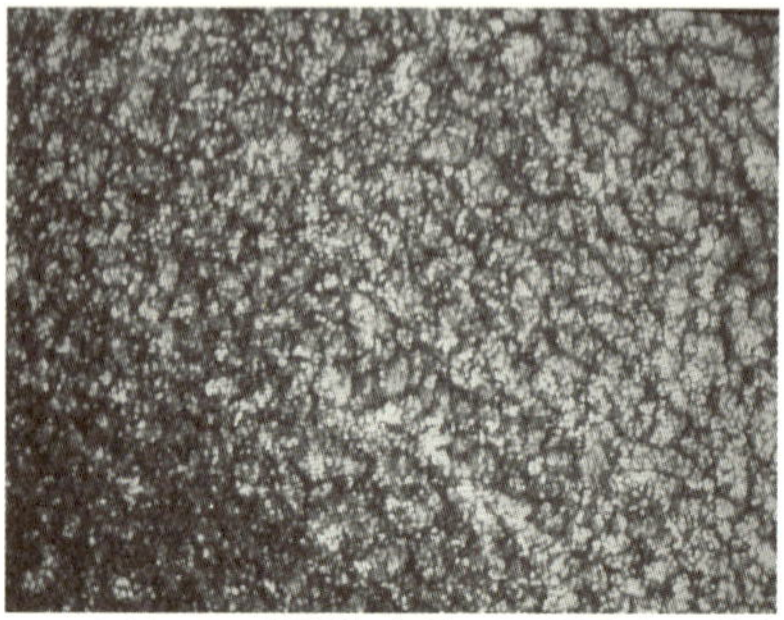

エアナジー20分間治療後　活性酸素の減少

★オリゴスキャン（必須ミネラル・有害重金属測定）

体内有害・必須・参考ミネラル測定解析システム「オリゴスキャン」。

わずか二分で、体内に存在する「有害ミネラル（有害重金属）」一四元素と「必須ミネラル＋参考ミネラル」二〇元素の値を精緻に測定します。

これにより、体内の有害重金属の含有度を把握できるとともに、サプリメントなどで補完したほうがよい必須&参考ミネラル成分が明らかになります。

OligoScanミネラル測定結果レポート

		結果	標準範囲		かなり不足- 不足- 標準範囲- ± 標準範囲+ 高値+ 過剰++
カルシウム	(Ca)	548.4	279.0	598.0	
マグネシウム	(Mg)	33.4	30.5	75.7	
リン	(P)	134.8	144.0	199.0	
ケイ素	(Si)	10.1	15.0	31.0	
ナトリウム	(Na)	54.4	21.0	89.0	
カリウム	(K)	13.2	9.0	39.0	
銅	(Cu)	16.1	11.0	28.0	
亜鉛	(Zn)	128.6	125.0	155.0	
鉄	(Fe)	10.4	5.0	15.0	
マンガン	(Mn)	0.41	0.31	0.75	
クロム	(Cr)	0.82	0.82	1.25	
バナジウム	(V)	0.023	0.009	0.083	
ホウ素	(B)	2.39	0.84	2.87	
コバルト	(Co)	0.027	0.025	0.045	
モリブデン	(Mo)	0.038	0.035	0.085	
ヨウ素	(I)	0.37	0.32	0.59	
リチウム	(Li)	0.079	0.052	0.120	
ゲルマニウム	(Ge)	0.023	0.003	0.028	
セレン	(Se)	1.60	0.95	1.77	
硫黄	(S)	49.8	48.1	52.0	

ミネラルバランス

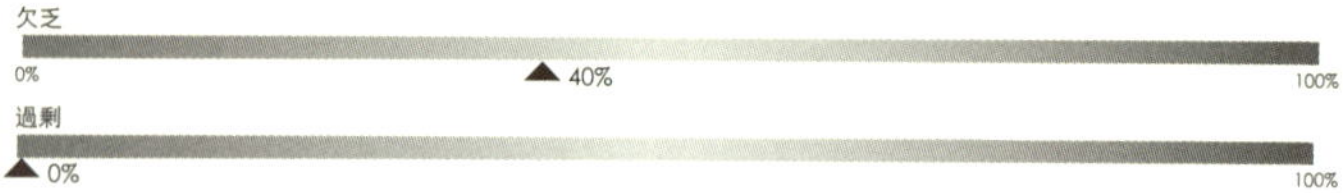

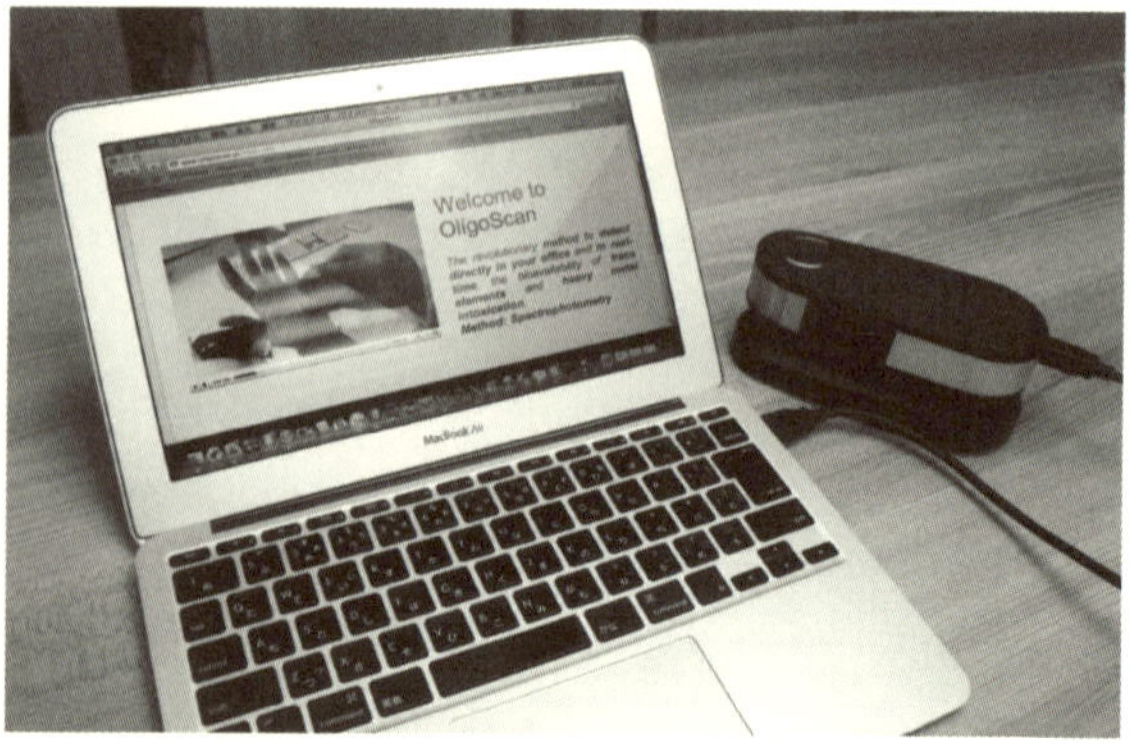

オリゴスキャン
わずか2分で身体のミネラルバランス測定可能

OligoScan有害重金属レポート

		結果	標準範囲	高値 -	高値 +	過剰
アルミニウム	(Al)	0.01311				
アンチモン	(Sb)	0.00251				
銀	(Ag)	0.00912				
ヒ素	(As)	0.01087				
バリウム	(Ba)	0.00985				
ベリリウム	(Be)	0.00588				
ビスマス	(Bi)	0.00927				
カドミウム	(Cd)	0.01074				
水銀	(Hg)	0.01024				
ニッケル	(Ni)	0.00330				
プラチナ	(Pt)	0.00207				
鉛	(Pb)	0.00527				
タリウム	(Tl)	0.00197				
トリウム	(Th)	0.00122				

有害金属毒性

トータル毒性

0%　　100%

硫酸抱合不十分により有害金属が除去できず、不調をきたしている可能性（代謝不良）

0%　　60%　　100%

比率

	比率	標準範囲		不足- ± 高値+	欠乏	過剰
Ca/Mg	16.43	7.84	18.25			
Ca/P	4.07	1.64	4.15		P	
K/Na	0.24	0.45	0.75			
Cu/Zn	0.12	0.11	0.17			

酸化□抗酸化状態

酸化ストレス 33%

抗酸化力 73%

ミネラルによる解釈

潜在的な課題

- トータル重金属毒性 100%
- アシドーシス/酸性症 67%
- 糖尿素因 30%
- 抗アレルギー能 33%

生理機能

- 酵素の状態 78%
- 腸の消化能 67%
- 代謝 67%
- 免疫システム 75%
- 認知機能 67%
- ホルモン状態 67%
- 組織修復 67%
- 感情の状態 71%
- 循環系 73%
- 神経系 71%

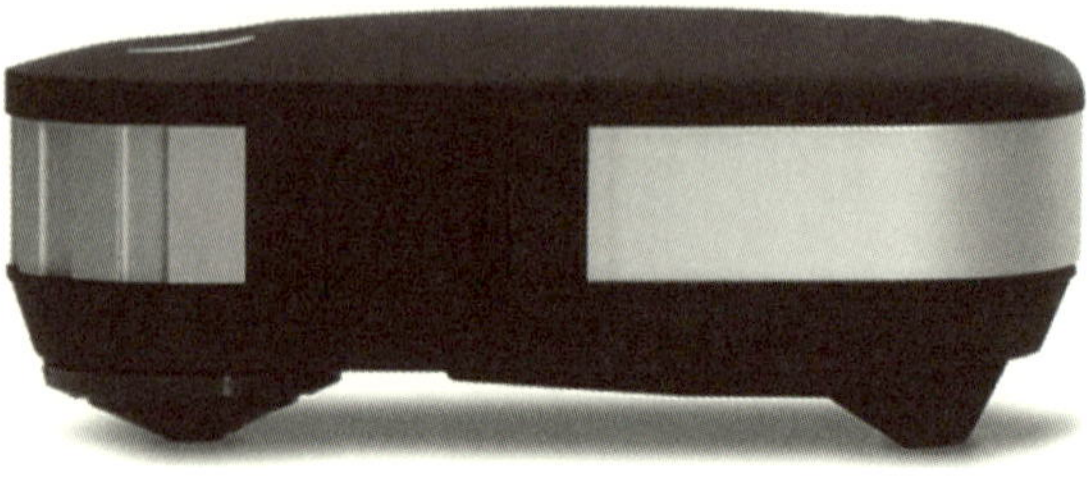

オリゴスキャン

第12章 最先端の若返り治療と癒しの治療

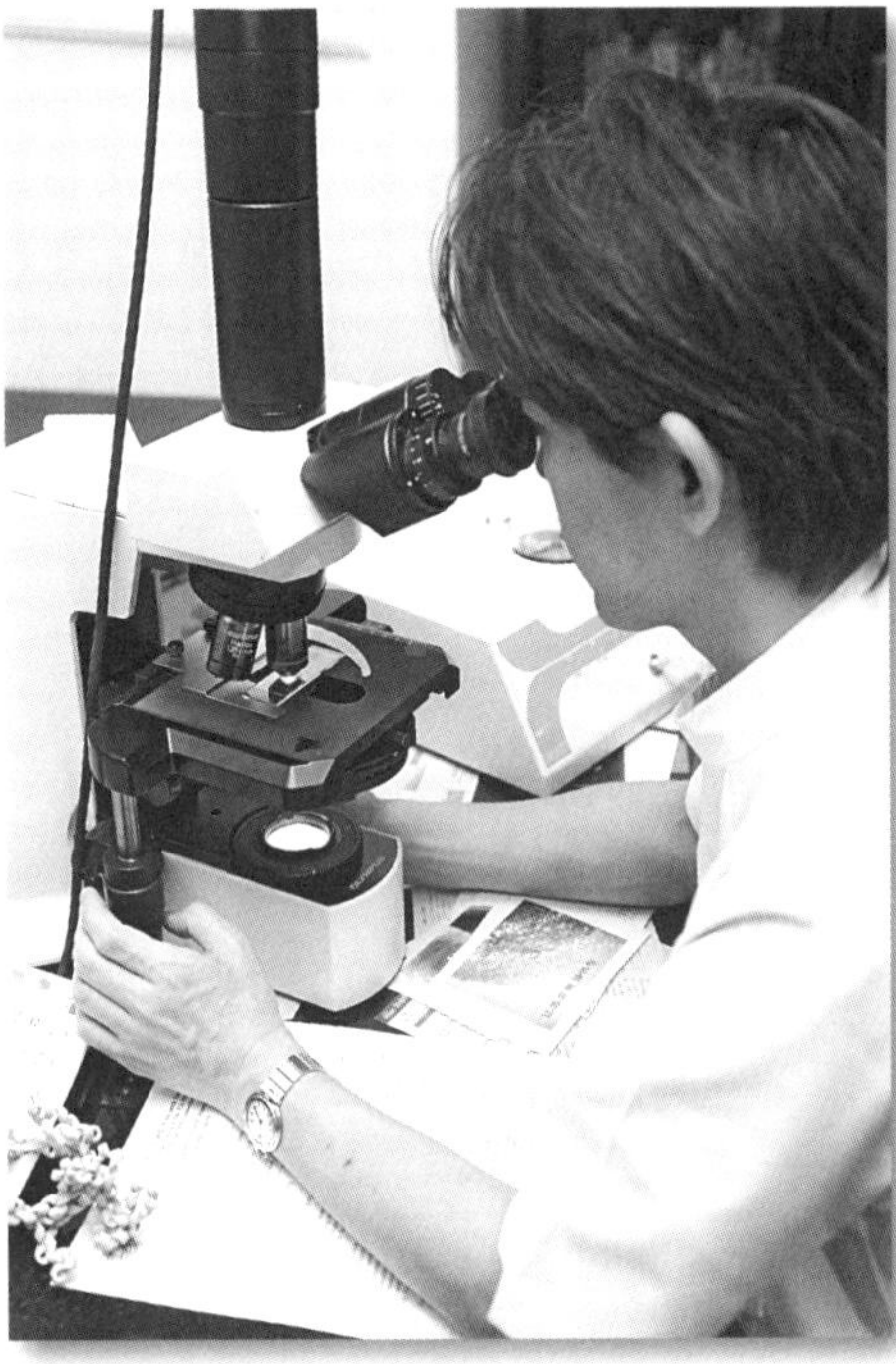

学術的な研究が診療を支えます

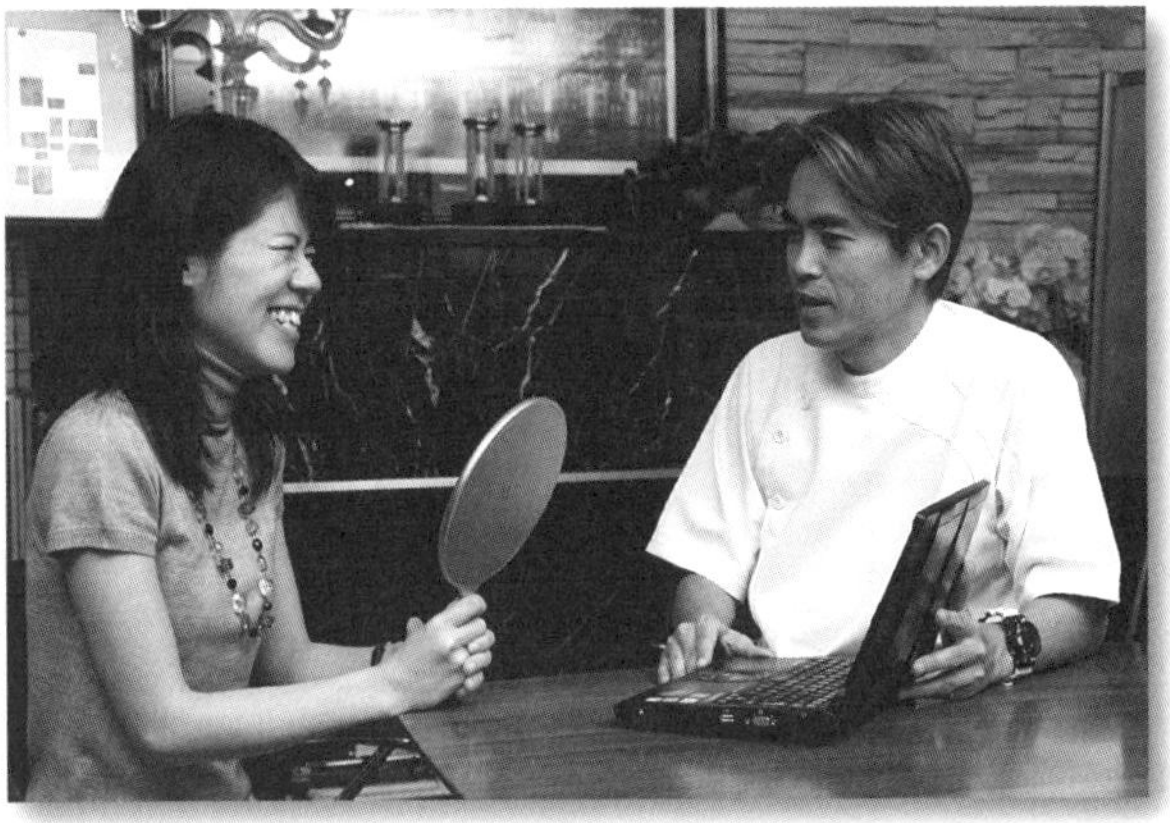

丁寧なカウンセリング

★美容ドック、自律神経機能を測定する〈心拍変動解析システム〉

宇宙飛行士や戦闘機のパイロットのトレーニングにも使用されているシステムを使用して老化度の測定が可能です。

自律神経機能は老化とともに低下します。自律神経は免疫、ホルモン、消化器、心臓、呼吸器の機能をコントロールする大切な働きをしています。いわゆる、生命維持のコントロールセンターです。

老化とともに低下する自律神経機能を定量評価することで身体の老化度がわかります。この結果を基に自律神経の機能を上昇させる治療（星状神経節近傍への半導体レーザー照射、プラセンタ療法、高気圧酸素療法、アロマセラピー、クライオセラピー、カラーセラピー、ハイドロセラピーなど）を行います。美容ドックとして必ず必要な検査です。

この詳しい検査と治療ができるのは全国でも、さかえクリニックだけです。この臨床的効果に関しては第八三回日本美容外科学会で演題（星状神経節近傍半導体レーザー照射のアンチエイジング治療への応用、心拍変動解析による評価、自律神経機能を賦活する医療アロマセラピーの臨床効果）として発表しました。また、さかえクリニックでは米国Biocom社と技術、臨床研究の提携を行い、最先端のシステムを臨床的に開発しています。

さかえクリニックでは世界最先端のシステムであるハードリズムスキャナー、インナーバランススキャナー、ハートトラッカーを使用して美容ドックを行っています。自律神経機能が数値化、グラフ化でき、わかりやすい検査です。

自律神経ダイエットという言葉があるように自律神経はダイエットにも大きく関わっています。自律神経を上手くコントロールできれば、美容にも大きな効果が出ます。

このシステムで、これまでの治療効果の科学的評価が難しかったアロマセラピー、音楽療法、鍼灸、各種セラピーの効果をはっきり調べることができるようになったのです。これは画期的なことです。この最先端の検査に注目してください。

現在、小林弘幸教授と、順天堂大学大学院医学研究科で自律神経の研究を進めています。

私の学位論文も、ソウル五輪競泳金メダリスト・順天堂大学スポーツ健康科学部教授の鈴木大地医学博士がサードオーサーとしてＨＥＡＬＴＨに掲載されています（119頁）。

★トップアスリートの自律神経機能

トップアスリートの自律神経レベルはＴＰ（トータルパワー）が高くバランスが取れており、副交感神経優位であることがほとんどです。

コンディショニングを担当させていただきました総合王者に輝いたＦ１レーシングドライバーの自律神経機能検査結果を次ページに紹介いたします。

自律神経検査システムは世界中のあらゆる先端テクノロジー現場で導入されています。

1：ＰＴＳＤ治療のためのバイオフィードバックとニューロフィードバックの進歩

：East Carolina 大学と米海兵隊負傷兵大隊イーストの共同プログラム（米国国防省）

ＨＲＶ（心拍変動）バイオフィードバック訓練

ＲＳＡ訓練が（ＨＲＶ訓練とも呼ばれている）介入テクニックとして使われた最近の研

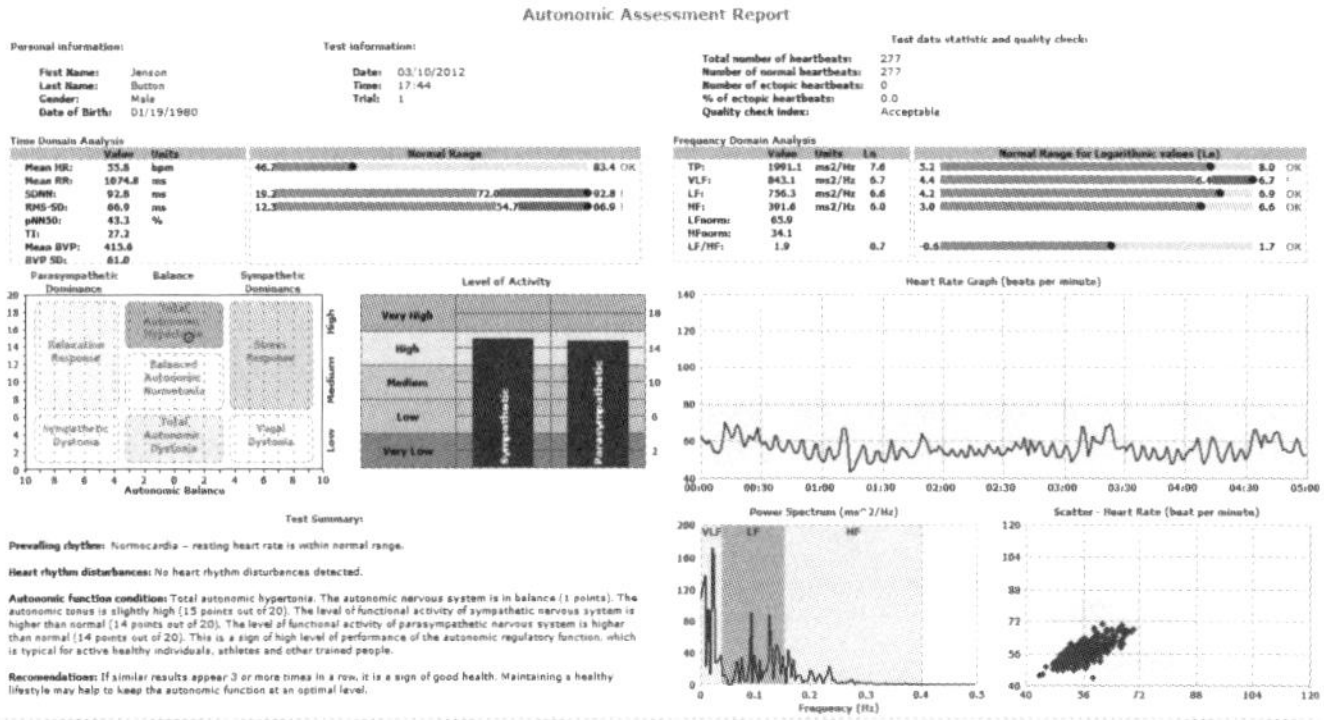

F1総合王者レーシングドライバーの自律神経機能検査　結果（HRS）

究で（Karavides et al., 2007）、特殊な呼吸法により自律神経訓練ができることが証明されている。

２：ロシア科学院医学的生物学的問題研究所（ＩＭＢＰ）火星への有人宇宙飛行（MARS-500プロジェクト）に関する地上実験　2009-2011

五〇〇日間行われるこのプロジェクトの期間中、乗組員の健康評価と健康管理システムを含む、人間の生命維持サポートに関する様々な生物医学的テクノロジーのテストを試みる。

MARS-500プロジェクトでは乗組員の生体情報として自律神経機能レベルをモニタリングしている。

３：教育により子供たちの感情的レベル（ＥＱ）を高めるエクスプレス　プロジェクト

英国サザンプトン市教育委員会は、市内の八七校の学生を対象に、読み書き能力、計算能力、コンピューター操作能力と同様に、ＥＱ感情的知識（感情の健康管理）を高めるための技術向上に努めることを決意し、大規模な実験プロジェクトを施行。

４：アスリートのメディカルチェック（突然死の予見）

サッカー日本代表・松田直樹選手の突然死など、"The Journal Circulation"によると、若いアスリートの突然死の半分以上は潜在的な心臓疾患が原因であるとしています。

肥大型心筋症もしくは心臓リズム障害に原因する他の微妙な心臓障害症状を抱える患者が、自律神経に問題があることを示唆する研究論文がいくつかあります。

安静時でのＨＲＶテスト、運動回復テストで、自律神経機能の異常とその変化の傾向を見つけることができる可能性を示唆しています。

肥大型心筋症による突然死：血管系の自律神経制御変化の潜在的重要性

Department of Cardiology, University of Wales College of Medicine, Heath Park, Cardiff, UK Kokyu To Junkan. 1992 Dec;40(12):1209-13.

5：アスリートの能力、コンディショニング　チェック

順天堂大学大学院医学研究科ではスポトロジーセンターで、健脳プロジェクトにおいて小林弘幸教授の研究チーム（共同研究者　非常勤講師　末武信宏）が自律神経とスポーツ、アンチエイジング、ストレスケアへの応用を研究。アスリートへの自律神経機能チェックおよび強化トレーニング（セル・エクササイズ）開発を行っています。

国内の多くのトップアスリートの自律神経検査を実施しデータ解析から、多くのトップアスリートは、副交感神経優位でTotal Powerが高いことが我々の研究でわかっています。

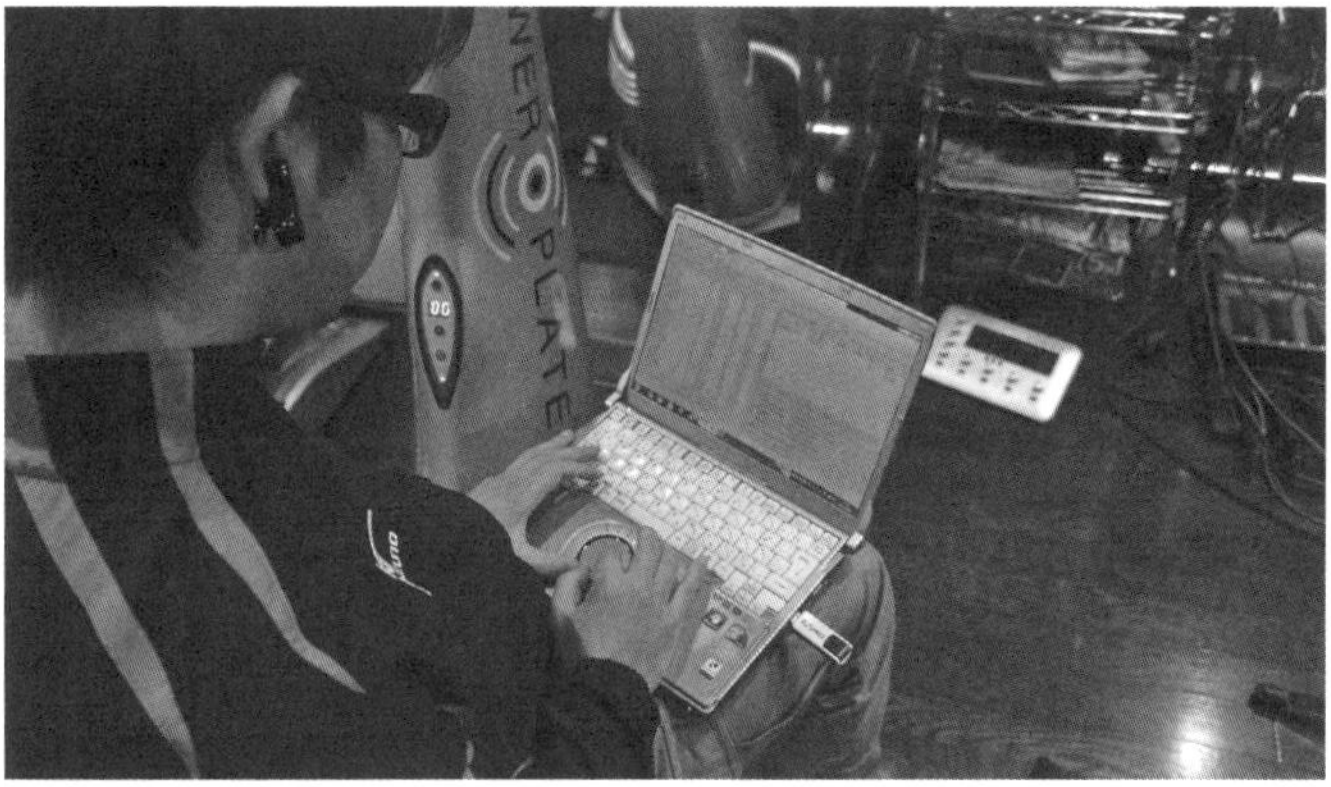

自律神経機能測定は耳たぶにPPGセンサーを取り付け、5分間ワイヤレスで行いコンピュータで分析

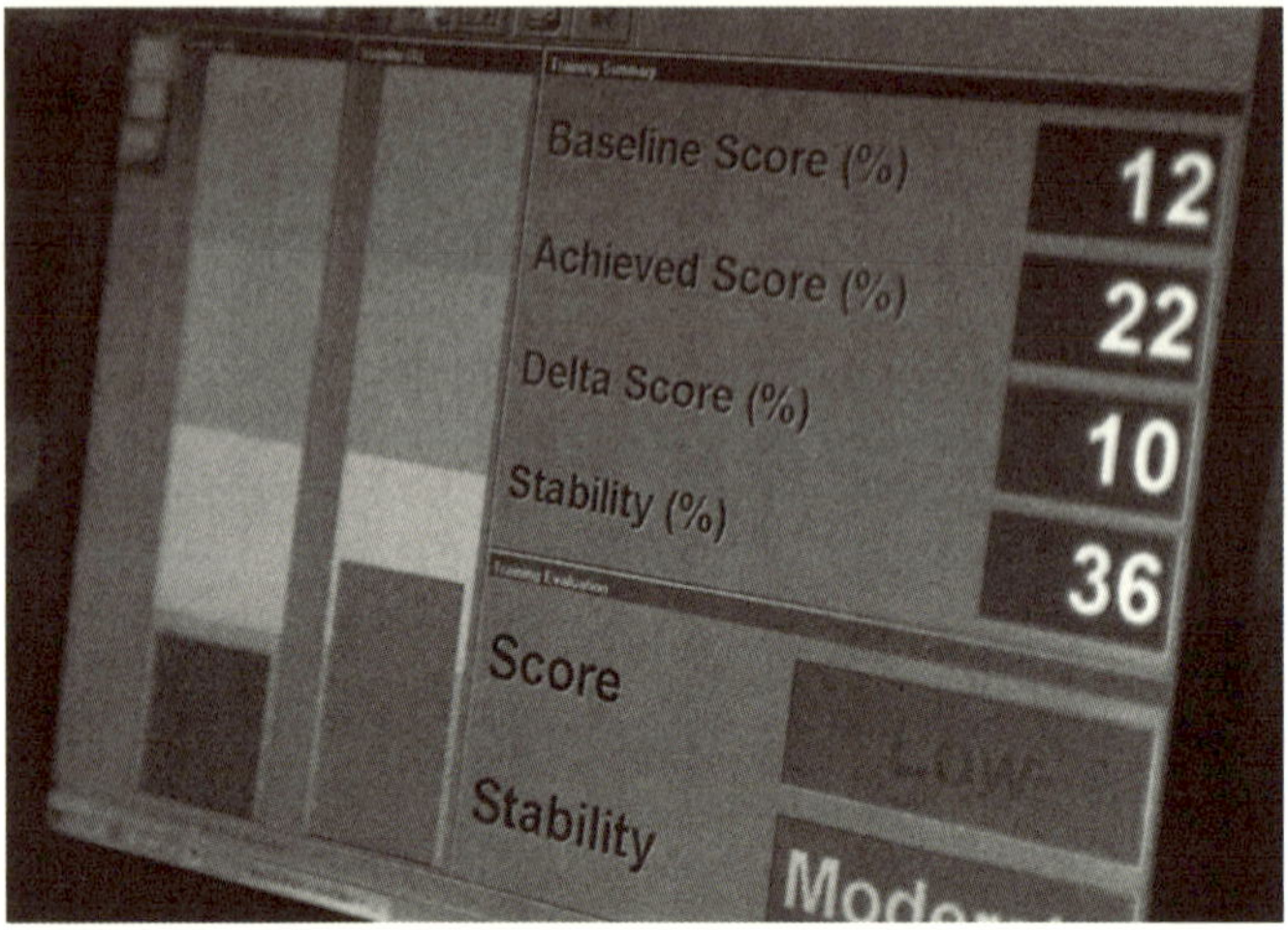

ハートトラッカー、自律神経機能の老化度を判定するトレーニングシステム

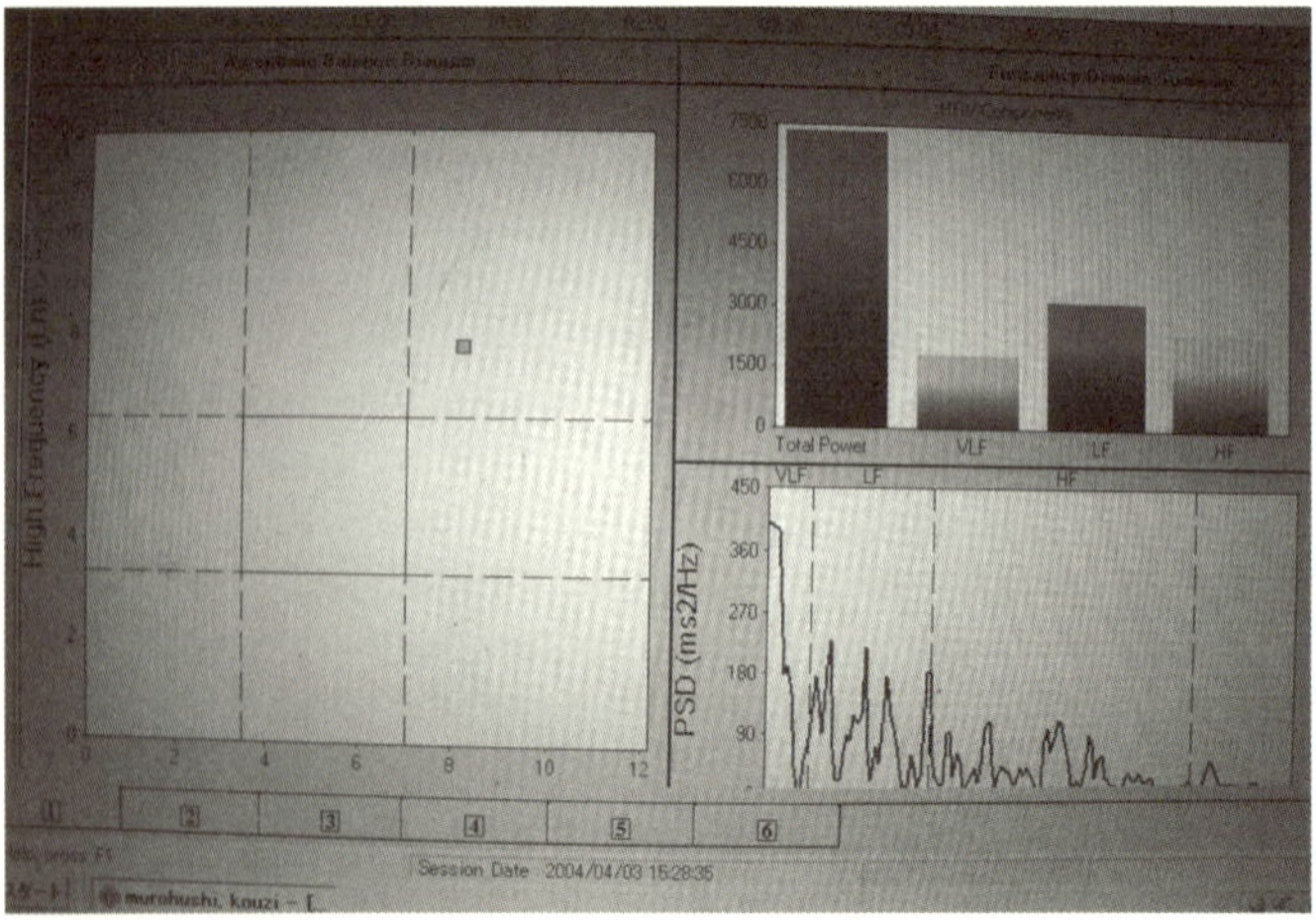

オリンピック金メダリストの自律神経機能。トップアスリートとして最も理想的な交感神経、副交感神経機能レベルが高い

Vol.2, No.10, 1191-1198 (2010)
doi:10.4236/health.2010.210175

Health

Evaluation of autonomic nervous system by heart rate variability and differential count of leukocytes in athletes

Nobuhiro Suetake[1,2]*, Yukiko Morita[2], Daichi Suzuki[3], Keiko Lee[1], Hiroyuki Kobayashi[1]

[1]Department of Hospital Administration Juntendo University School of Medicine, Hongo, Bunkyo-ku, Tokyo, Japan
[2]Sakae Clinic, Nishiki Hotei Bldg.2F, Nishiki, Naka-ku, Nagoya-shi, Aichi, Japan; *Corresponding Author: nobu666@d1.dion.ne.jp
[3]Department of Sports Science Juntendo University Graduate School of Health and Sports Science, Hiraga gakuendai, Inba-mura, Inba-gun, Chiba, Japan

Received 22 May 2010; revised 15 June 2010; accepted 2 July 2010.

ABSTRACT

Top Japanese sprinters were evaluated for their physical condition, autonomic function, blood chemistry, differential leukocyte count and blood lactate level before and after short, maximal exercise to explore methods of quantifying their conditioning level. Statistical analysis of data obtained before and 10 min after exercise were used to estimate the athletes' autonomic capacity during recovery. Pre and post exercise variances in differential leukocyte count revealed strong correlations between neutrophil and sympathetic activity, and lymphocyte and parasympathetic activity. The results of the study demonstrated significant alterations in autonomic parameters and differential white blood cell count in response to maximal exercise.

Keywords: Heart Rate Variability; Conditioning; Differential Count of Leukocytes

1. INTRODUCTION

It is of paramount importance for high-performance athletes to consistently train in a manner that preserves their optimal conditioning level. Athletes regularly train at high intensity and volume for extended periods such that an imbalance between excessive workload and inadequate recovery renders them susceptible to mental and physical depletion. Therefore, athletes' fitness level is an important factor in designing training programs and for preventing overtraining syndrome [1]. However, previous attempts to portray the blood lactate level and Profile of Mood State (POMS) as respective indicators of physical and mental fatigue have not been entirely conclusive. For this study, heart rate variability (HRV) analysis [2] has been selected to quantitatively evaluate autonomic capacity [3,4] for its greater accuracy in estimating physical fitness than earlier methods [5]. Cardiac rhythm is modulated by the two limbs of the autonomic nervous system (ANS), the sympathetic and parasympathetic, which exert antagonistic effects. Sympathetic dominance occurs during stressful conditions such as nervousness and excitement, whereas a shift in favor of vagal modulation calms the heart rate. Accordingly, heart rate and RR interval fluctuation (HRV) permit analogical inference of autonomic influence as well as the effects of mental state and stress level on sympathetic and vagal outputs (HRV analysis) [6,7].

Abo has previously reported that leukocytes are under autonomic control [8]. More specifically, sympathetic and parasympathetic stimulations have been shown to activate adrenalin receptors on granulocytes, the most prolific leukocytes, and acetylcholine receptors on lymphocytes, respectively [9]. Leukocytes have two major biological defense activities. Granulocytes and macrophages incite phagocytic activities against foreign bacteria and materials, whereas lymphocytes respond to viral and abnormal protein infiltrations by mediating antigen-antibody production and attacking cellular damage.

In this study we have focused on the proportion of neutrophil, the representative granulocyte, and lymphocyte subpopulations. In short, we have explored whether the alterations in autonomic parameters and granulocyte/lymphocyte ratio serve as novel markers of physical and mental exhaustion in sprinters after maximal high knee lifts, and also act as potential indicators of athletes' fitness level.

2. MATERIALS AND METHODS

2.1. Subjects

Five elite sprinters in their twenties (mean age 27 ± 1.4)

著者の学位論文:サードオーサーは、ソウル五輪競泳金メダリスト、順天堂大学スポーツ健康科学部教授、日本水泳連盟会長である鈴木大地医学博士。

★ライフスコア　ヘルス&ビューティー（エステ、スポーツジム、治療院向け）

指に装着するセンサーをパソコンに接続し、自律神経バランスを測定することで施術等による癒し効果のビフォーアフターを、画像上に「見える化」するクラウドサービス。操作性、信頼度、わかりやすさで有名アスリートのトレーナーも愛用するシステム。専門医も薦める優れたシステムです。

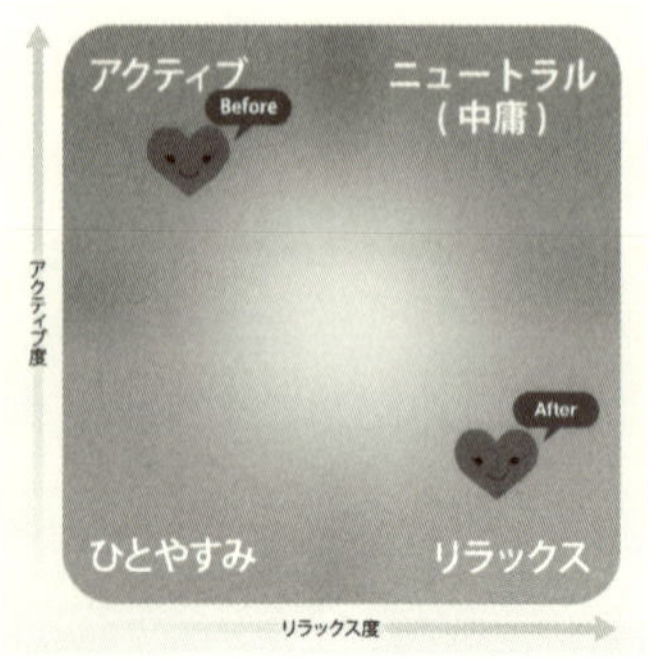

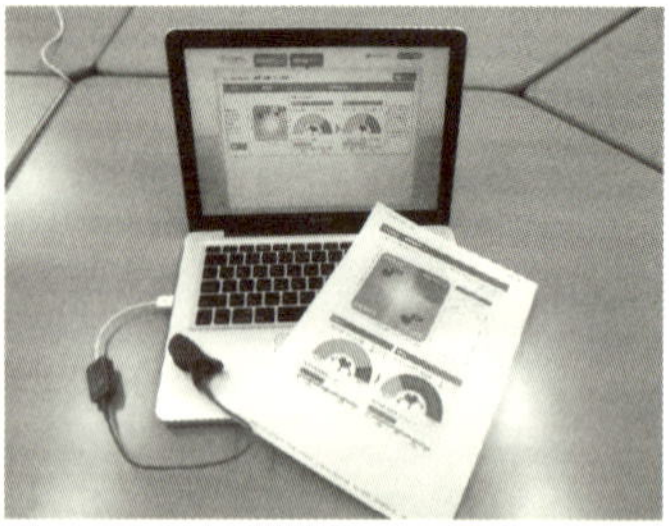

★若返りの新しい治療〈星状神経節近傍半導体レーザー照射〉

首にある交感神経の束へ高出力の半導体レーザーを照射することで自律神経機能を高めることが可能です。老化とともに自律神経の機能が低下していきますが、この機能を高めることで老化を防ぐことができます。

生体機能のほとんどをコントロールしている自律神経をアップさせることで老化の予防になることがわかってきました。

一〇〇〇〇mWの半導体レーザーを使用して治療を行います。治療時間はわずか二三分。リスクも痛みも全く伴わない癒しの治療です。皮膚科学会でもアトピー性皮膚炎の治療として行い、ストロングクラスのステロイド軟こうを使用した以上の治療効果が報告されて注目を集めています。

半導体レーザーを星状神経節近傍へ照射することでホメオスターシス（恒常性）を得ることができる、生体機能の崩れたバランスを整えます。

私が、世界で初めてアンチエイジング治療として日本美容外科学会で発表しました。

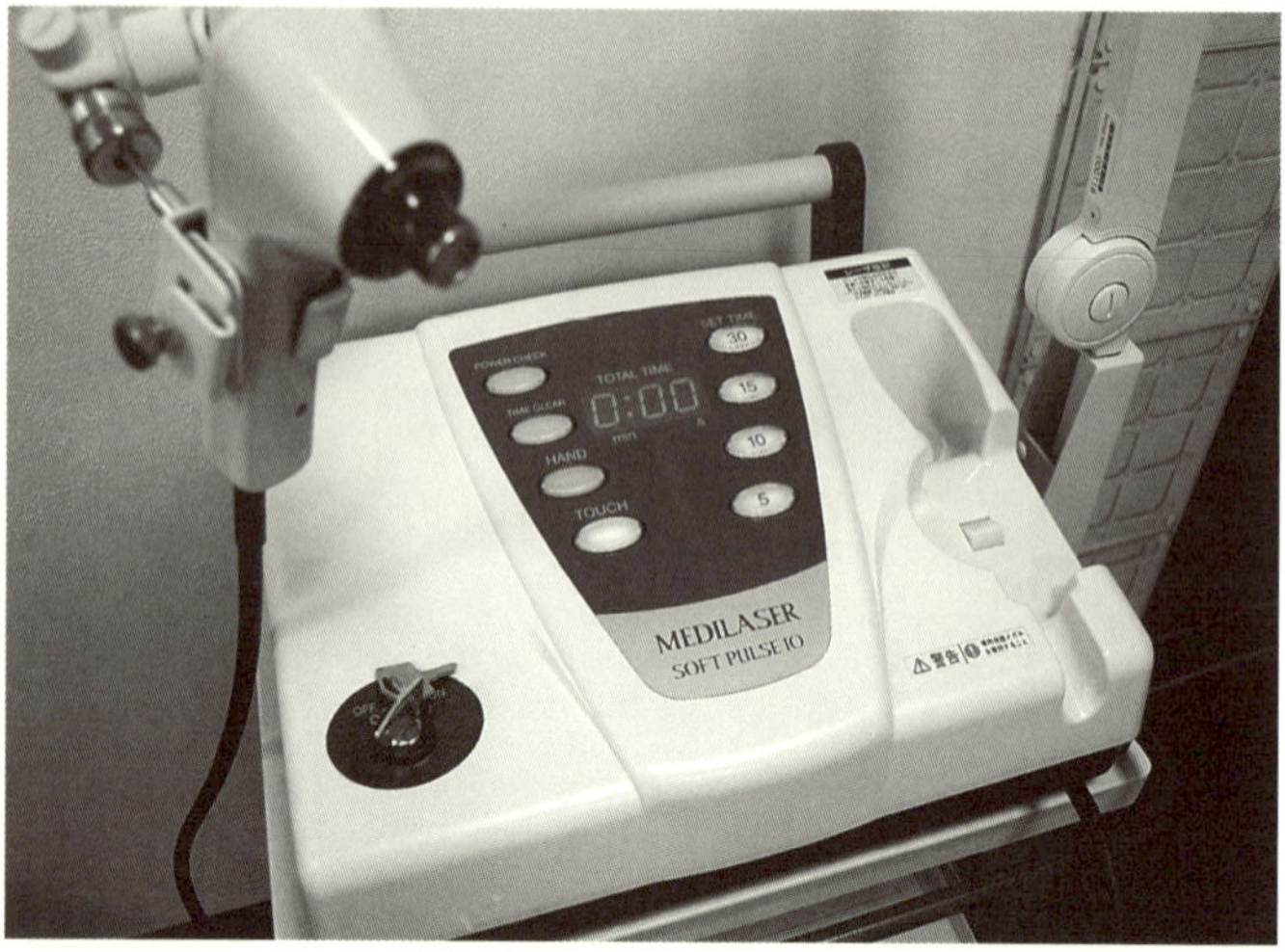

最新高出力半導体レーザー

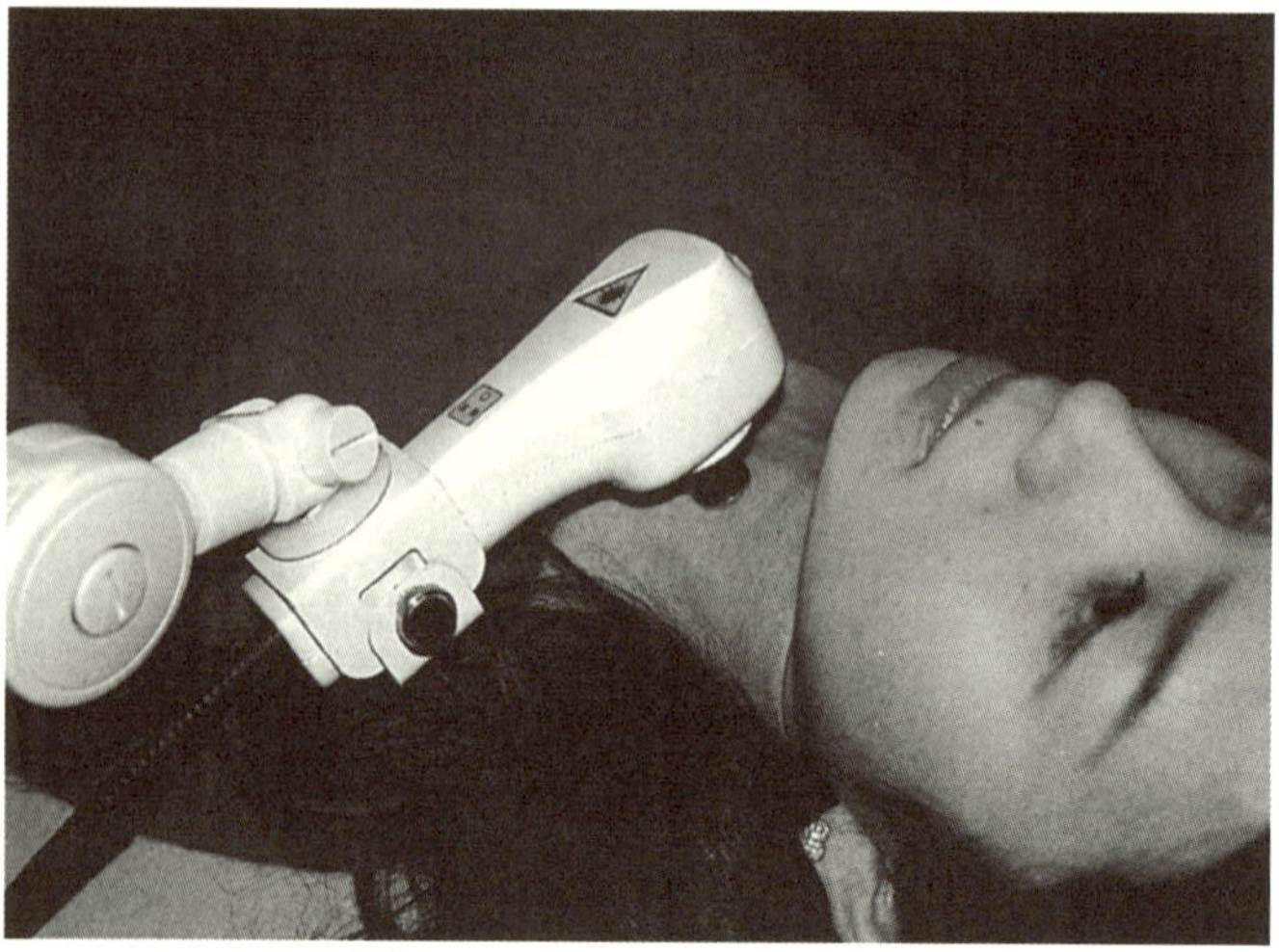
星状神経節近傍半導体レーザー照射

★スーパーカクテル点滴〈プラセンタ、大量ビタミン点滴療法〉

プラセンタ治療で最も効果的な投与方法のひとつとして点滴があります。一般的には皮下注射を行いますが、一緒に大量のビタミンC、ビタミンB群、パントテン酸、グリチルリチン、グルタチオン、アミノ酸、ブドウ糖を点滴することで、疲労を回復させ、全身の細胞を活性化させます。

即効性がある効果的な治療法です。若返りに不可欠なエッセンスが短時間で一度に摂ることができます。点滴している間に体がポカポカしてきたり、軽くなることが実感できる治療です。シミ、ニキビ、肌のクスミ、アレルギー、肩こり、腰痛、更年期障害、疲労回復、風邪、冷え性、不眠症、などの多くの症状、疾患に効果が期待できます。

クリニックでは、プロスポーツ選手、モデルなど身体が大切な職業の方が数多くこの点滴を受けていきます。傷の治りを早める効果も期待できます。クリニックでの標準処方は次のとおりですが、個人個人の症状を聞いてオーダーメイドで点滴の成分をカクテルして作ります。

副作用も依存性もない安全な若返りと生体機能活性治療です。

〈基本組成〉
生理食塩水　40cc
プラセンタ　2～4アンプル
ビタミンC　2000ミリグラム
ビタミンB_1、B_2、B_6、B_{12}
パントテン酸　100ミリグラム
グリチルリチン　40ミリグラム
グリシン　400ミリグラム
Lシステイン　20ミリグラム
ブドウ糖
ノイロトロピン
チオクト酸（αリポ酸）

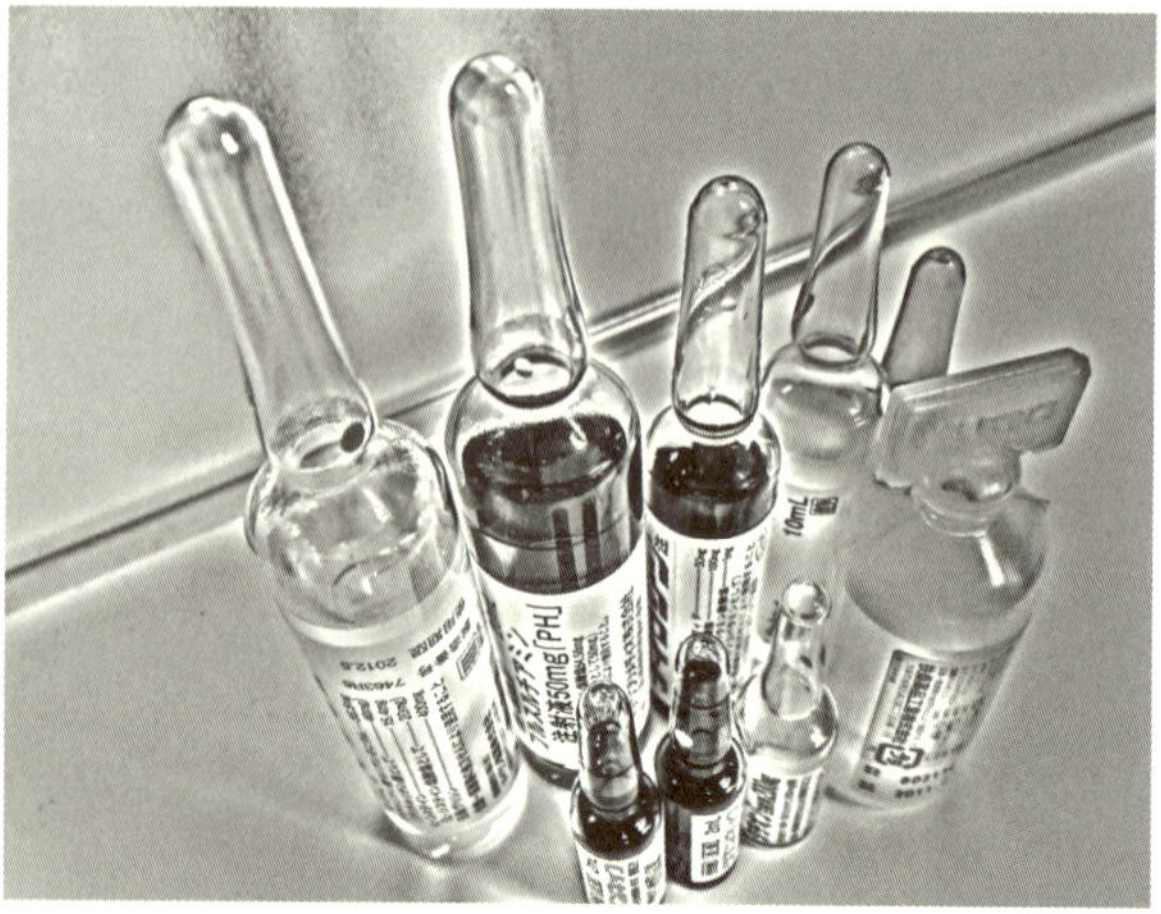
カクテル点滴は症状に応じて薬剤を選択して配合

第13章 国内・国際学会での講演

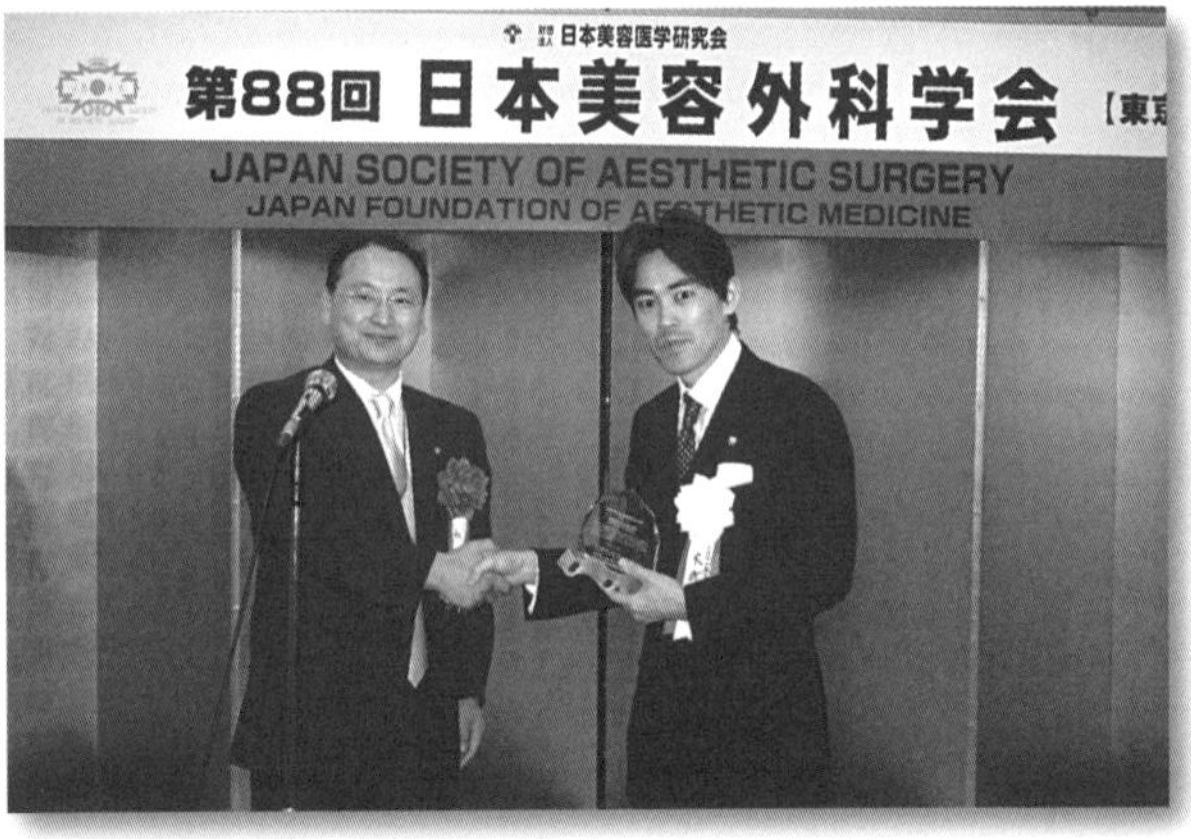

第88回日本美容外科学会会長として

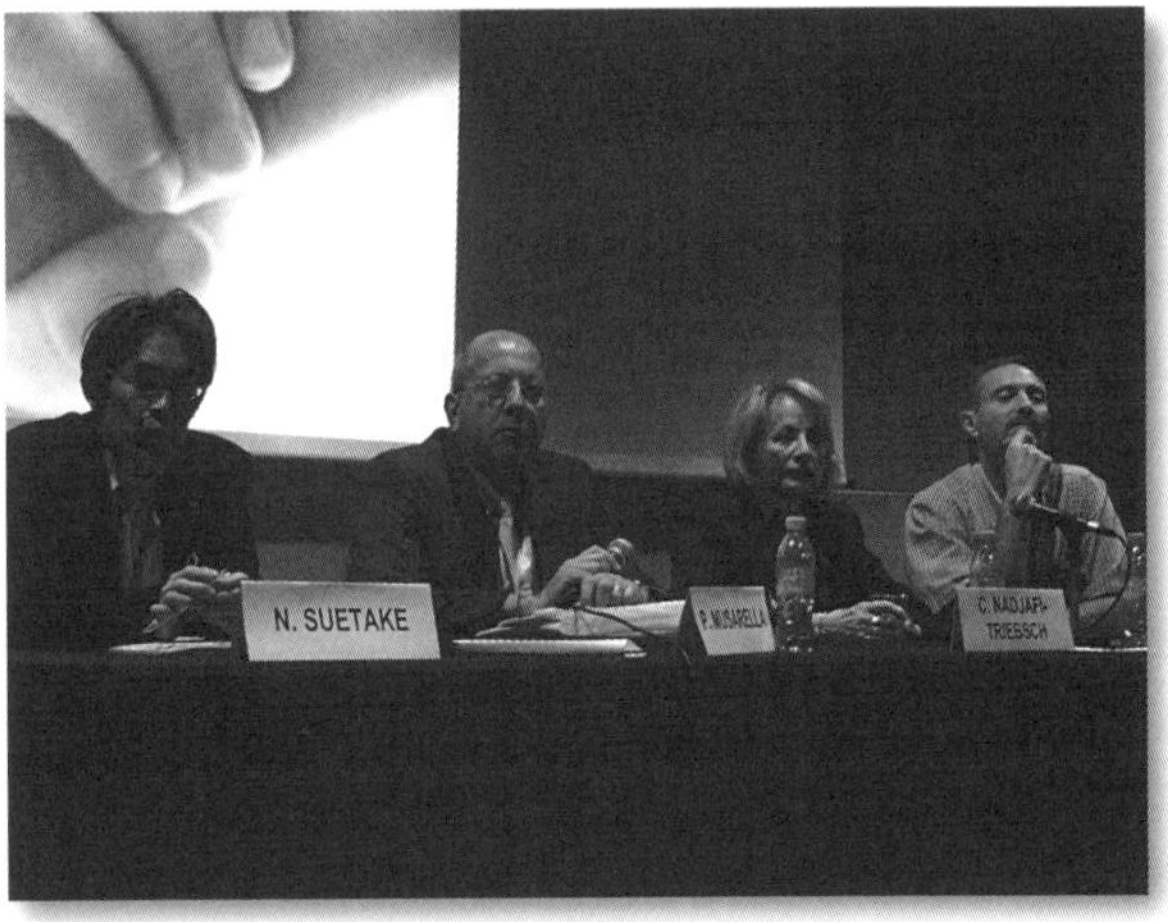

アンチエイジング医学国際学会でディスカッション

第88回日本美容外科学会会長として

テーマ「トータルアンチエイジング」

アンチエイジングへの関心が高まり、各医療機関も患者のニーズに応じた対応を求められるようになってきました。アンチエイジング診療をリードしてきた我々美容外科医にとっては目新しいテーマではありませんが、新しい理論と共に新しい技術と治療システムが世界中で開発され医師や患者様の選択肢が大きく広がりました。最先端のアンチエイジング診療のリーダー、美容外科の新しい世代が始まりました。

手術の技術を磨くだけではなく、総合的にアンチエイジング診療を行う時代の流れと共に、手術を選択する前の治療としても有用なシステムがあります。アンチエイジングに関与する諸学会も多く立ちあがり、時代の流れを感じさせます。

今学会は、歯科領域、内科領域、婦人科領域、皮膚科領域、形成外科領域など幅広い演題内容でした。

手術が美容外科医の主たる診療ではなくなりました。

最もオールラウンドの知識、技術が要求される診療科目が美容外科です。

特別講演には三度のオリンピック日本代表・**青戸慎司氏**にスポーツへのアンチエイジングの関わり方を講演していただきました。

教育講演で、ブラジリアンリフトのビデオを供覧していただきました**高須克弥**先生。

歯科医療の分野からは、横浜市立大学医学部　口腔外科の臨床教授の**水木信之**先生。

美容内科の分野からは、アンチエイジング診療の日本のリーダー・**青木晃**先生。

美容皮膚科の分野からは、日本の美容皮膚科のリーダー・**松倉知之**先生。

多くの海外の美容外科医、韓国の美容外科学会のトップも参加されました。

アジアのアンチエイジング診療の第一人者たちが講演、発表した国内では最大規模の美容医学学術集会となりました。

出展企業も例会としては過去最高の数にのぼり、発表会場も一つの会場としては過去最大規模でした。アロマセラピーに関わる精油を取り扱う企業や高気圧酸素療法、活性酸素除去療法のシステムのメーカーなど。時計の世界的ブランド、パティック・フィリップ社の出展もあり大変、賑やかな学会になりました。
若輩ながら第88回日本美容外科学会会長を務めさせていただきました。

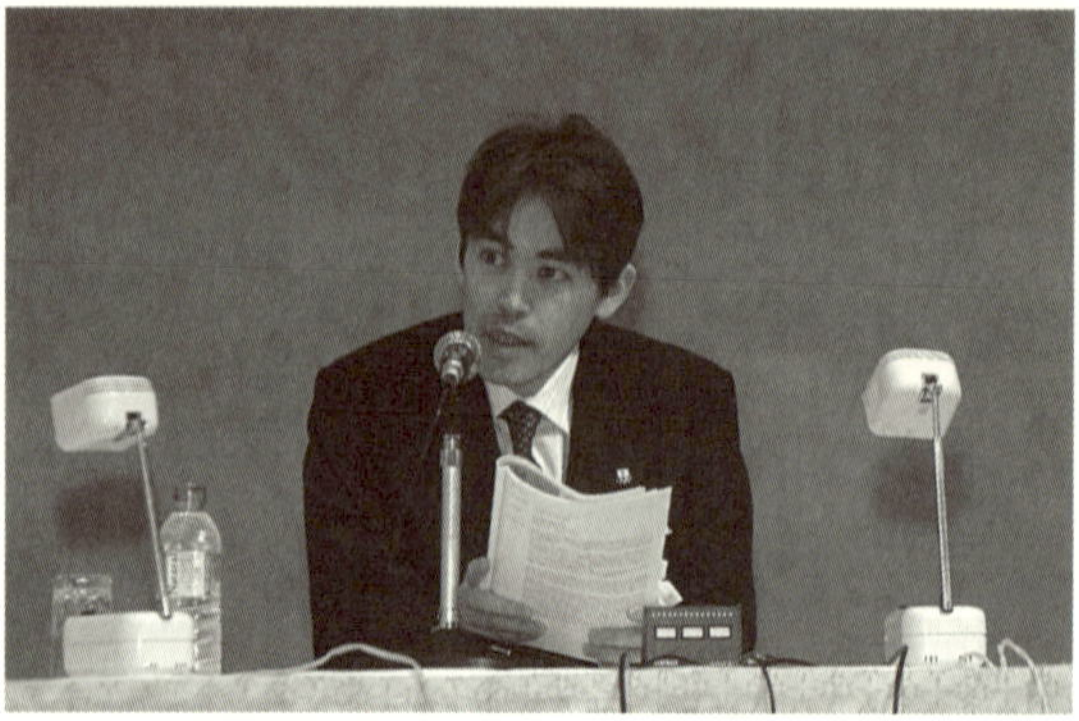

座長として演題発表進行を務める私

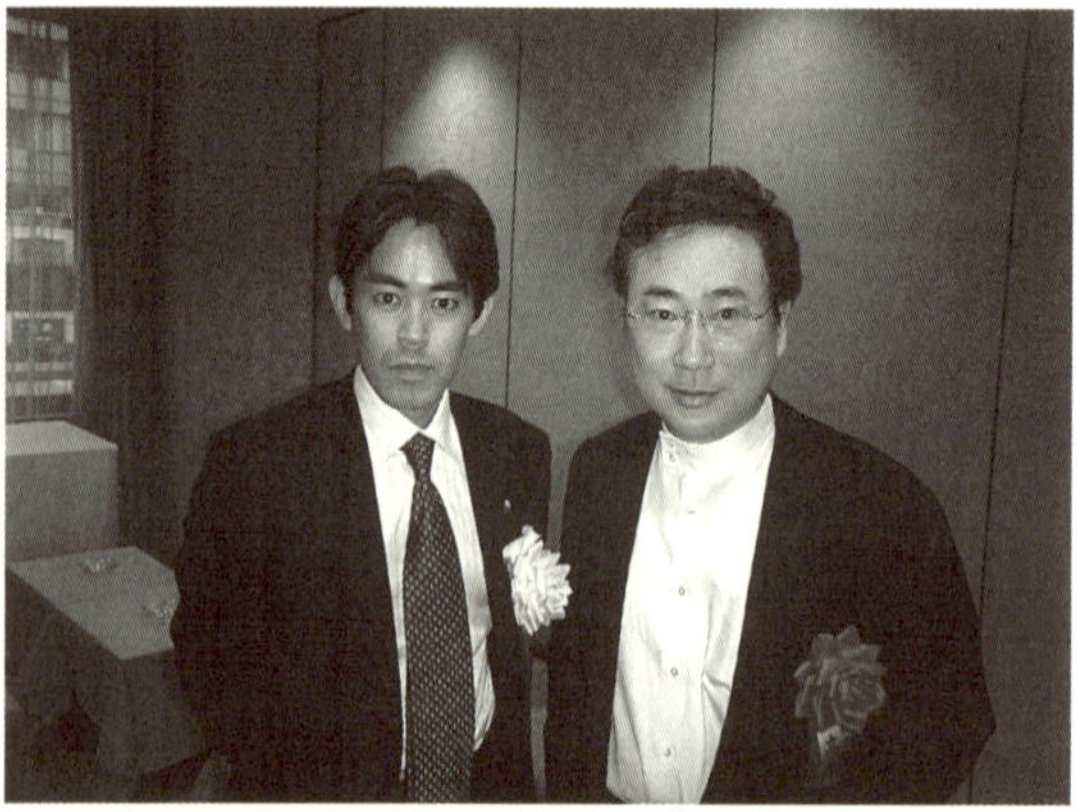

教育講演を行っていただいた高須克弥先生

第八回アンチエイジング医学国際学会二〇一〇
スーパードクターと巡るモナコ・パリ

二〇一〇年四月八日～一〇日までモナコ公国モンテカルロで開催された第八回アンチエイジング医学国際学会で演題発表を行いました。スポーツ医学に関する演題と美容医療分野での二演題発表を申し込みましたが、演題発表希望者多数からの選定により一演題のみ採用でした。四度目の学会参加。毎年モナコで年一回開催されています。

アンチエイジングの世界的な関心の高まりと、この分野での研究や臨床医家の急激な増加から毎年、学会参加者も急増して規模も拡大しています。

今回の学会参加は日本から一五名、五演題の発表が行われました。

私の発表演題タイトルはHeart rate variability and differential count of leukocytes in athletes:

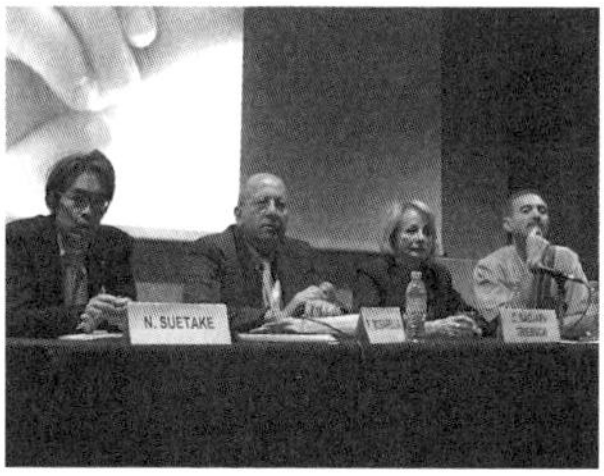

学術発表が終了して英語でディスカッション

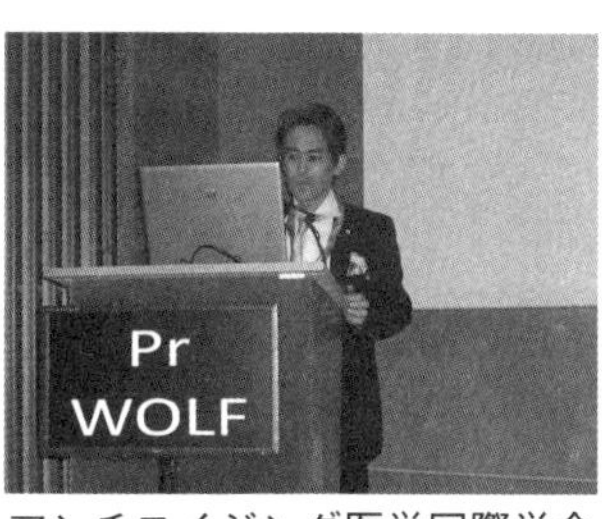

アンチエイジング医学国際学会での発表

アンチエイジング、スポーツ医学領域です。発表は英語です。

担当教授、小林弘幸教授と奥様と一緒に会場入りし発表を行いました。美容目的の演題が多数を占めますが、最近では栄養や再生医療など数多くの分野での演題が目につきます。学術集会でありながら、まるでファッションショーのようにプレゼンや出店企業ブースがお洒落です。

大多数がヨーロッパのドクターの参加ですが、演題はボトックス治療やヒアルロン酸注入といった、しわ除去の治療に関するものが多く、その内容の充実と、レベルの高さに感動です。

モンテカルロは歩いて回れるほどの広さでF1モナコグランプリが行われる公道サーキットを回りながら散策。常宿は、モナコ三大ホテルの一つ『エルミタージュホテル』。洗練された内装とサービ

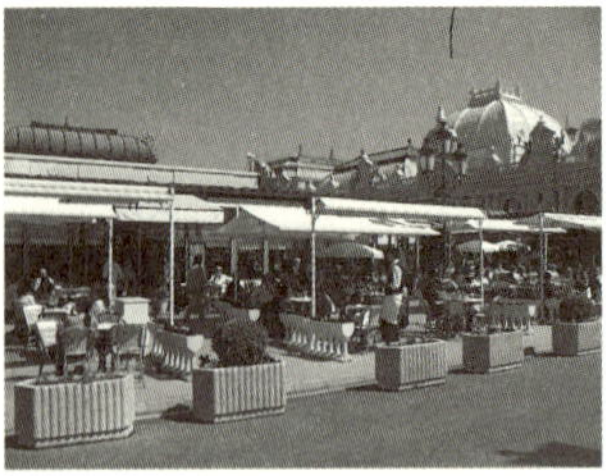

モンテカルロと言えば
カフェ・ド・パリ

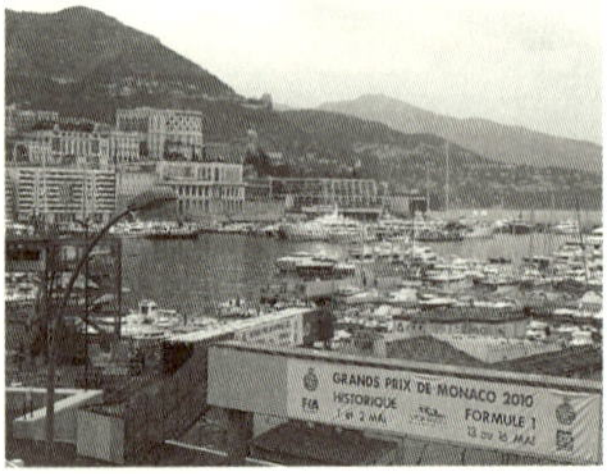

F1モナコグランプリの準備
が進むモナコ湾周辺道路

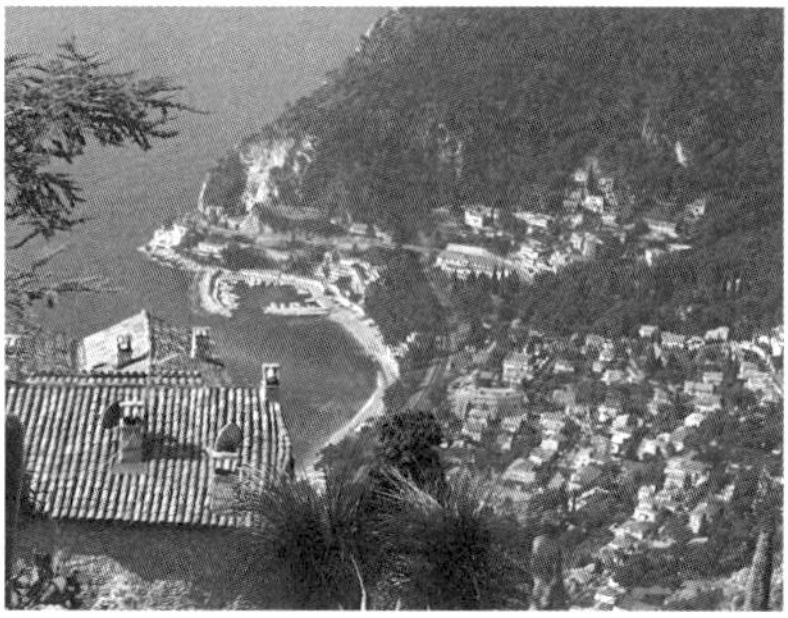
エズ村頂上の絶景スポットからの
地中海の展望

スが人気の日本人好みのホテルです。

学会初日、演題発表が無事終了、オテルド・パリ内のレストラン Le Louis XV - Alain Ducasse で小林教授夫妻と会食。

サービス、味、値段も超一流、満足できる会食会でした。

小林弘幸教授は順天堂大学総合診療科教授、大学院医学研究科病院管理学教授、史上最年少東京都医師会理事も務められ全国での講演、テレビ出演などメディアへの出演も多いスーパードクターで、日本で最も忙しい医師の一人なので国内でゆっくり話をする機会をもつことが困難です。

今回の学会ツアーで、やっと今後の研究や書籍の執筆、事業展開、今後の論文作成など具体的な打ち合わせ時間をもてました。

翌日の午前中エズ村への散策。まるでおとぎ話の世界……中世の趣を残した素晴らしい名所。

エズ村での散策を終え再び、学会会場へ。

ボトックスセッション聴講。最も人気のセッション。国内の専門書やセミナーでは決して学べないテクニックやアイデア、解剖学的な知識とアプローチを充分吸収。

今後の診療に大きく役立つことになると思います。

展示ブース散策もこの学会参加の楽しみの一つです。各ブースは百貨店の化粧品コーナーを豪華にしたようなデザインです。大多数ヨーロッパのメーカーです。フラクショナルレーザーや光治療機器のデザイン性が大きく向上したことが目につきました。

学会三日目。

早朝、起床。小林教授夫妻と一緒に旧市街地モナコ・ヴィル地区大公宮殿周辺を散策。

散策後、エルミタージュホテル内のカフェで今年中の研究と論文に関する計画を小林教授と打ち合

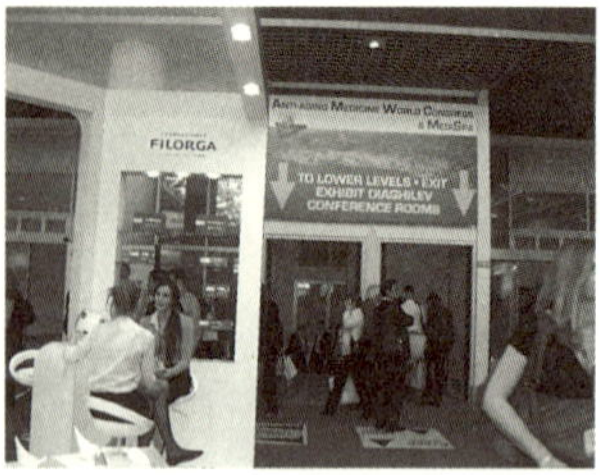

急成長しているアンチエイジング医学国際学会

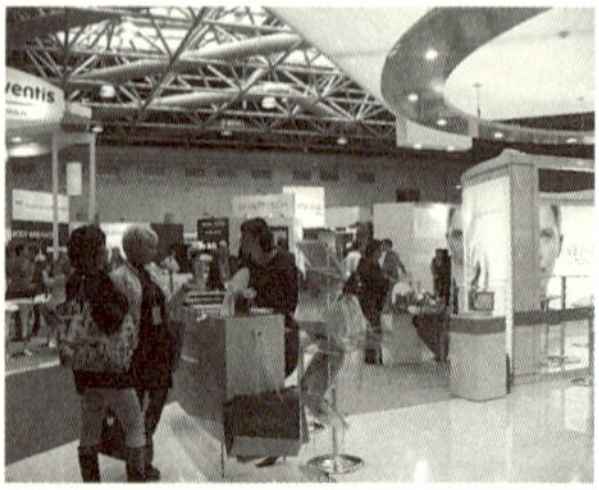

高級化粧品売り場を思わせる雰囲気の医療機器展示ブース

わせ、その後、学会会場へ。

ブースフロアを一回りして再びボトックスセッションを途中まで聴講してホテルへ戻りました。

すぐにタクシーでニース空港へ。

ニース空港からパリへ向かう時、大きなアクシデントが……

チェックインカウンターでスタッフに指示を受けた通り案内ゲートで待っていると前便の出発が遅れていました。定刻になってもアナウンスがありません。

おかしいと思って表示板を見に行くと……すでに乗るべき便は発った後。

ゲートスタッフにクレーム。

案内ゲートミスがわかり何とか交渉後、三〇分後に出発するパリ・オルリー空港行きに乗ることがで

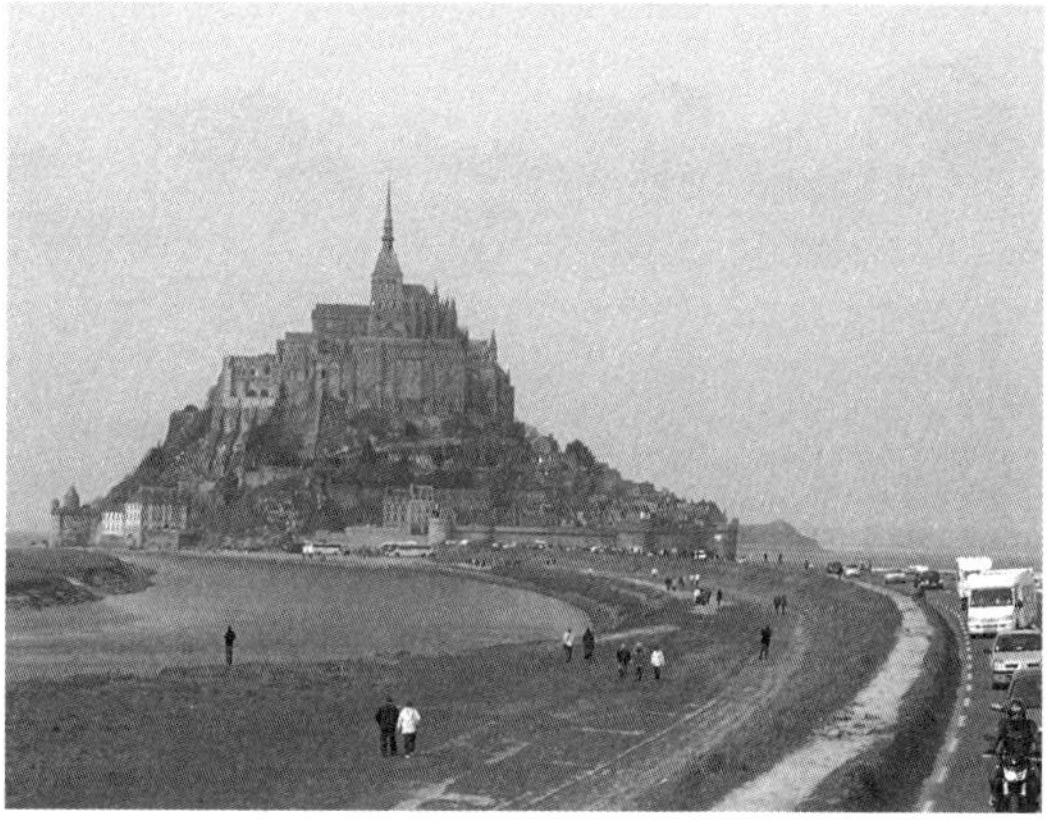

西洋の神秘　モンサンミシェル

きました。ゲートミスは案内係員によるとはいえ、自ら再チェックが海外では絶対に必要です。

パリ二日目も小林教授と一緒に再来店。パリ二日目は早朝、小林教授夫妻と一緒にモンサンミシェルへ。片道四時間半、パリ市内から三六〇㎞。多くの土産物店が軒を連ねて、観光客で身動きがとれないほどの細い道が教会へと続きます。

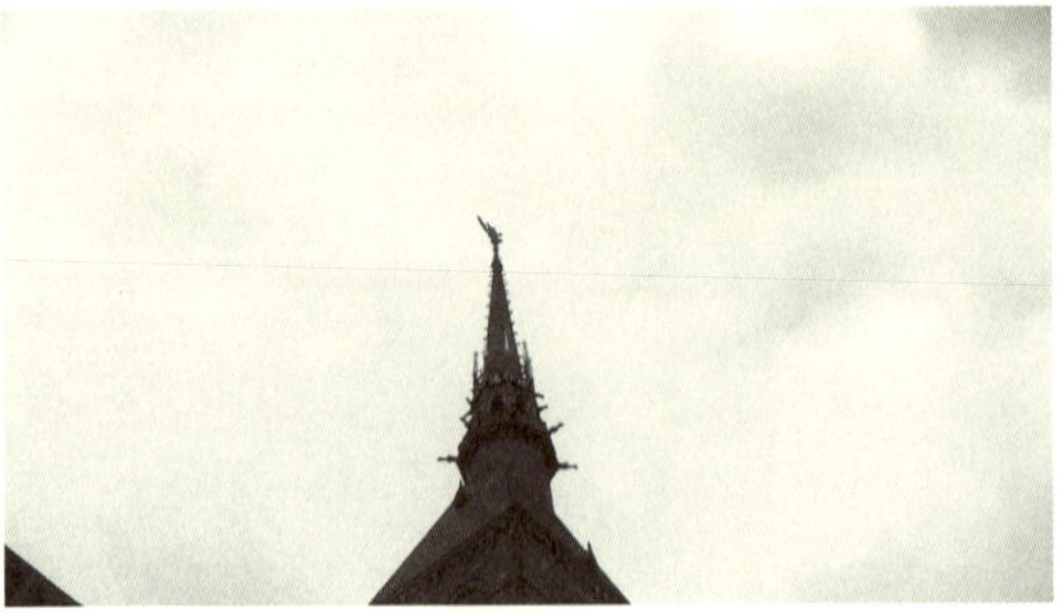
モンサンミシェル頂点には　大天使　ミカエルが見守る

大天使ミカエルは想像上のものと考えられていますが、その存在感に圧倒されました。

小林暁子先生は、以前、当院赤坂でも勤務されていました。

現在、小林メディカルクリニック院長として女性誌『STORY』をはじめ多くのメディアに美人女医としてしばしば紹介され、最先端アンチエイジング医療でご活躍中のスーパードクターです。

大学院での研究は、アンチエイジングが軸です。一・スポーツ医学分野二：美容医学分野によるものです。今回の学術発表はスポーツ医学分野でしたが、今後は美容医学、再生医療の学会発表、論文投稿も予定しています。

パリでの観光やショッピングの時間は、全て国内ではできない研究の打ち合わせやプロジェクトの発案に。

夕方の帰国フライトの時間が迫ったので急いでホテルへ戻り、タクシーをコンシェルジェに依頼。一〇分で到着すると伝えられましたが、三〇分経過してもタクシーが到着しません。なんどもコンシェルジェに伝え、ようやくタクシーが。

余裕でシャルルドゴール空港に二時間前到着の予定が……

交通事故で大渋滞。何とか一時間半前に到着。急いでチェックイン。

成田行きのＪＡＬへ搭乗。

無事帰国しました。国際学会は大きな刺激になります。

最先端のアンチエイジング医療を提供できるように努めたいと思います。

第14章 メディカルダイエット

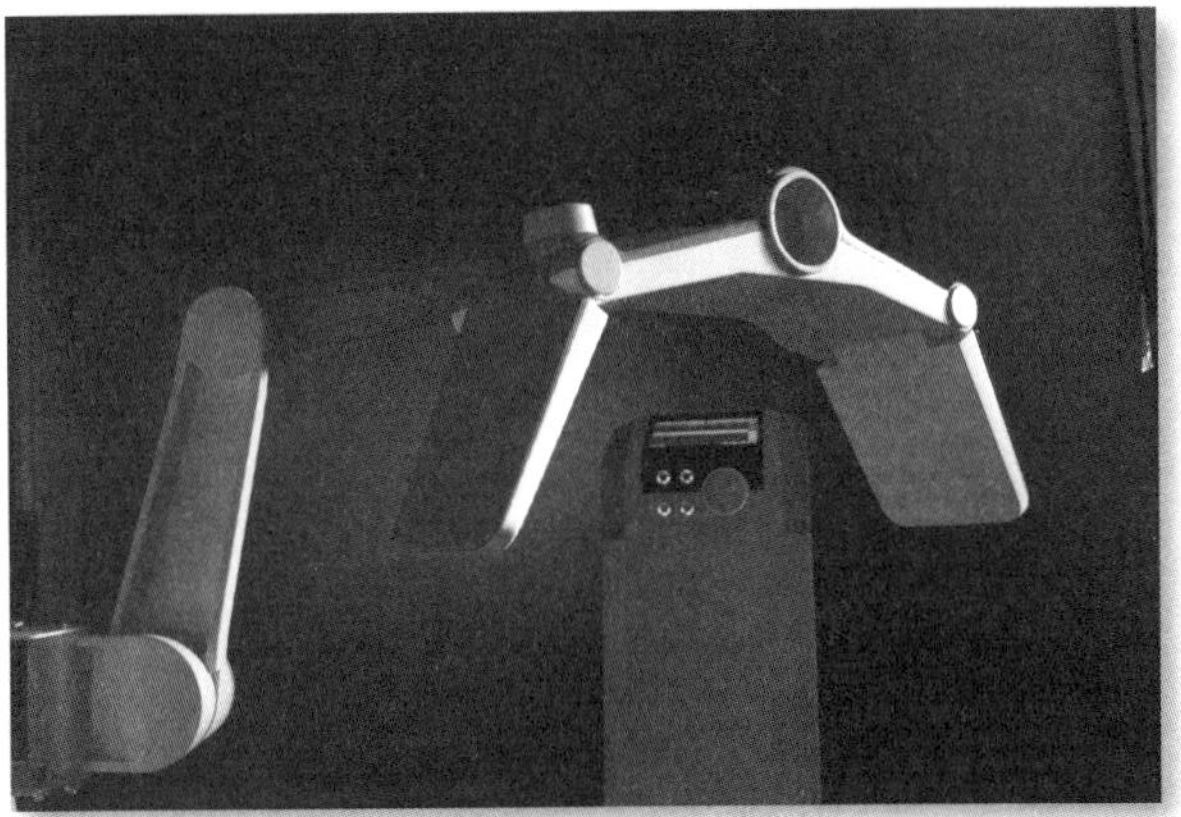
先端痩身システム　ヴァンキッシュ

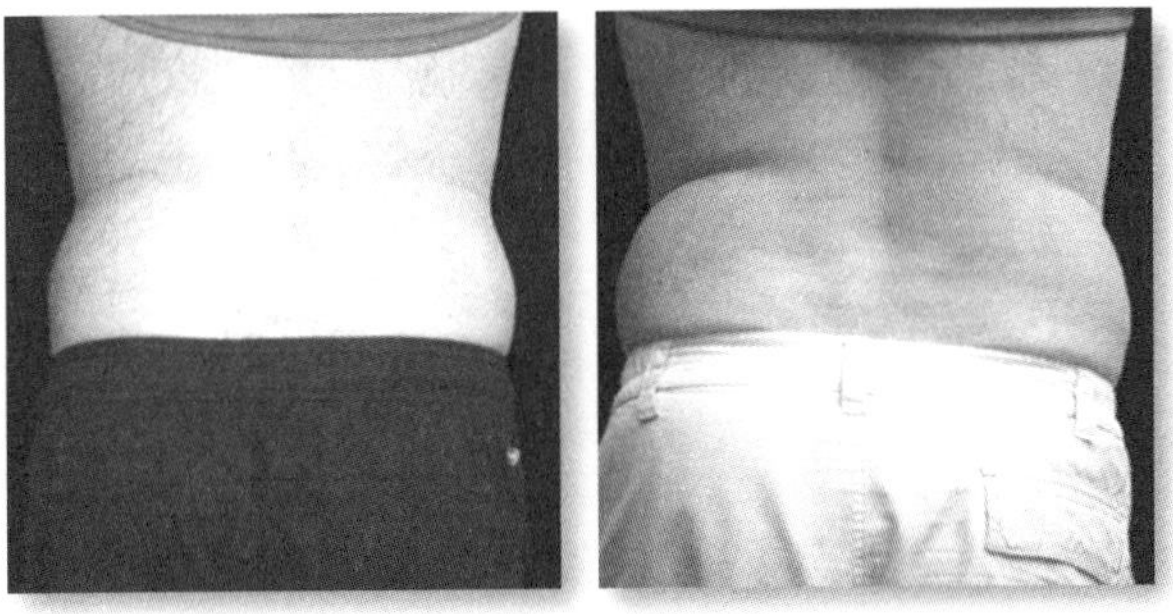
ヴァンキッシュ症例写真

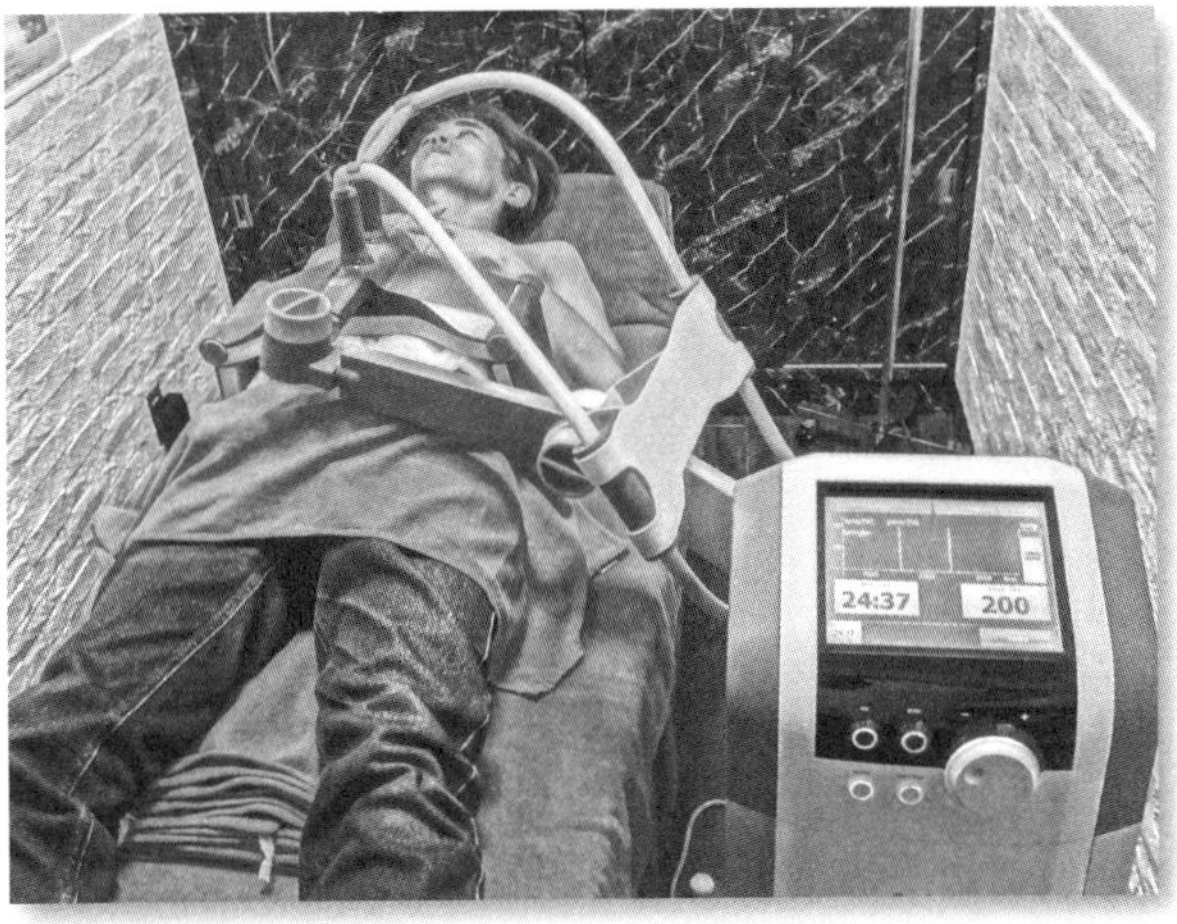

部分痩せ治療を行う著者

★夢の痩身テクノロジー〝ヴァンキッシュ〟

たるみ治療や部分痩身で使用されているＲＦ波（ラジオ波）の中でも、皮下脂肪に選択的に高い熱を与える特殊な周波数のＲＦ波で、暖かいＲＦエネルギーを照射するだけで、部分痩せとサイズダウンを実現した最新の痩身治療です。

これまでも痩身治療は、色々な機器で行われてきました。氷結（クライオ）、低出力レーザー、接触型ＲＦ、超音波、焦点集中型超音波などの様々なエネルギーを使用した痩身治療が行われていますが、効果の高いものは痛みや侵襲性が高く、侵襲性の低いものは、治療時間がとても長かったり、効果が不満足なものだったり、より安全で、効果の高い治療法が待たれていました。

ついに二〇一三年、英国のＢＴＬテクノロジーズ社から、世界初の非接触型マルチポーラＲＦ方式を採用し、無痛で確実な脂肪減少を実現したヴァンキッシュが米国学会で発表され、世界中に普及しました。

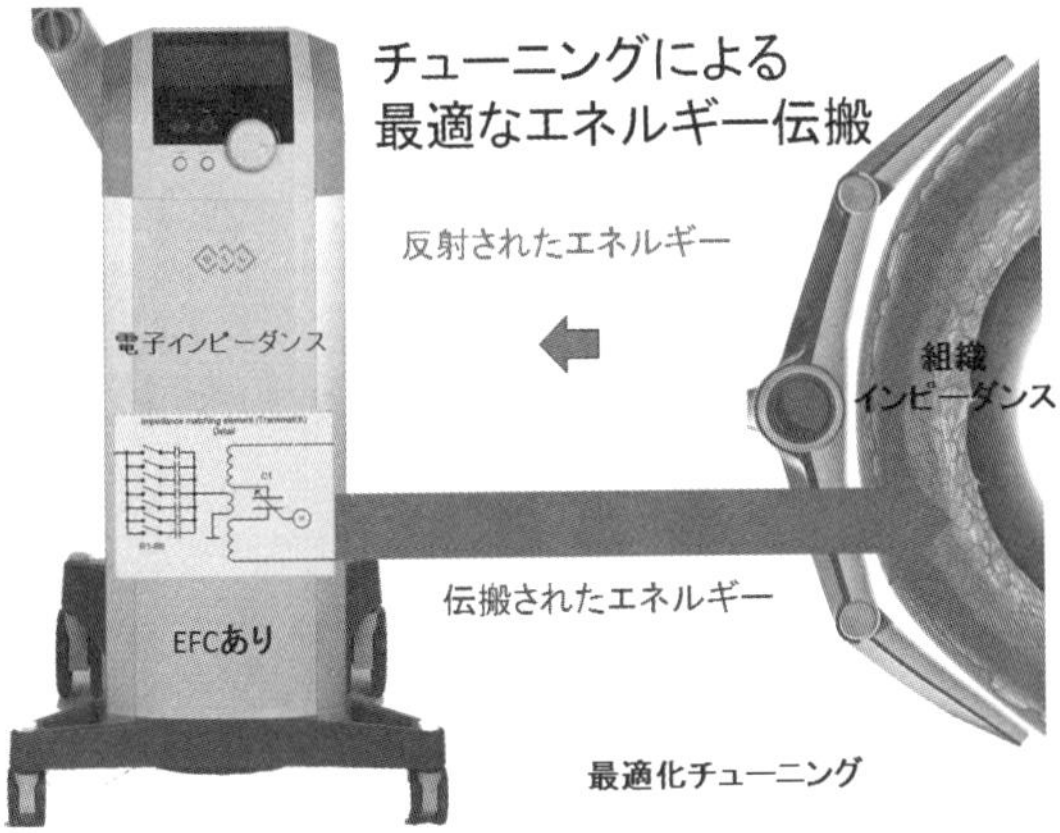
チューニングによる
最適なエネルギー伝搬
反射されたエネルギー
電子インピーダンス
組織
インピーダンス
伝搬されたエネルギー
EFCあり
最適化チューニング

〈ヴァンキッシュのシステム〉

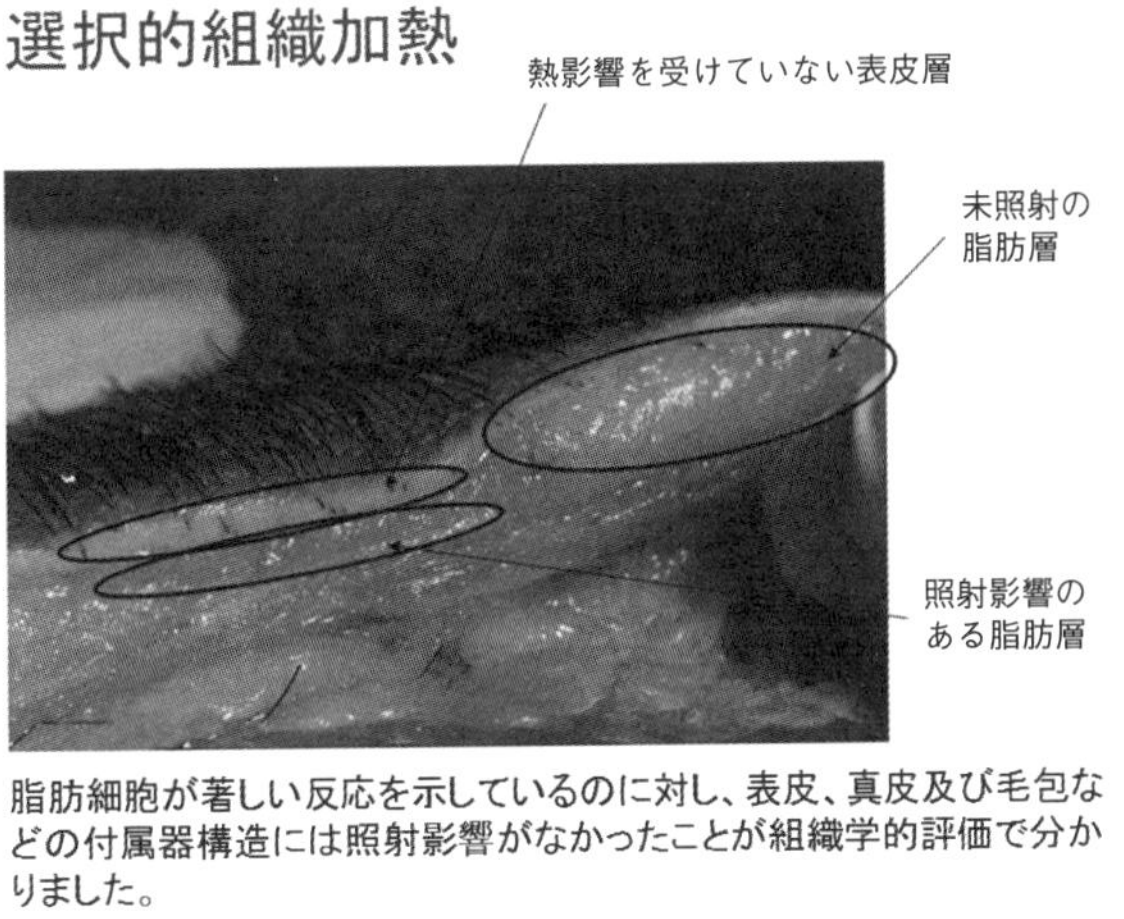
選択的組織加熱
熱影響を受けていない表皮層
未照射の
脂肪層
照射影響の
ある脂肪層
脂肪細胞が著しい反応を示しているのに対し、表皮、真皮及び毛包などの付属器構造には照射影響がなかったことが組織学的評価で分かりました。

〈ヴァンキッシュの脂肪層への影響〉

脂肪細胞の減少(ヒストロジー)

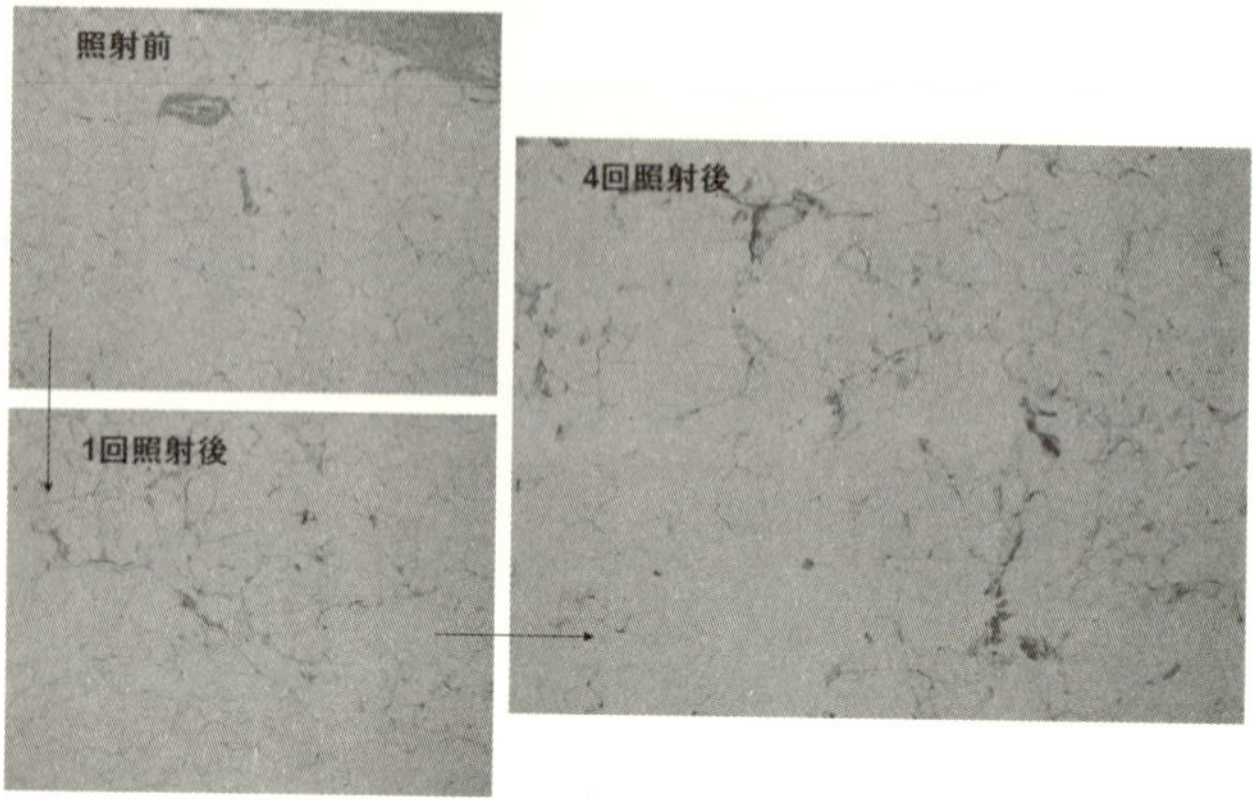

〈ヴァンキッシュ治療後のアポトーシス　組織像〉

体積の減少

脂肪層の計測

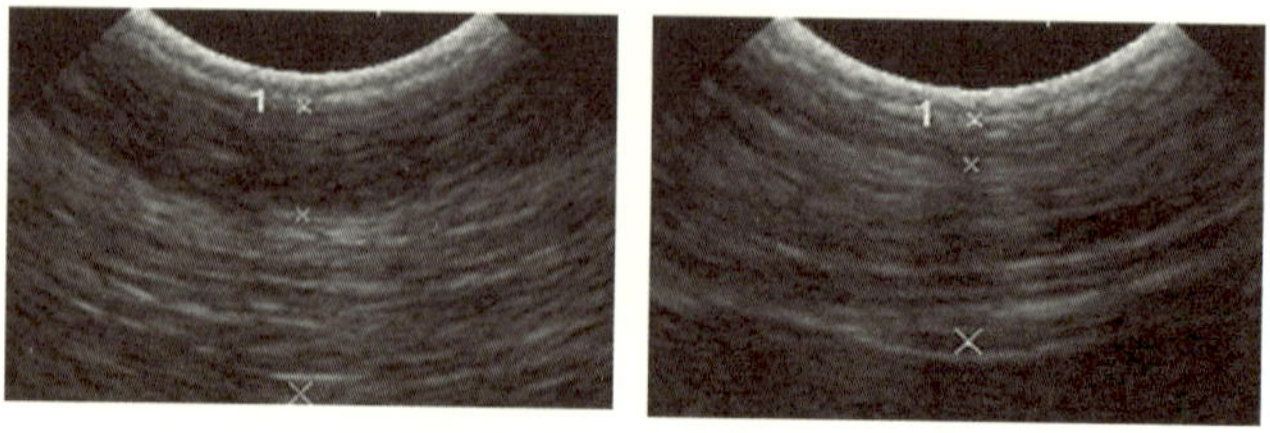

照射前
皮下脂肪層 7.6 mm

4回照射後
皮下脂肪層 2.9 mm

約60%の減少

〈ヴァンキッシュ治療前後の超音波診断画像〉

ＲＦエネルギーを非接触で照射できる専用パネルを痩せたい部分にセットし、照射します。ＲＦエネルギーは脂肪細胞に直接作用し、広範囲の脂肪細胞がアポトーシス（細胞死）状態に導かれます。アポトーシスを起こした脂肪細胞は、老廃物として代謝されて体外に排出され、脂肪細胞数が減少するため、リバウンドも少ないのです。

無痛で暖かいＲＦエネルギーを浴び三〇分寝ているだけで、気になる部分をサイズダウンできる！　夢の痩身治療なのです。

★ヴァンキッシュのメカニズム〈世界初　非接触型マルチポーラＲＦ〉

非接触型マルチポーラＲＦを採用。通常のＲＦの機械は、モノポーラ式またはバイポーラ式といってハンドピースの照射部に電極が一つか二つで、ジェルを塗った皮膚にその電極部を密着させてエネルギーを照射し、接触状態が悪いと火傷になります。

照射パネルは、可変式のドーム状で痩せたい部分に被せるように使用します（非接触）。ドーム状のパネルの左右の極性が一秒間に二七〇〇万回交代し、無数の電極からエネルギーの照射状態が作り出され、脂肪細胞を温めます。皮膚に電極を密着させる必要がなく熱傷の心配もなく、冷却も不要です。

ヴァンキッシュの秘密はその周波数にあります。レーザー光は、波長と呼ばれる種類によって、メラニンに反応するものは脱毛やシミ取りに、ヘモグロビン（血液）に反応するものは赤アザや毛細血管の治療に、水分に反応するものは、しわやたるみの治療といった

マルチポーラ・セレクティブ RF

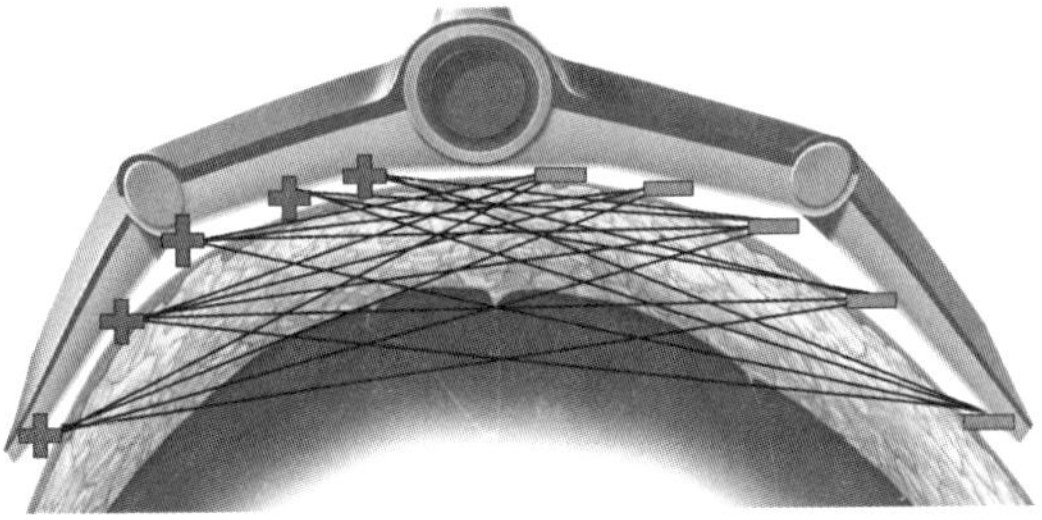

- 交互に＋と－が入れ替わる複数の電極から同時に照射されたエネルギーが世界初の非接触で選択的なRFエネルギーの電磁場を形成します。
- 初めての本当のマルチポーラデザイン
- 大きなスポットサイズ

VANQUISH™

〈ヴァンキッシュによるRF照射〉

作用深度

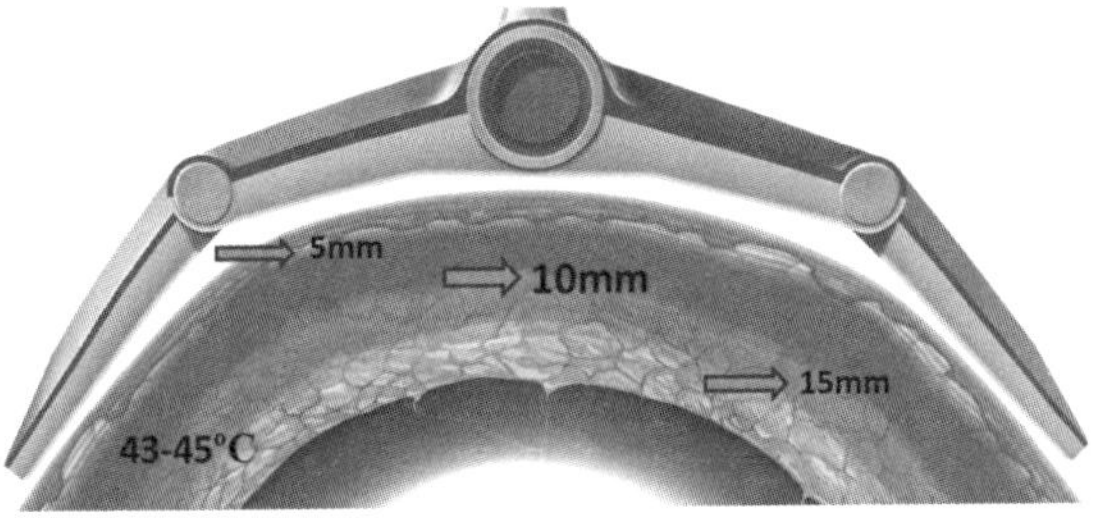

- 焦点距離は、表皮より約10mm下部
- 表皮より5mm～15mmにある組織を均一に43度～45度に加熱。

VANQUISH™

〈ヴァンキッシュ治療ターゲット〉

ように目的に合わせて使い分けられています。

RFエネルギーも周波数といった種類によって、皮膚や脂肪、筋肉といった組織のどこに作用しやすいかといった特性があります。

BTLテクノロジーズ社は、皮膚・脂肪組織・筋肉でのエネルギーの導電性（流れやすさ）と分極性（分解されやすさ）のデータに着目し、皮膚や筋肉を温めにくく、脂肪を温めやすい周波数を採用した痩身機器の開発から生まれたのが、ヴァンキッシュです。


ヴァンキッシュ治療は、最初の五分〜一〇分で皮膚温度は四〇℃前後に上昇します。この時、皮下五㎜〜一五㎜ぐらいの部分の脂肪組織温度は、アポトーシスと呼ばれる細胞死を起こすのに必要な四五℃前後まで上昇しています。四〇℃は入浴の温かい程度ですが、皮下脂肪は細胞が死んでしまうような温度まで熱くなっているのです。しかし、脂肪細胞には神経がないため痛みや熱さを感じません。アポトーシスを起こした脂肪細胞は、老廃物として体外に排出されます。

痛みもなく三〇分エネルギー照射を続けて、治療は終了です。

★ヴァンキッシュ治療の実際

ベッドに横たわり、スペーサーとよばれるシートを皮膚の上にのせ、アプリケーターとよばれる照射パネルをセットし治療を行います。

照射パネルは二〇cm×七〇cmと大きく、一度に広範囲の照射が行えます（腹部＋脇腹など）。治療が終了したら、軽く汗を拭く程度ですぐに帰宅することができます（ノーダウンタイム）。

治療は、通常一～二週間に一度のペースで五回～一〇回行います。効果には個人差がありますが、一カ月後から徐々に効果が表れます。米国の臨床試験では、腹部の四回治療で平均五cm～一三cmのサイズダウンが報告されています。

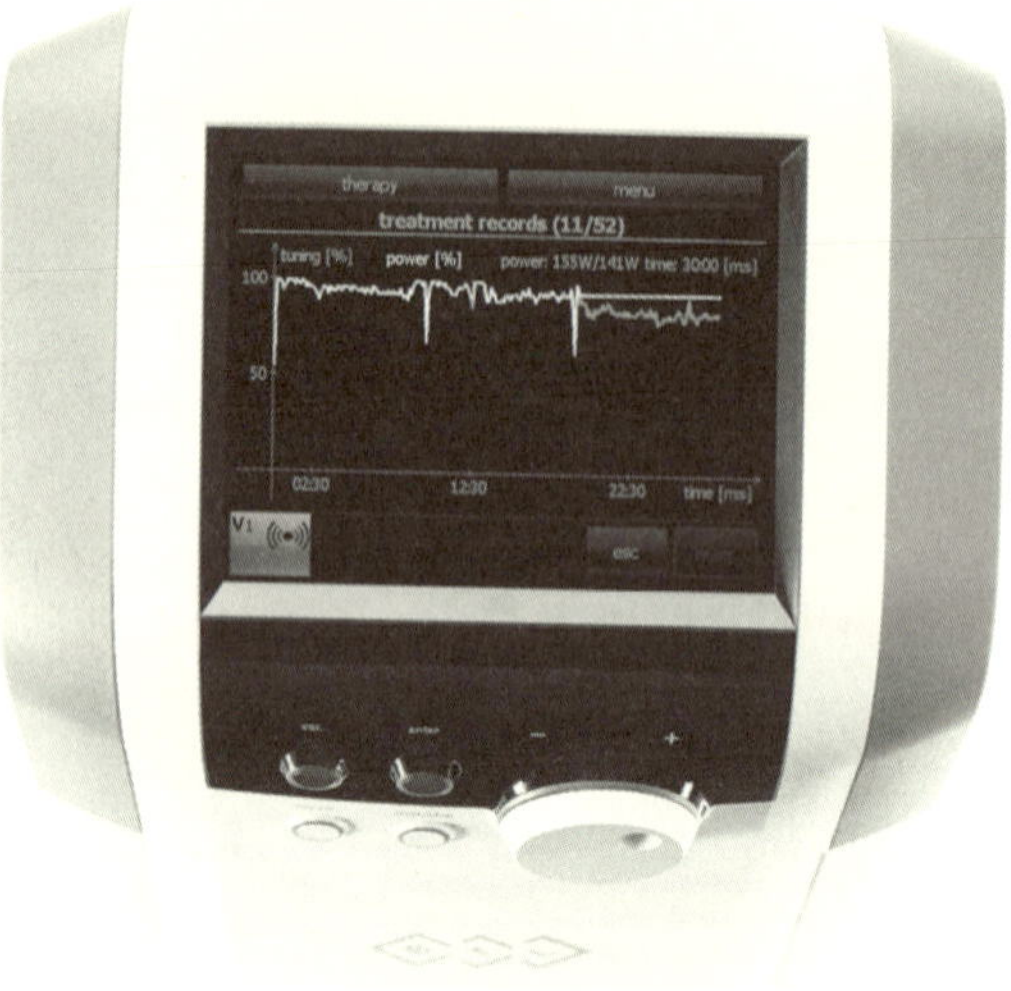

VQ装置画面

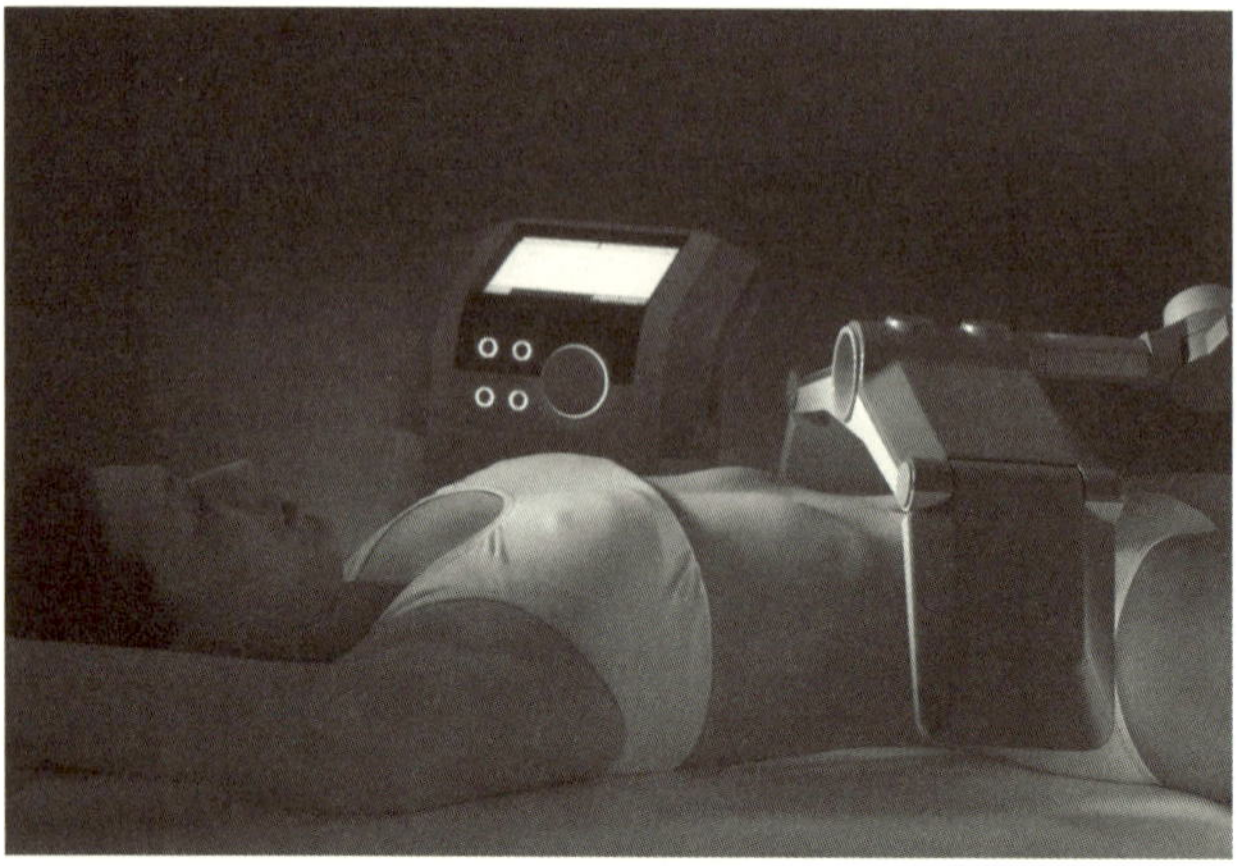

ヴァンキッシュ治療システム

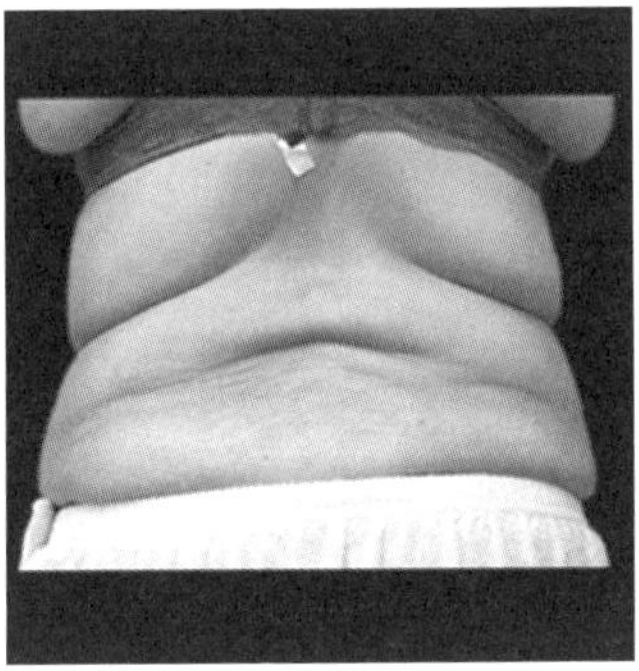

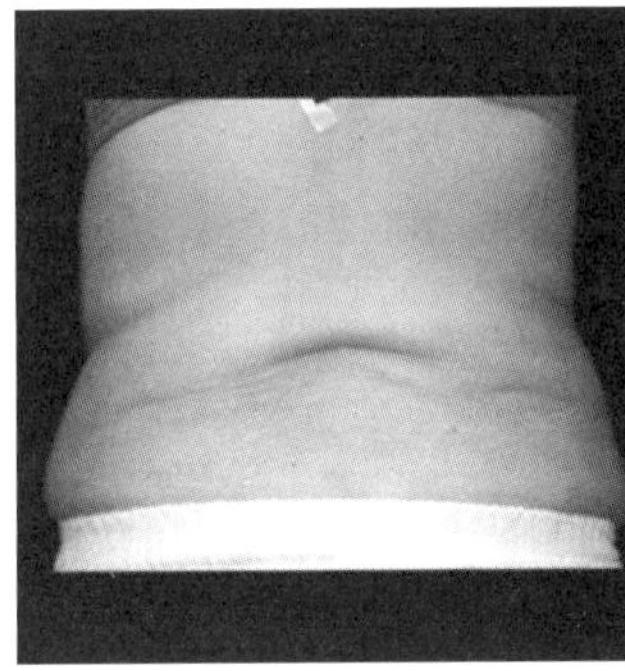

治療前　→　治療後

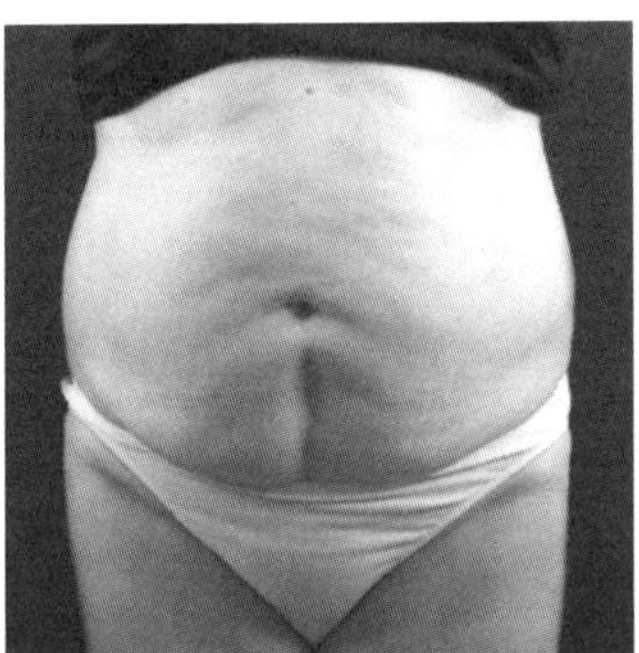

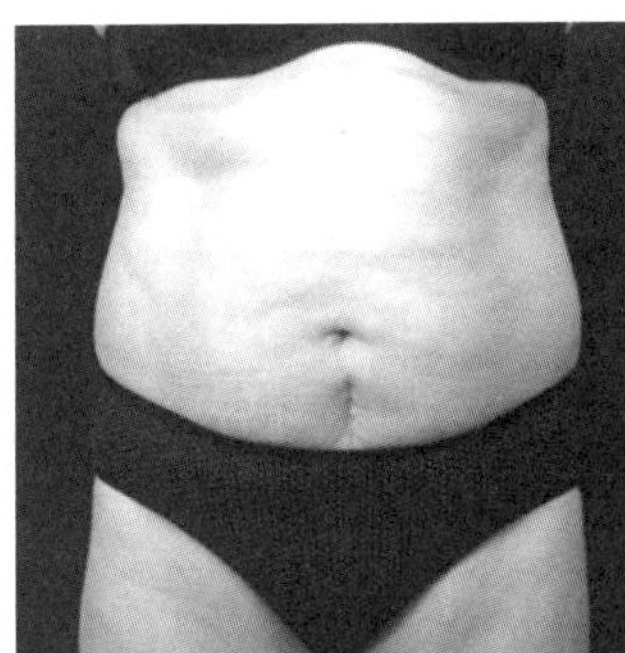

治療前　→　治療4回後

内臓脂肪も減少します

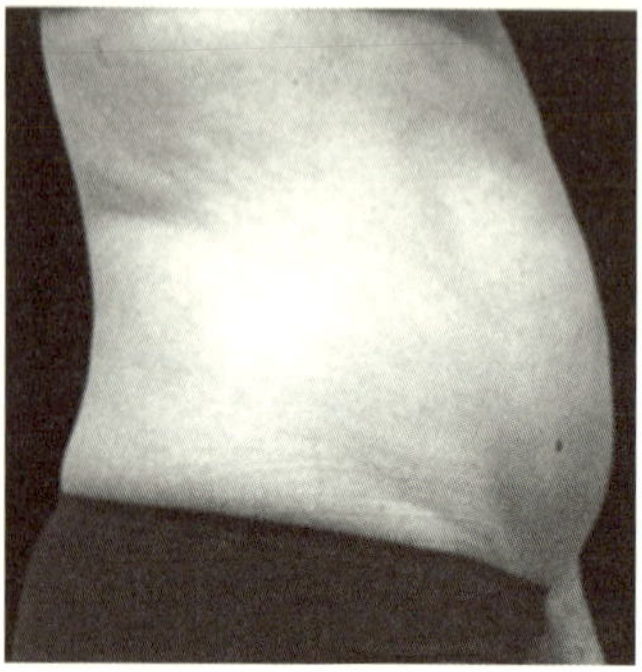

治療前

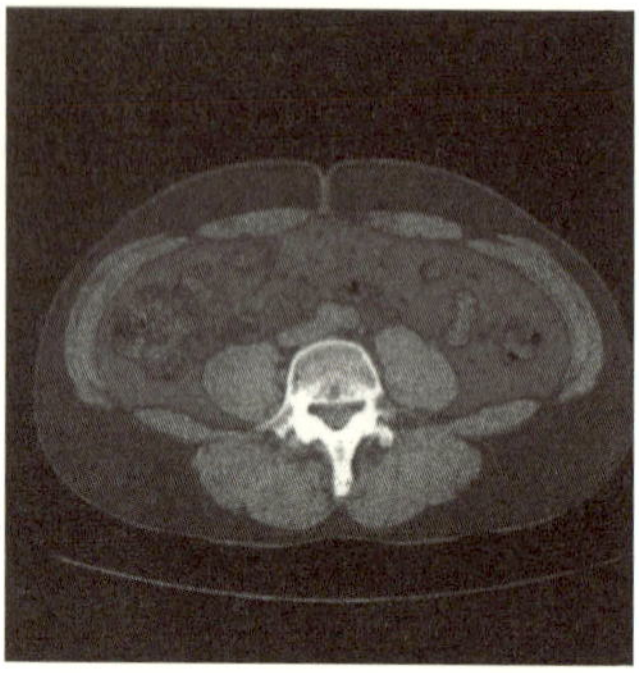

ヴァンキッシュ前のCT画像

↓

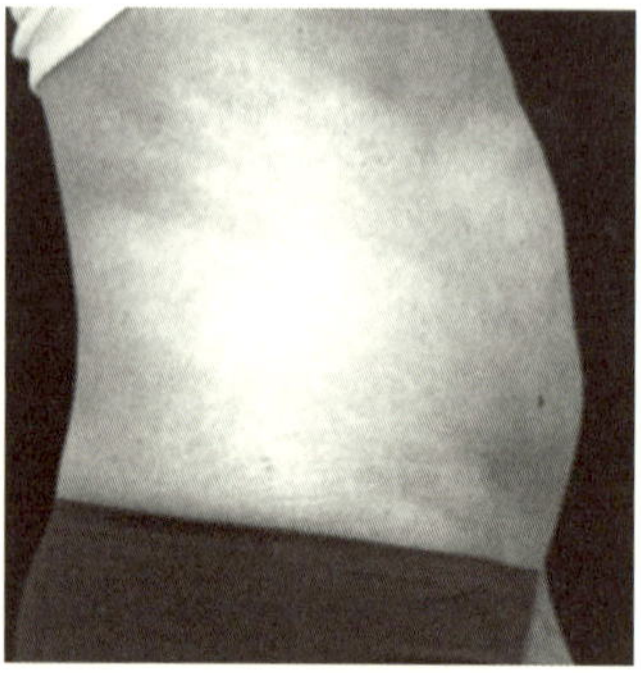

治療４回後

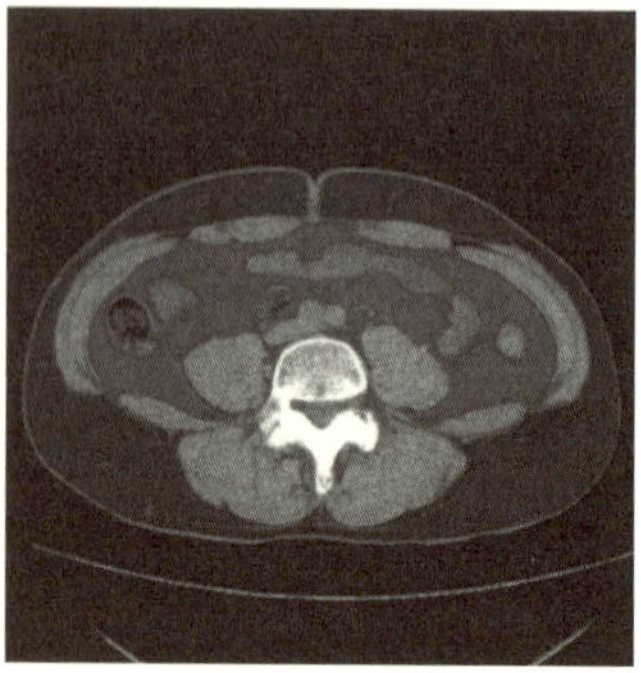

治療後のCT画像

★メディカルダイエット

専門医の管理の下で行う健康的なダイエットです。各検査を行って、栄養情報、腸内細菌のバランス、活性酸素の状態を把握してオーダーメイドのダイエットプランを作成します。多くのトップアスリートも当院で行っています。

1：オリゴスキャン
2：体組成率検査
3：一般血液検査、血圧測定
4：尿検査
5：アミノ酸他各種サプリメントによる脂肪燃焼活性化
6：ゼニカルによる摂取脂肪除去
7：漢方薬・防風通聖散による脂肪燃焼
8：サノレックスによる食欲抑制

9：ファイバープロによる腸内クレンジング
10：善玉腸内細菌製剤による腸管運動活性化
11：便秘薬による便通促進
12：ヴァンキッシュによる脂肪分解
13：栄養指導、エクササイズ
14：専門医による診療とレクチャー、ビデオ解説・トレーニング指導

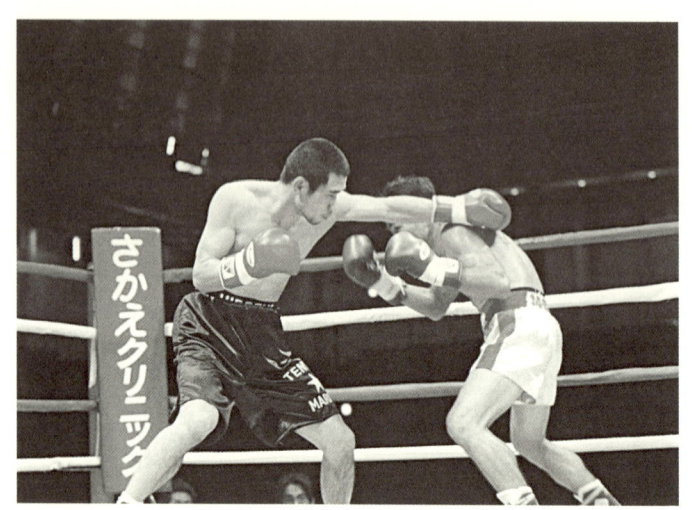

プロボクサーの科学ダイエットをサポート

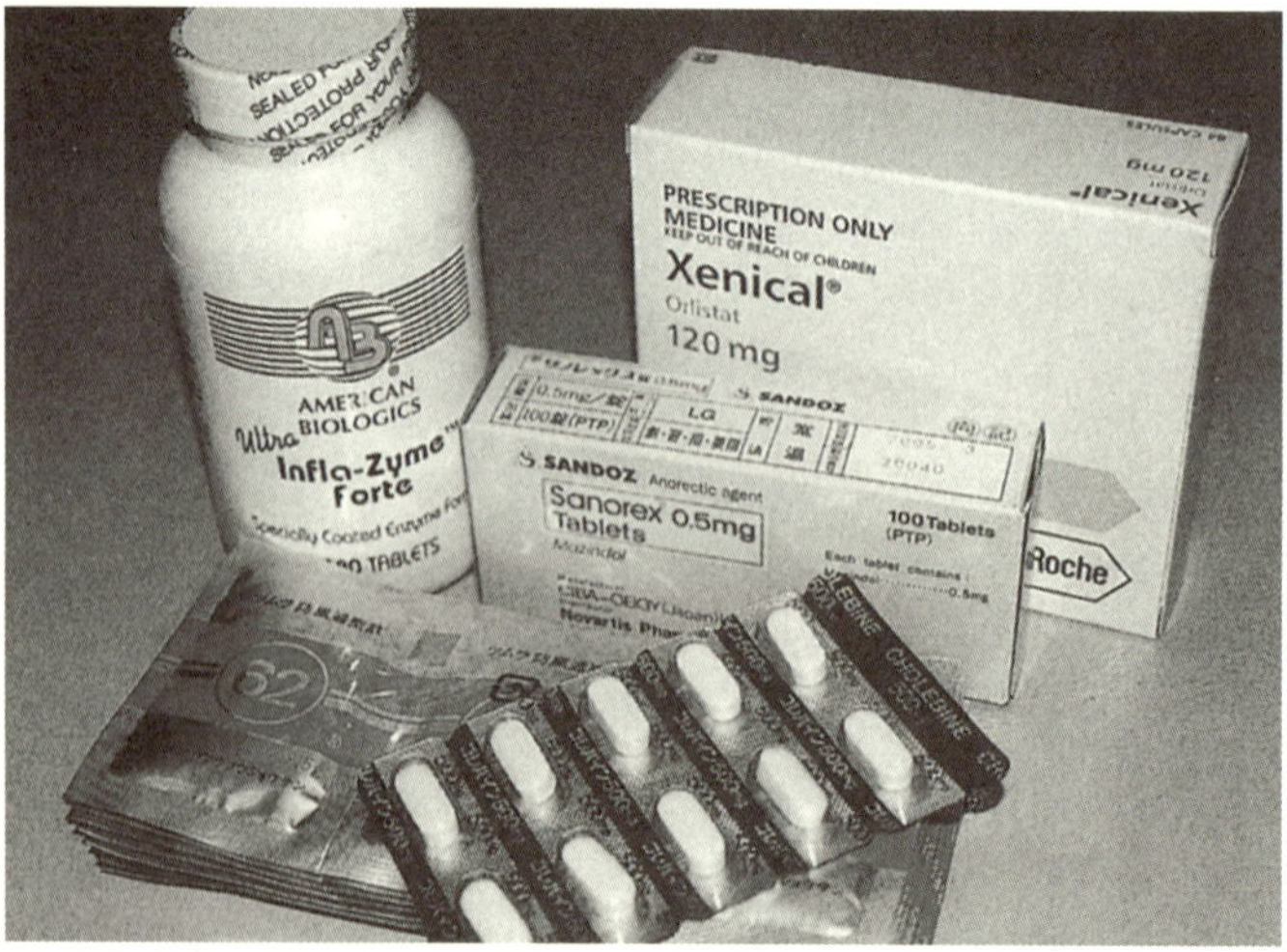

メディカルダイエットで使用する医薬品とサプリメント

★話題のダイエット特効薬〈ゼニカル〉

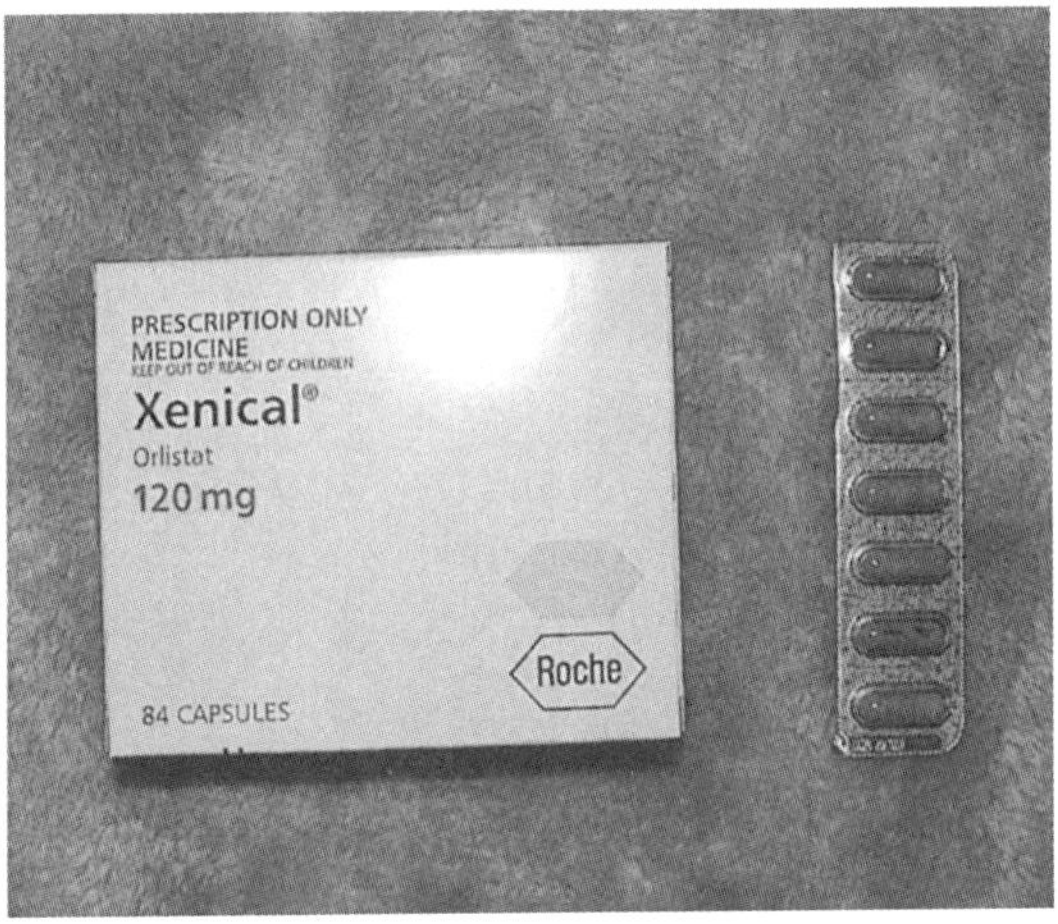

ゼニカル

〝ゼニカル〟はその脂肪分解酵素〝リパーゼ〟の働きを抑制し、約三〇％強の脂肪を分解吸収させません。

したがって、必要以上の脂肪を体内にエネルギーとして蓄えることが出来ないので、自然に減量へ導くこととなります。

〝ゼニカル〟は体内に吸収されることがほとんど無いため、副作用が極めて少ない医薬品です。

第15章

もっと美しくなるための〈最先端美容治療〉

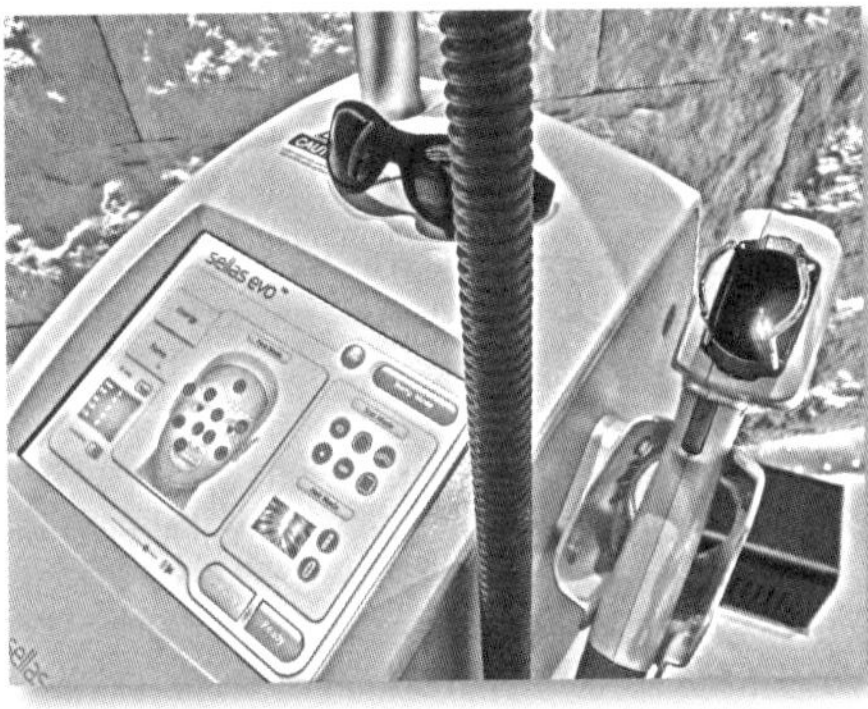

フラクショナルレーザーの治療プログラムシステム

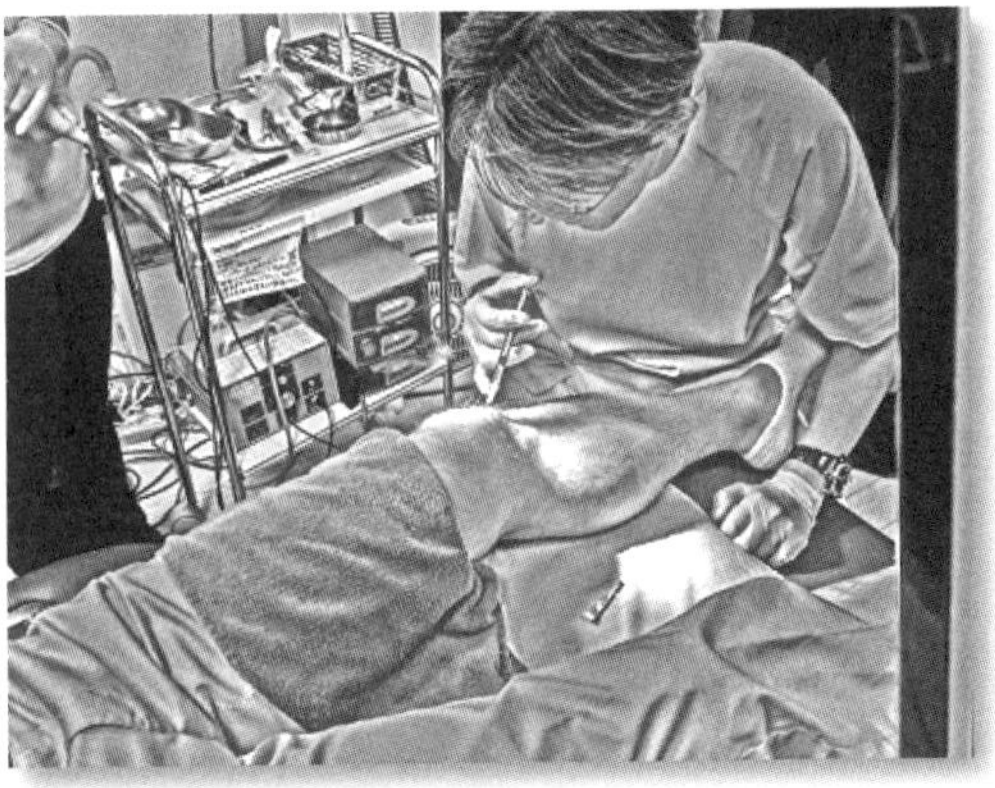

オリンピック日本代表アスリートへPRP療法を行う

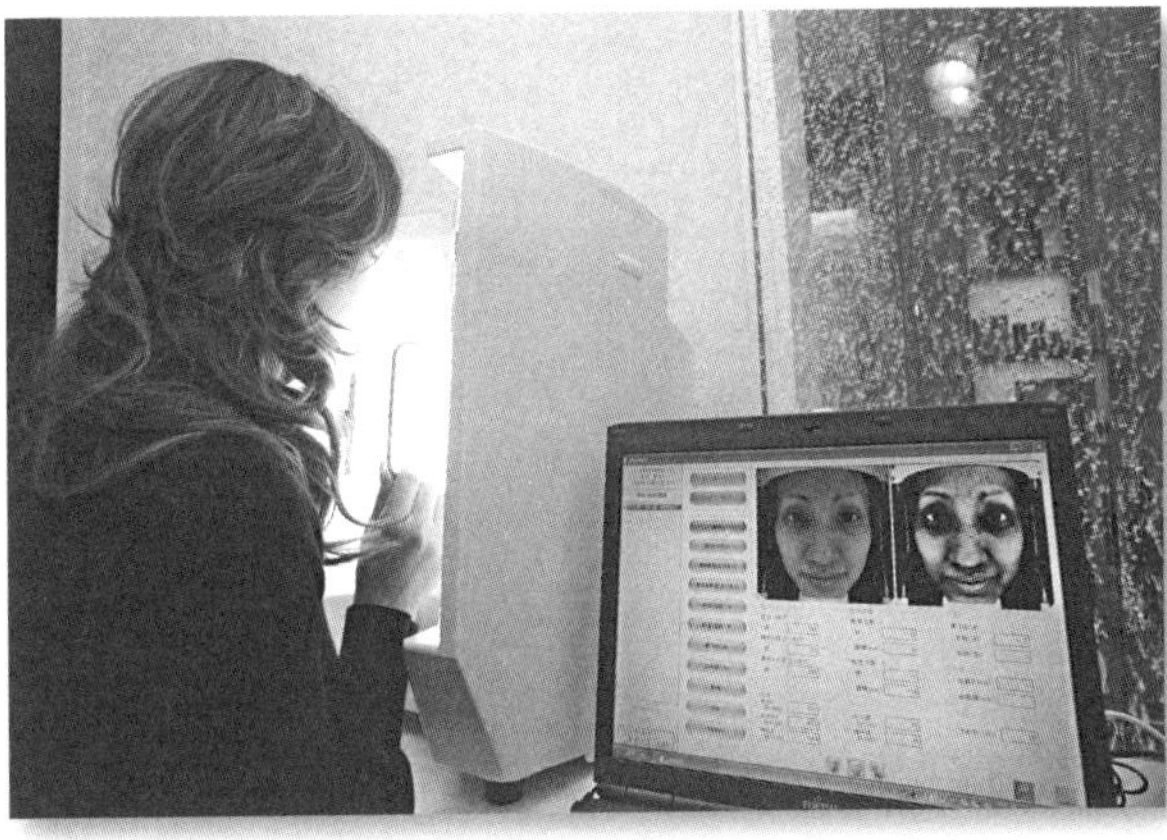

ロボスキンアナライザー

★最先端の若返り治療〈PRP療法〉

最近、自分の血小板を用いた若返り治療法が注目を集めています。PRP治療法はいわゆる再生医療の一分野です。

再生医療とPRP

自己細胞を利用した組織再生と若返りを行うものに、自己血小板を用いたPRP注入療法があります。PRPとはPlatelet Rich Plasma（多血小板血漿）の略でこの治療法は自分の血小板の濃度を高めて使用することから、正式には多血小板血漿注入療法と呼ばれています。

この治療法は自分の血液から採った血小板を使うため拒否反応がなく、病気がうつる心配もない安全な方法です。PRP注入療法による組織の若返りや、しわの軽減などの美容分野への応用は、二〇〇六年に日本で初めて開発されました。

血小板は二つの働きを持っています。

一つは止血効果（出血を止める働き）で、二つめが創傷治癒効果（できた傷を治す働き）です。

血小板がなぜ傷の治療や若返りに効果があるのか

血小板は、内部に貯蔵顆粒を持っていて、貯蔵顆粒は三種類の顆粒（lysosomal顆粒、dense顆粒、alpha顆粒）から成り立っていて、alpha顆粒には増殖因子の貯蔵がされています。

血小板は血管中を循環している間は休眠状態（不活性）ですが、傷ができると活性化し、まず止血のために凝固を促進し、そして傷の治療のため、組織修復に必要な増殖因子を放出します。

血小板から放出される増殖因子には、多くの役割があります。

ＰＲＰ療法とそのメカニズム

ＰＲＰ療法は血小板が持っている、傷を治し、組織を修復し若返らせる力を増加、加速促進させる治療法です。高濃度の血小板（ＰＲＰ）を作り、創傷治癒をさらに促進させるように働かせます。そのためには高濃度の血小板の採取とその活性化が必要になります。

血小板に含まれたα顆粒は凝固開始から一〇分以内に分解、一時間以内に増殖因子前駆物質の九〇％以上を放出します。血漿に含まれているフィブリンとフィブロネクチン、および血小板のα顆粒から出たビトロネクチンが、強力に作用し組織再生が著しく促進されます。

大きな治療効果に必要な血漿の血小板数については色々な意見がありますが、百万／μLまたは通常の血小板数（二〇万／μL）の四～七倍で臨床上効果があるといわれています。

人の血液中の血球は普通、赤血球が九六％、白血球が三％、血小板が一％程度です。ＰＲＰは血小板の濃度が約九四％～九六％で、残りは少しの赤血球と白血球です。血小板の数を増すことで、治癒に有用な影響を及ぼす増殖因子の作用を強めるのがＰＲＰの使用の意義です。

ＰＲＰは血小板の濃縮液なので、それは同時に傷の修復の過程で、積極的に血小板から放出される七つの基本的な蛋白質成長因子の濃縮液です。

これらの七つの成長因子は、血小板成長因子の三つの異性体、ＰＤＧＥαα、ＰＤＧＦββ及びＰＤＧＦαβ、と二つのトランスフォーミング成長因子、ＴＧＦβ1とＴＧＦβ2、血管内皮増殖因子、ＥＧＦです。

ＰＲＰはどのように機能するのか

ＰＲＰの作用は血小板中のα顆粒が放出する成長因子によります。これらの成長因子の放出は、凝固反応の過程で開始され、凝固開始後一〇分以内に始まります。その時点で合成されていた九五％以上の成長因子は一時間以内に放出されます。

ほとんどの成長因子と同じように、血小板中のα顆粒中の成長因子は、働き出すまでには一定の過程が必要で、その過程で生物的活性を持った完全なものとなります。

PRPの美容と若返りへの応用の実際と症例

ＰＲＰ注入による皮膚組織の若返り治療法は自己の細胞を利用するため、この療法を自己細胞による若返りを意味するＡＣＲ療法（Autologus Cell Rejuvenation）とも言われています。

自分自身の血液を二〇cc程度利用するだけですから、特に副作用もなく、アレルギー反応もありません。治療効果には個人差がありますが、おおむね一～三カ月程度かけて肌状態の改善が実感できます。効果も一～二年程度持続します。

（PRP注入療法・多血小板療法）の特徴

コラーゲン・ヒアルロン酸では得られない治療効果！

＊しわ・たるみ・きめの改善

＊安全・簡単

＊自分の力で蘇る
＊腫れや内出血などダウンタイムもほとんど無く、すぐにお化粧も可能

ACR療法（多血小板療法）での治療可能部位
＊目の下の小じわ
＊目の下のクマ・ふくらみ・たるみ
＊ほうれい線
＊おでこのしわ
＊唇の縦じわ
＊ニキビ・ニキビ痕
＊火傷
＊皮膚外傷
＊皮膚壊死
＊テニス肘
＊ゴルフ肘

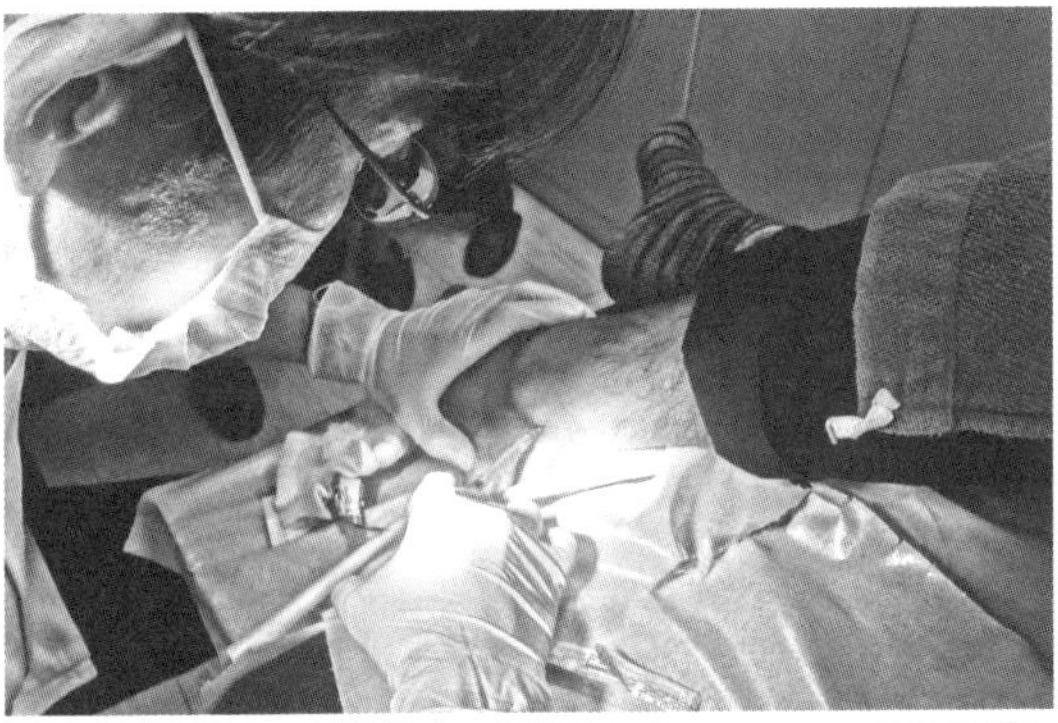

オリンピック日本代表アスリートへのPRP療法施術

＊肉離れ
＊アキレス腱障害
＊靭帯損傷

ＰＲＰ療法の流れ

まず自分の血液を二〇ccほど採血します。

最近、非常に安全で性能の良いＰＲＰ作成用のマイセルキット（My Cells kit）がイスラエルから発売されました。これによりクリニックでも安全にＰＲＰ療法ができるようになりました。マイセルキットはアメリカのＦＤＡおよびヨーロッパＣＥマークを唯一取得した非常に安全性の高いものです。

高品質のＰＲＰキットでＦＤＡが生体内投与を認可した唯一の製品です。

採血された血液は遠心分離され、血小板を含んだ血漿部分と赤血球とに、ゲルセパレーターの働きで分離されます。この血漿の下の部分約一ccに高濃度の血小板が集まっていて、この部分をＰＲＰと呼びます。この部分のみを注射器に取り、治療に使用します。

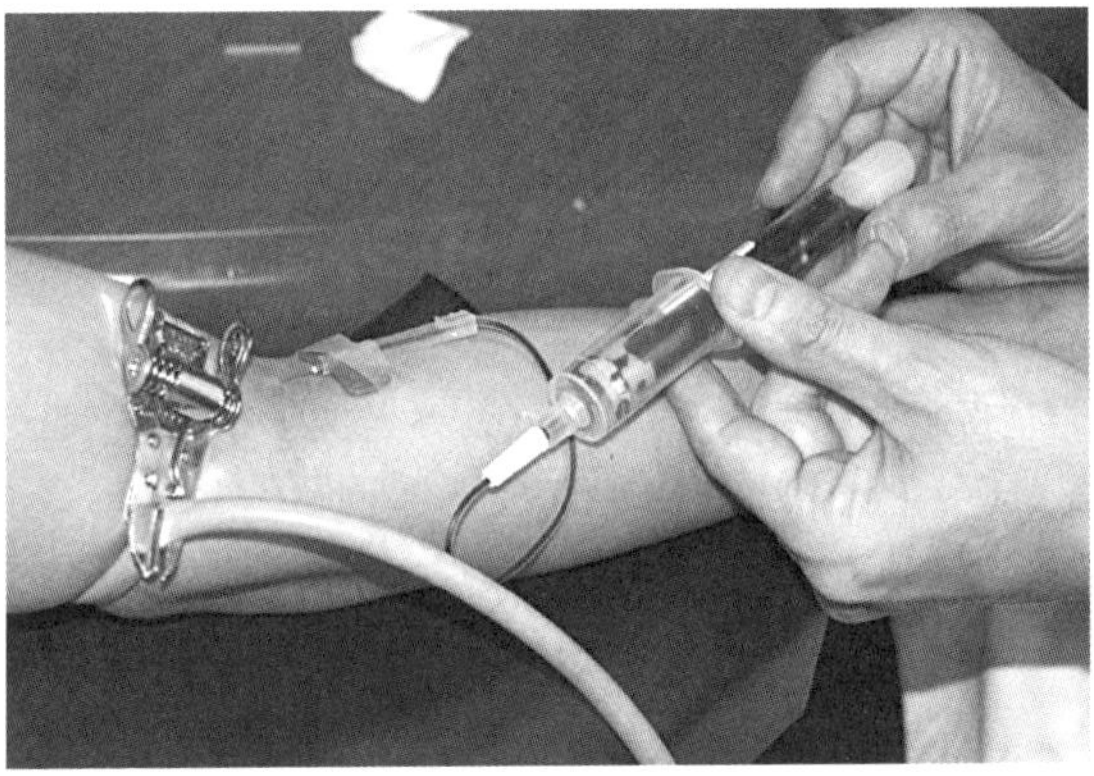

自らの血液を採取

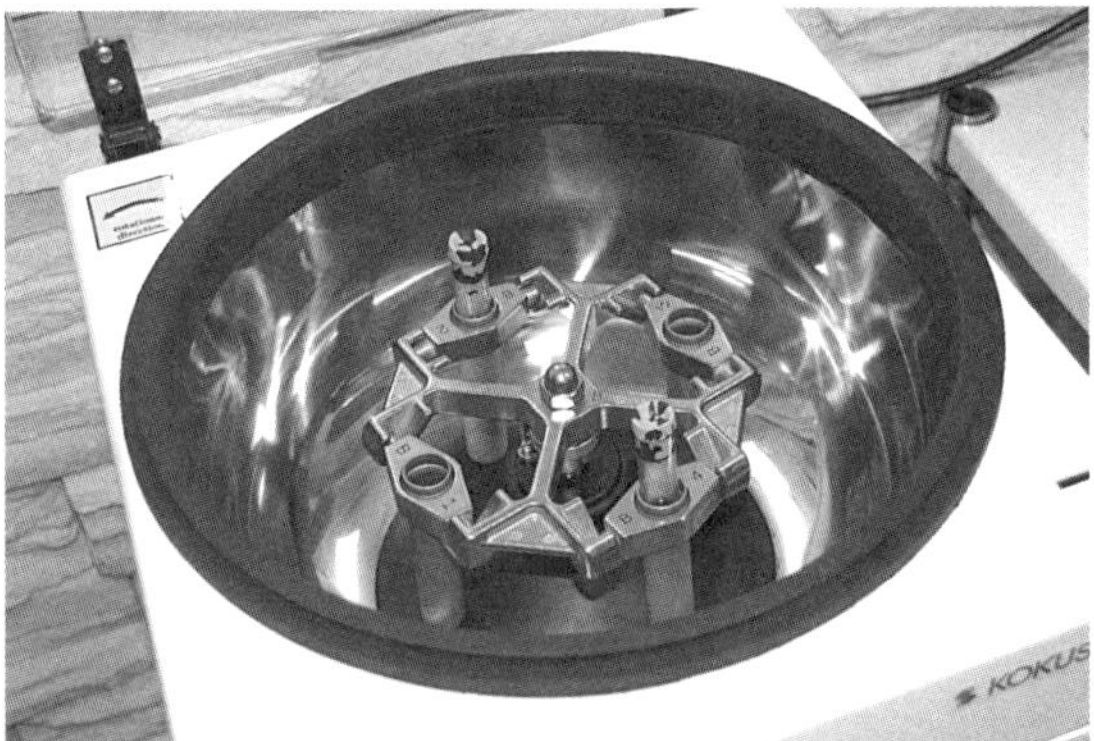

遠心分離機で採血した血液を7分間3500回転で血液成分を分離させる

マイセルキットで採取されたＰＲＰの注入法は、真皮内及び皮下組織に細い注射針を使って、細かく点状に注入するメソセラピー法と、ほうれい線などに沿って線状に注入する方法とがありますが、どちらも一カ所〇・〇五cc～〇・一cc程度です。

特に目の下の小じわやたるみの改善効果が大きく、額、眉間、法令線、首のしわなどに注入します。

マイセルによるＰＲＰ臨床注入効果症例

ＰＲＰの他領域への応用

安全で臨床効果の優れた自己の血液を使うＰＲＰ療法は、美容分野のみならず歯科領域、関節炎、腱鞘炎など整形外科分野への実用化がすでに米国を中心に進んでいます。

国内では、アンチエイジング治療として美容分野へ導入され広く

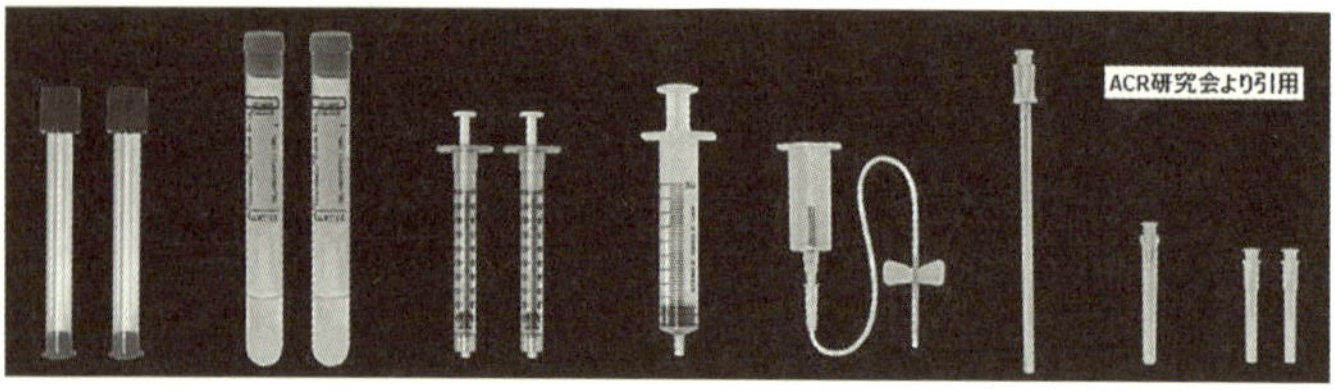

マイセルキット

普及しておりますが、施術者の能力や使用するキットの質により、効果も大きく異なる場合があります。

当院では、豊富なＰＲＰ臨床症例とスポーツ診療部でのアスリートケアの経験から、国内でも今後普及すると考えられるＰＲＰ療法のアスリートへの施術の臨床実験・研究をスタートしました。

慎重にその経過と効果、手技、注入量、注入部位、プロトコールを検討し、**株式会社ベリタス**様のご協力によって順天堂大学医学部総合診療科の小林弘幸教授の下、臨床研究を進めています。

すでに海外ではＮＢＡ、メジャーリーグで活躍するトップアスリート、オリンピック金メダリストらがＰＲＰ療法を導入して故障のケアを行っています。

タイガー・ウッズ選手もオフィシャルに、ＰＲＰ療法によるアキレス腱断裂の治療や靭帯損傷の治療を行っていることを公表しました。

当院では、国内で初めてＰＲＰ療法を美容目的以外でアスリートのアキレス腱周囲炎の治療に行いました。

陸上男子一一〇ＭＨのアテネ、北京五輪日本代表で元日本記録保持者の内藤真人選手が北京五輪以前からの強いアキレス腱痛に悩み、アキレス腱へのＰＲＰ療法を受けて劇的に痛みが改善しました。

その後、二〇一〇年の日本選手権大会の出場も可能となり五位入賞しました。

内藤選手からの紹介で、世界陸上男子四〇〇Ｍハードルで二度の銅メダルを獲得した為末大選手も故障したアキレス腱と膝蓋靭帯へ、ＰＲＰ療法を行い、レース復帰を果たしました。

ドーピングにならない画期的な治療法として、ますます国内で注目を集めることになると予想されます。

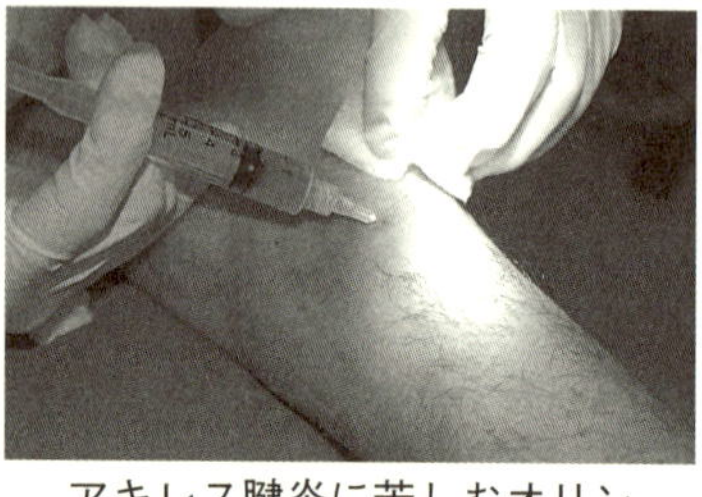

アキレス腱炎に苦しむオリンピック日本代表選手へのPRP治療

火傷や皮膚外傷で大きな治療効果を期待でき、実際、当院でも難治性の三度熱傷への治療としてＰＲＰ療法を行い、目覚ましい効果が見られた症例を経験しました。

ニューヨーク・ヤンキースに所属する、メジャーリーガーのマー君こと田中将大投手が肘の怪我で、手術とは異なる特別な治療を受けたことが次のように報道されたことで益々ＰＲＰ療法に国内でも注目が集まりました。

ヤンキース田中がPRP治療を開始

二〇一四年七月一六日一〇時一九分【ニューヨーク一五日（日本時間一六日）発】ニューヨーク・ポスト紙は右肘靭帯を部分断裂したヤンキースの田中将大投手（二五）が一四日（同一五日）にPRP治療の注射を受け、復帰へ向けての第一歩を踏み出した。

当院でも多くのトップアスリートへの施術を行っていますが、その中でも際立った効果がえられたのは**鈴木徹**選手。

パラリンピック陸上走り高跳び、四大会出場、悲願のメダル獲得を目指します。歩行も困難なほどの膝蓋腱炎で引退を覚悟されていましたが、最後の望みを託したのがPRP療法。為末選手の新聞記事を見て連絡があり、直ちに当院でPRP療法を施行した結果、大幅な痛みの軽減。その後二回施術を行い、全くできなかった練習が再開できロンドンパラリンピック出場。メダル獲得は逃したものの、走り高跳びでは四位入賞、四×一〇〇Mリレーでは四位入賞を果たしました。

アスリートの引退を奇跡的に復活させた治療となりました。

二〇一四年一〇月仁川で開催されましたアジアパラリンピック競技大会、陸上四×一〇〇Mリレーで第三走をつとめ、四五秒一二の日本タイ記録で金メダルを獲得されました。

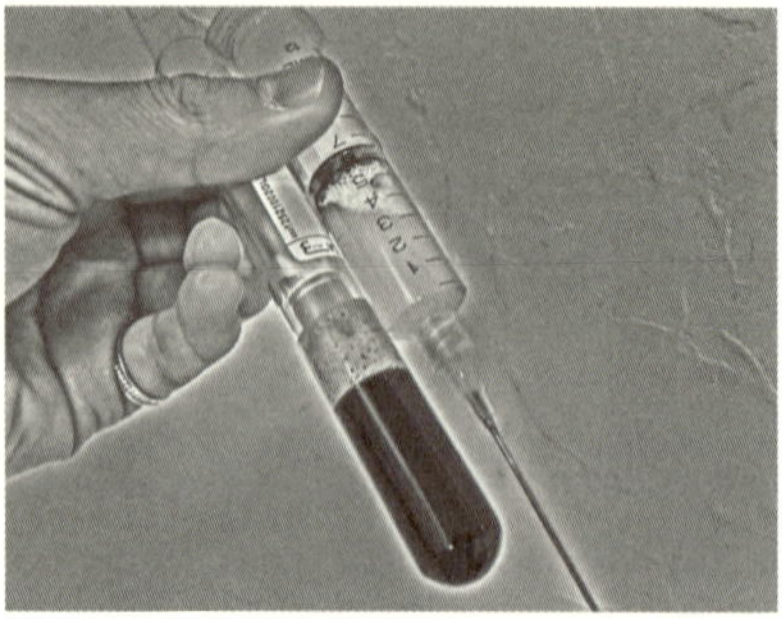

セパレートジェルとフィルターで
分離されたPRPが含まれた血漿

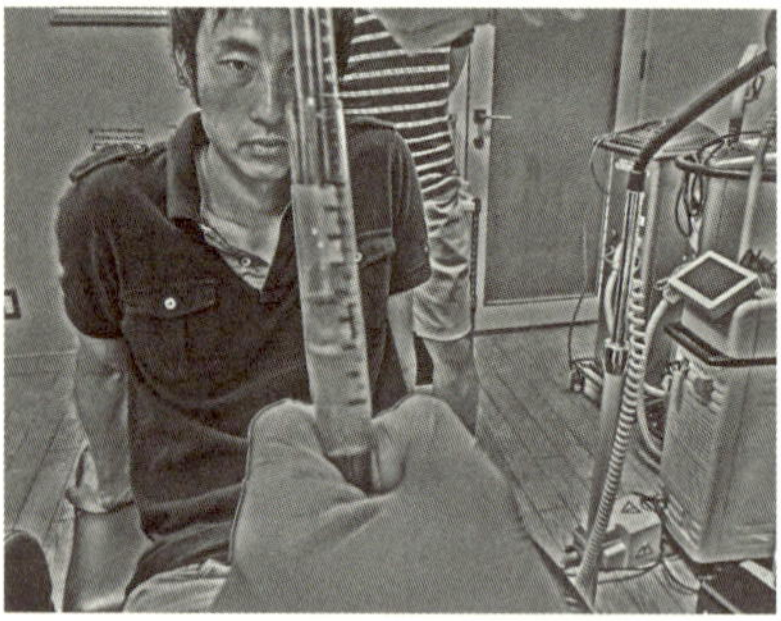

鈴木徹選手へのPRP療法施術

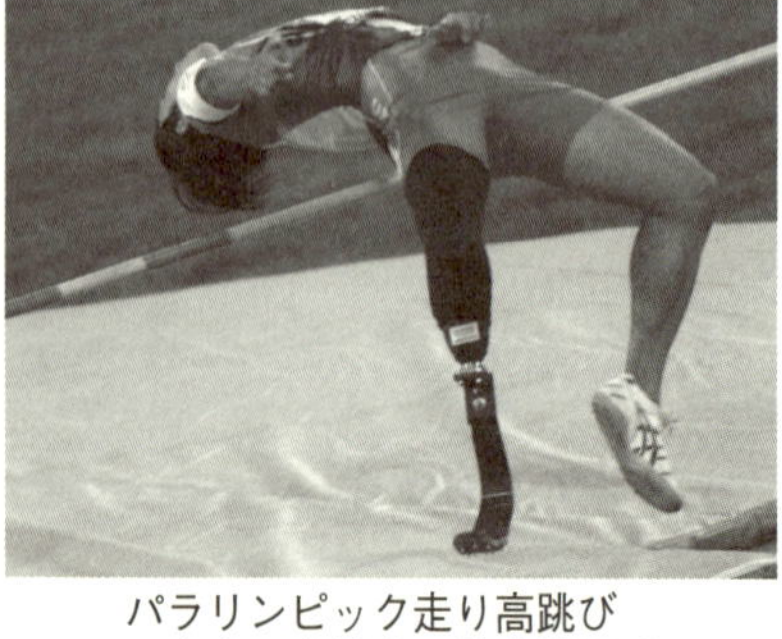

パラリンピック走り高跳び
4大会日本代表の鈴木徹選手

※PRP療法は、PRPを作製するキットによって治療効果が大きく異なります。
当院では必ずマイセルを使用します。
また、他の成長因子との混注はリスクがあるため絶対にお勧めできません。

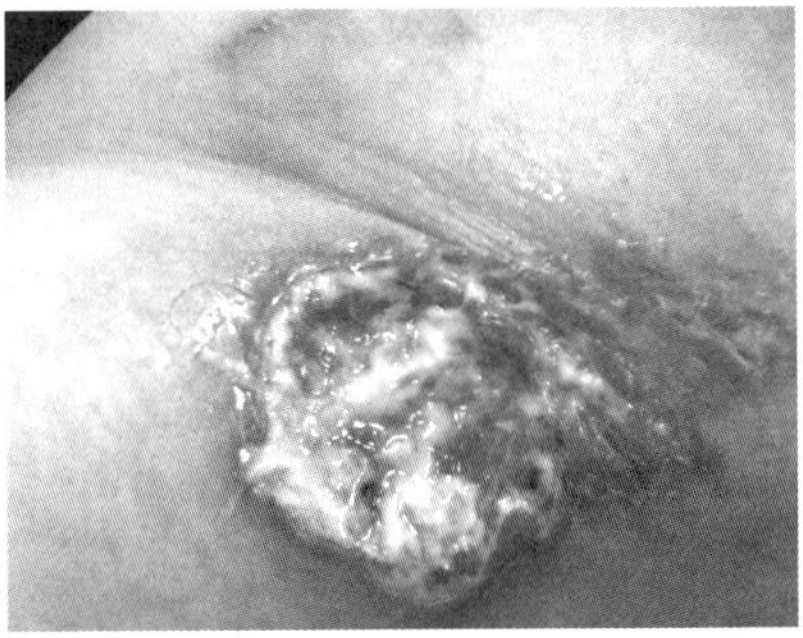

スプレー式の傷を乾燥させる消毒剤で傷が感染を起こし皮膚が壊死を起こしてしまった ↓

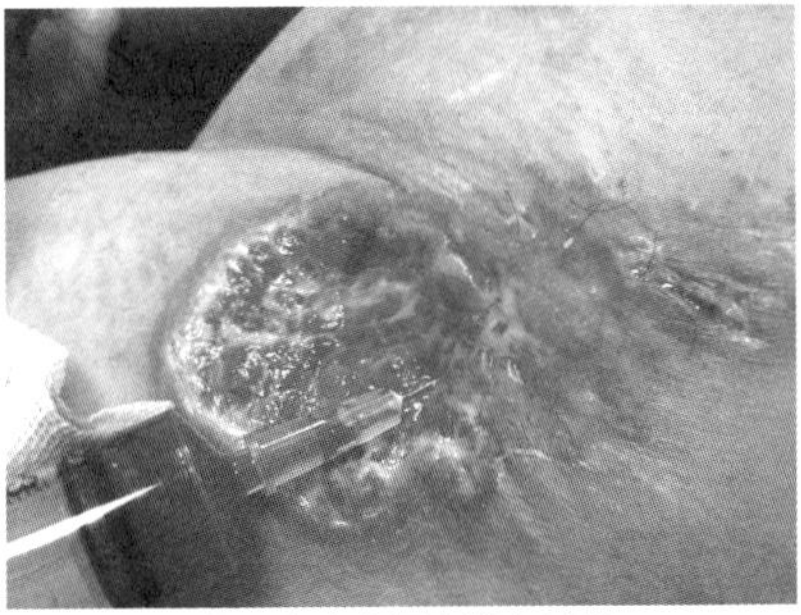

PRPという自己多血小板血漿を創部へ注射して治癒促進を図る ↓

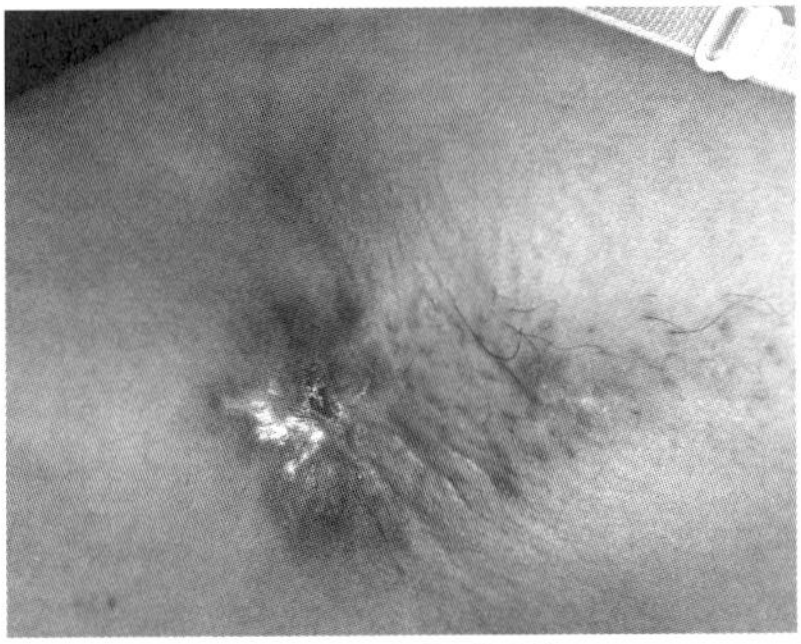

4週間後の傷の状態　肉芽が形成されしっかり上皮化が終了している ↓

★フラクショナルレーザーと再生医療

①今までのレーザー治療

これまでのレーザー治療とは全く異なる、新しい概念によって開発されたのが〝フラクショナルレーザー〟です。従来のレーザー治療は、改善したい病変部にレーザー光を集中させた〝面〟で皮膚に照射していたのに対し、Fractional Resurfacing（フラクショナルリサーフェシング）では、面ではなく、ドット状の無数の細かいレーザー光を、ターゲットとする病変層に照射することができる新しい療法です。

レーザー光を細かくfraction（小分割）することで、皮膚にはレーザー光があたらない部分が残ります。あえて健常な組織と熱ダメージを与えた組織を併存させることで、今までの面による照射では痛みやダメージが強過ぎたり、ダウンタイムの長さの問題等で困難だった治療が、フラクショナルレーザーによって可能になりました。そのため、フラクショナルレーザーは、アブレイティブ（剥離法）とノン・アブレイティブ（非剥離法）の両方のメリットを兼ね備えた治療です。

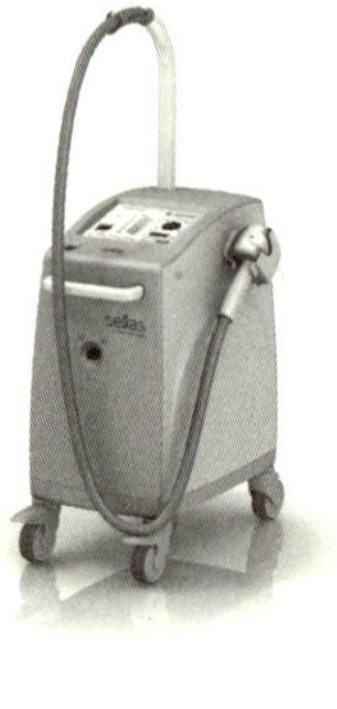

アブレイティブは「切除する」あるいは「溶かす」という意味で、美容医療におけるアブレイティブとは、皮膚にダメージを与える治療になります。

これに対し、ノン・アブレイティブとは、ＩＰＬ等の光治療やイオン導入のように身体への侵襲を伴わない、治療後はそのままメイクをして帰れるような、ダウンタイムの少ない治療のことを指します。特に東洋人は、アブレイティブ治療による色素沈着のリスクが大きいため、可能な限り皮膚に負担のかからない治療法が必要です。

そこで、このフラクショナルレーザーの概念は、完全なノン・アブレイティブでもなく、アブレイティブでもない治療法として注目を浴びました。数％ずつ皮膚を入れ替えていくフラクショナルレーザーはまさしく未来治療です。

②なぜフラクショナルレーザーに注目すべきなのか？

フラクショナルレーザーの特性でもある無数の極細レーザー光により照射された皮膚細胞は、熱により凝固します。照射された周辺細胞は、この刺激により凝固部分を治癒させようと活性化します。そのためコラーゲンの再構築・生成が促進され、新しく皮膚が再生します。

患者様の肌質やパワー設定にもよりますが、通常は二〜三日は発赤が出現、一週間ほど皮膚にざらつきが生じますが、徐々に古い角質、皮膚は剥がれ落ち、新しい再生皮膚に生まれ変わります。この間、皮膚は乾燥しますので、保湿を心がけ、他のレーザー治療と同様に紫外線を避けます。

他には、特に制限なく日常生活が可能で、ダウンタイムが非常に短くメイクも可能です。

多くの治療効果が期待できますが、全体的な効果として皮膚のキメの改善、毛穴がひきしまり、リフティング効果があります。

その効果から、にきび痕治療をご希望の患者様でも、顔全体に照射することで、肌全体のリジュビネーション効果が期待できます。

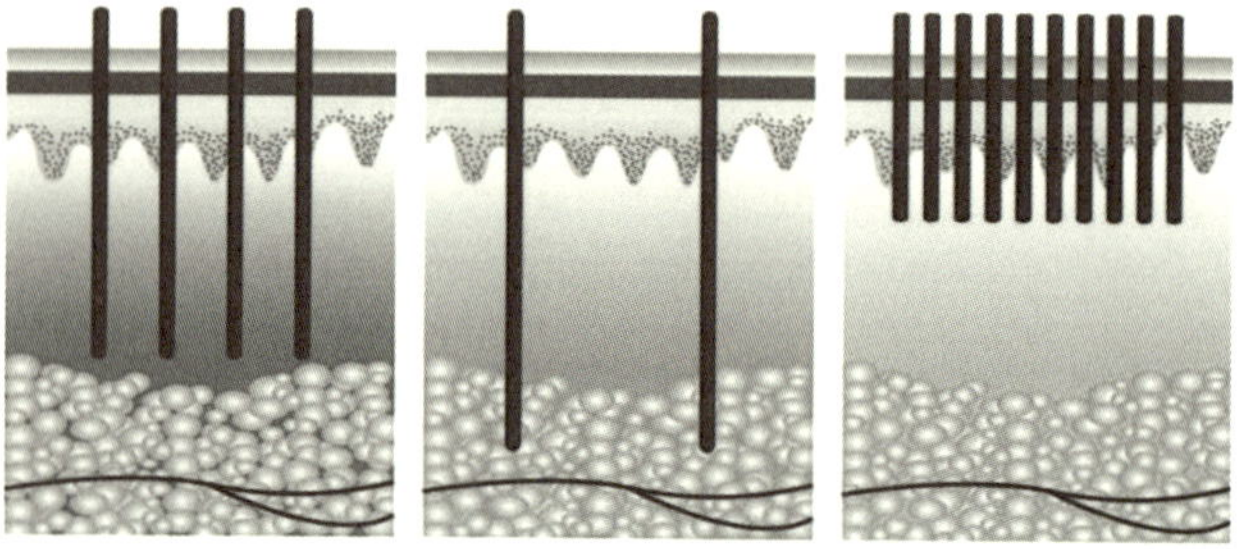

③さかえクリニックのセラス・エボによる治療法
併用治療による相乗効果（グロスファクターの効果）

当院では、セラス・エボという機種を採用しました。このフラクショナルレーザーセラス・エボは一五五〇㎜の波長を使用したエルビウムグラスのファイバーレーザーです。現在、何種ものフラクショナルレーザーが国内では使用されていますが、セラス・エボのレーザー光の直径は約六〇㎛と非常に小さく、髪の毛の先端程です。

このレーザーの特性は、色素ではなく、水分に反応する、そして皮膚に対し垂直にレーザー光が入ります。論理的には極細レーザー光を奥深くまで到達させることが可能です。皮膚の状態により、治療ターゲット層が異なるため、皮膚の比較的深い層を治療するためには、レーザー光を細かく分散させ照射します。

レーザー光を小さく深く照射することができるため、ダウンタイム短縮、また痛みの軽減のメリットがあり

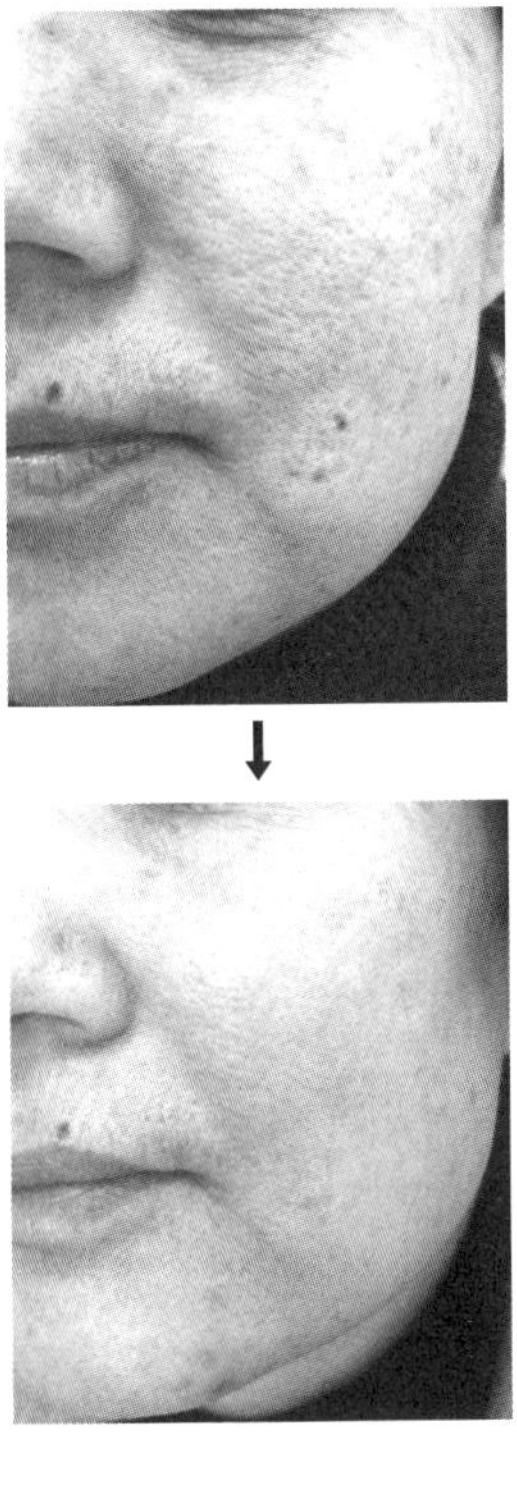

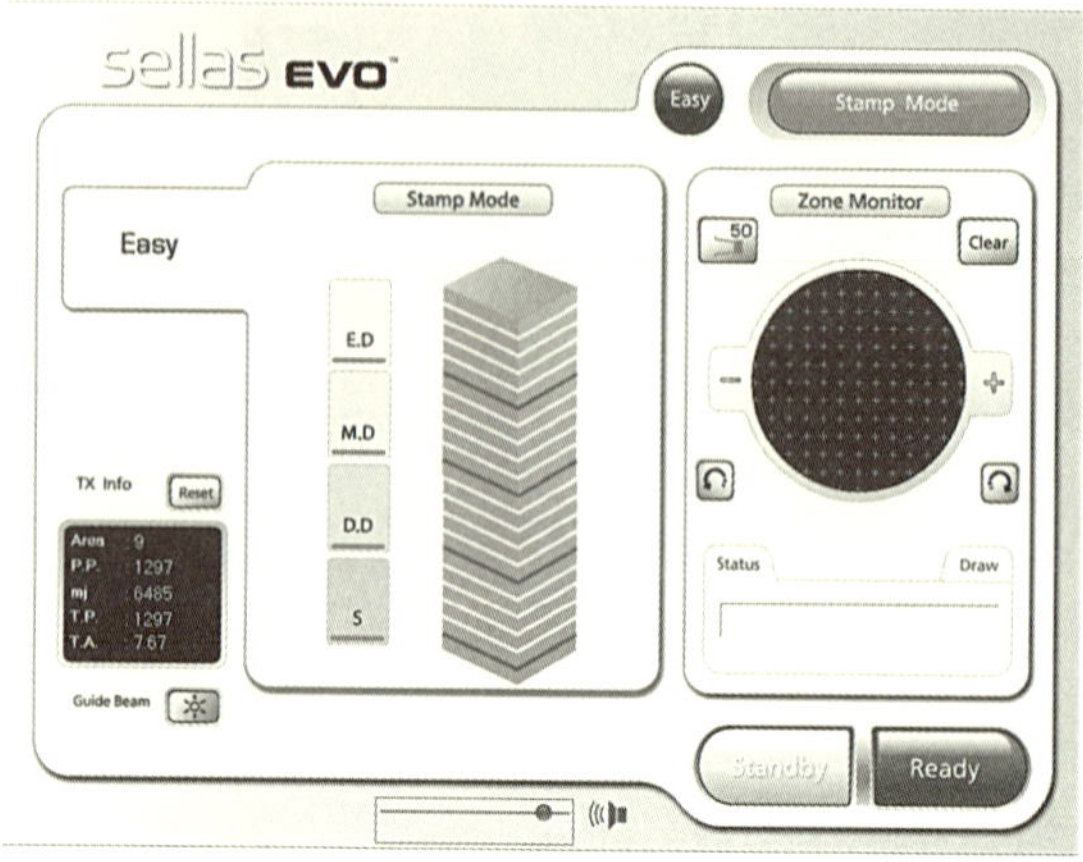
sellas EVO
Easy
Stamp Mode
Easy
Stamp Mode
Zone Monitor
50
Clear
E.D
M.D
D.D
S
TX Info
Reset
Area : 9
P.P. : 1297
mj : 6485
T.P. : 1297
T.A. : 7.67
Status
Draw
Guide Beam
Standby
Ready

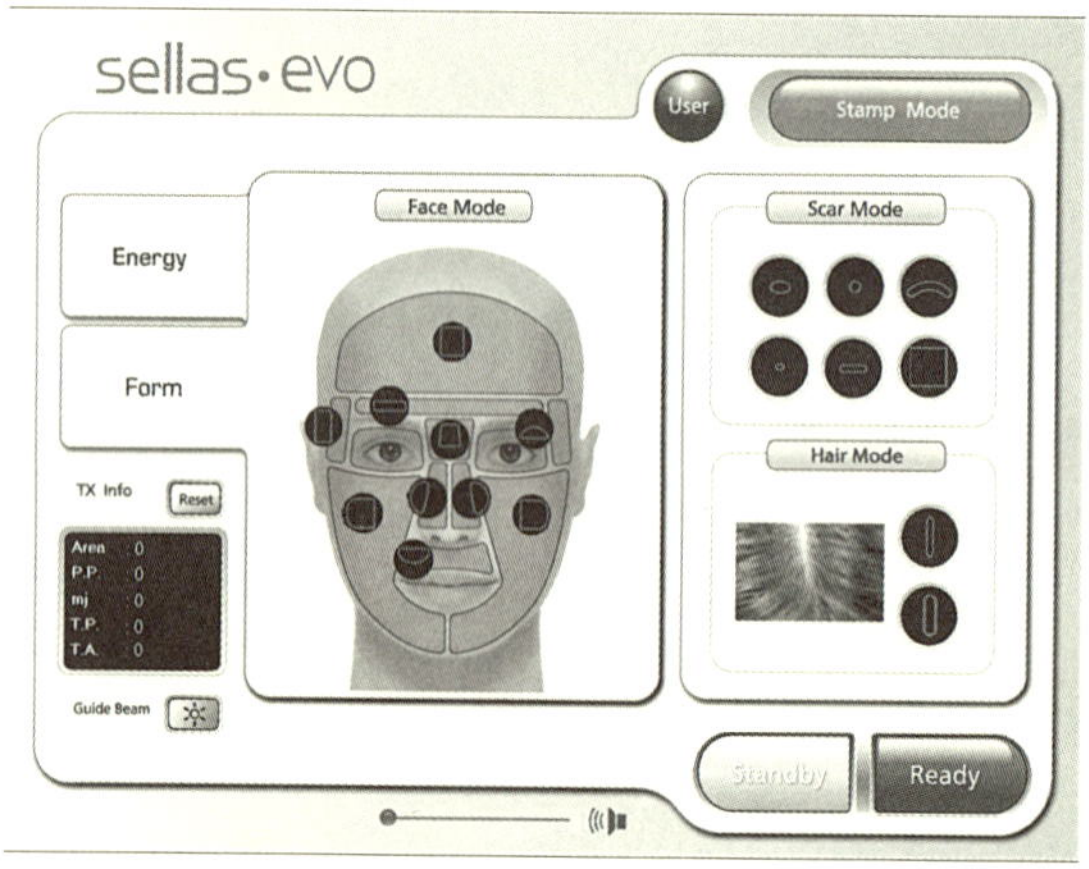
sellas·evo
User
Stamp Mode
Energy
Face Mode
Scar Mode
Form
Hair Mode
TX Info
Reset
Area : 0
P.P. : 0
mj : 0
T.P. : 0
T.A. : 0
Guide Beam
Standby
Ready

ます。同時に、グロスファクターを塗布することで、治癒力を高め効果を増大させることが可能です。

セラス・エボの大きな特徴は、ランダム照射法による痛み・熱の分散です。非常に高度な技術を駆使し、レーザー光の着地点は、選択したエリア内でリニア（一列に順に照射する方法）ではなく、ランダム（一つ目の着地点から二つ目の着地点を遠方に着地）方法によって、熱が一点にこもらないように工夫されています。

この照射法により、患者様の痛みの緩和だけでなく、熱を放散させることができるため、色素沈着のリスクも軽減。このシステムが皮膚へのダメージを最小限にしました。

ちりめんジワ、シワ、光老化症状、にきび痕、皮膚のひきしめ、毛穴の開大、妊娠線、傷跡、手術跡等に有効です。

それぞれ治療ターゲットとなる層は異なりますが、セラス・エボでは細かいエネルギー設定（透過深度を決定するエネルギー強度設定）と、密度を選択することができるため、患者様の皮膚の状態に合わせたオーダーメイド治療が可能です。

また、にきび痕等特殊な形をした病変に対し、タッチパネルで病変を描くことで、その形通りに設定したエネルギー光を照射することも可能です。

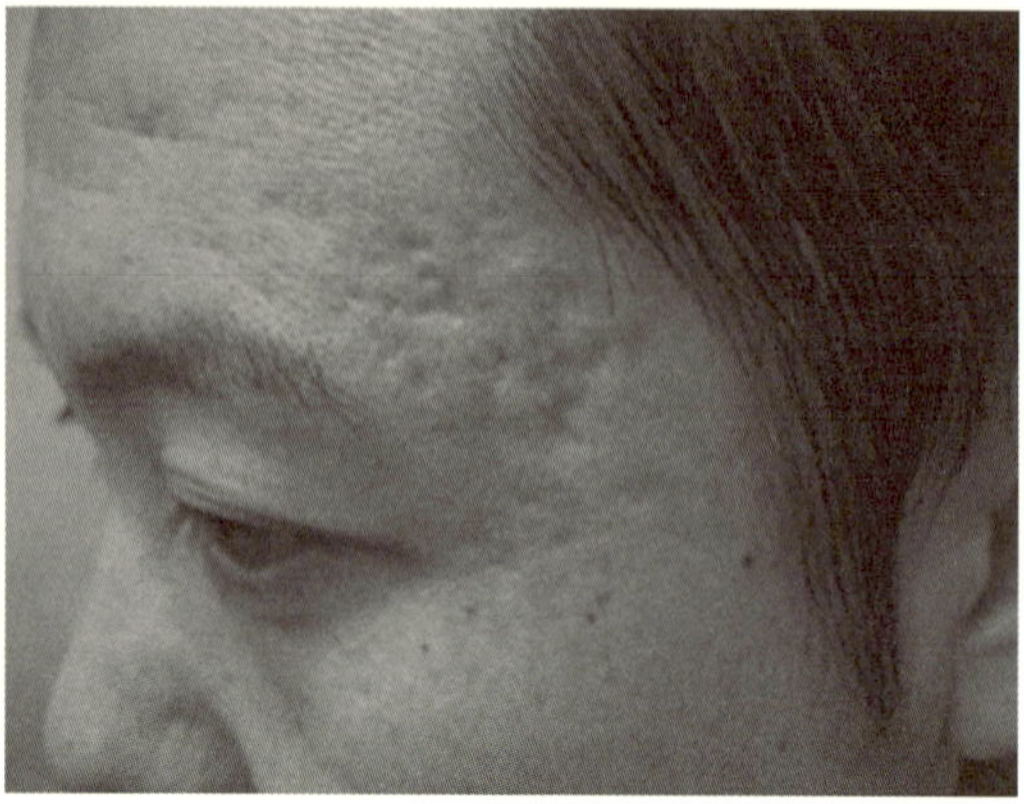

ニキビ跡の瘢痕

↓

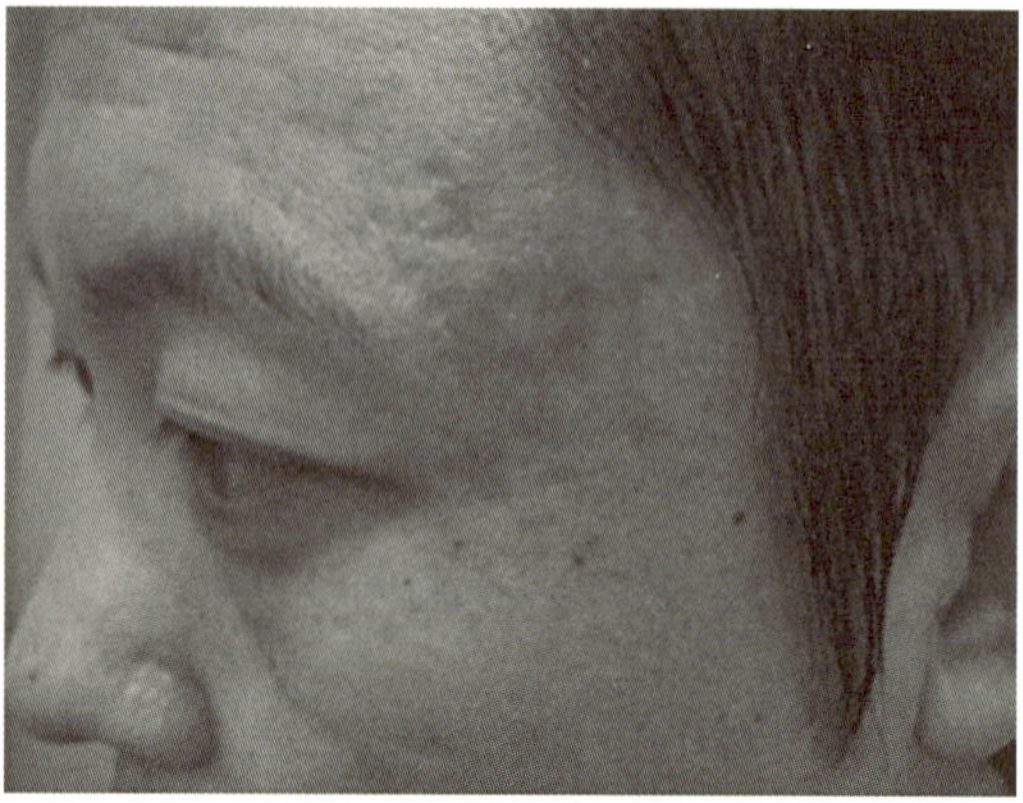

ニキビ跡の瘢痕を
フラクショナルレーザーでの治療後

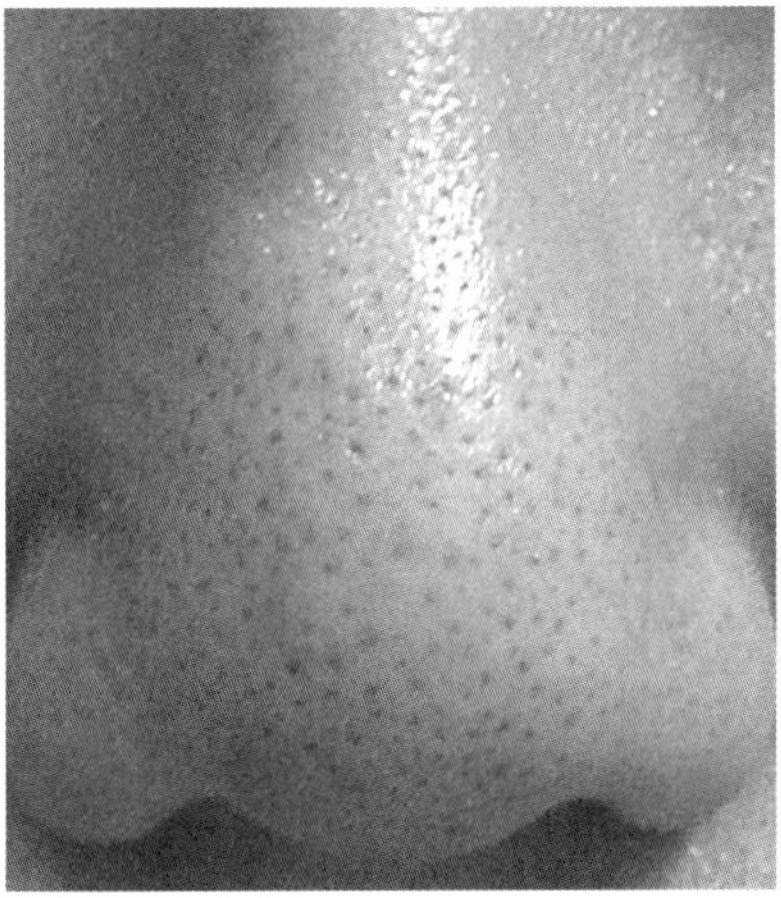

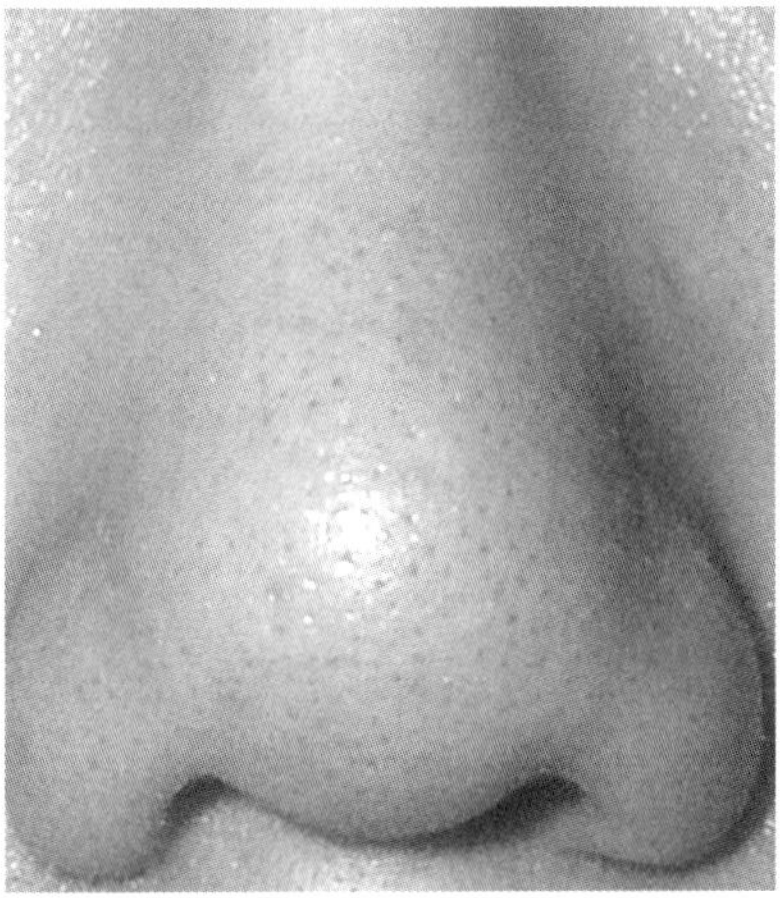

鼻の毛穴のフラクショナルレーザー治療前後

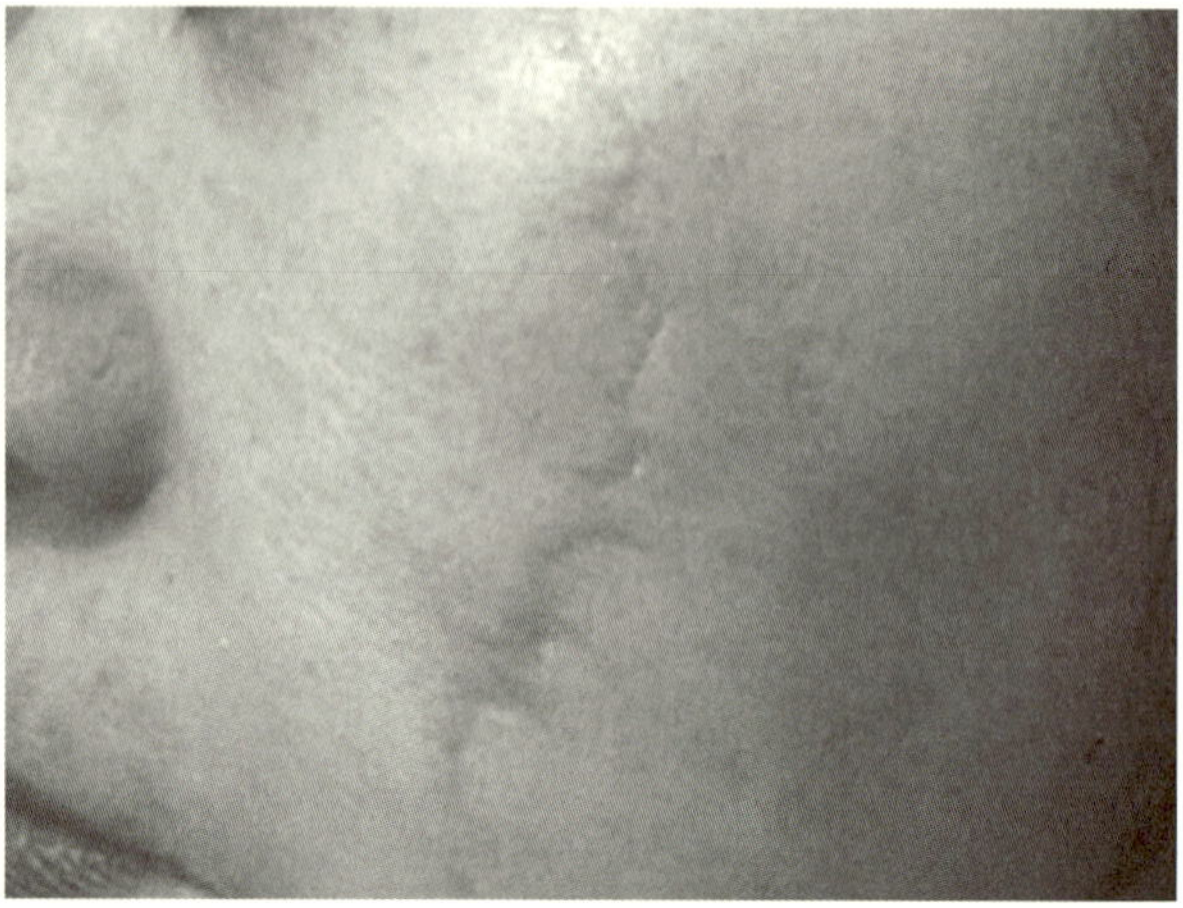

↓

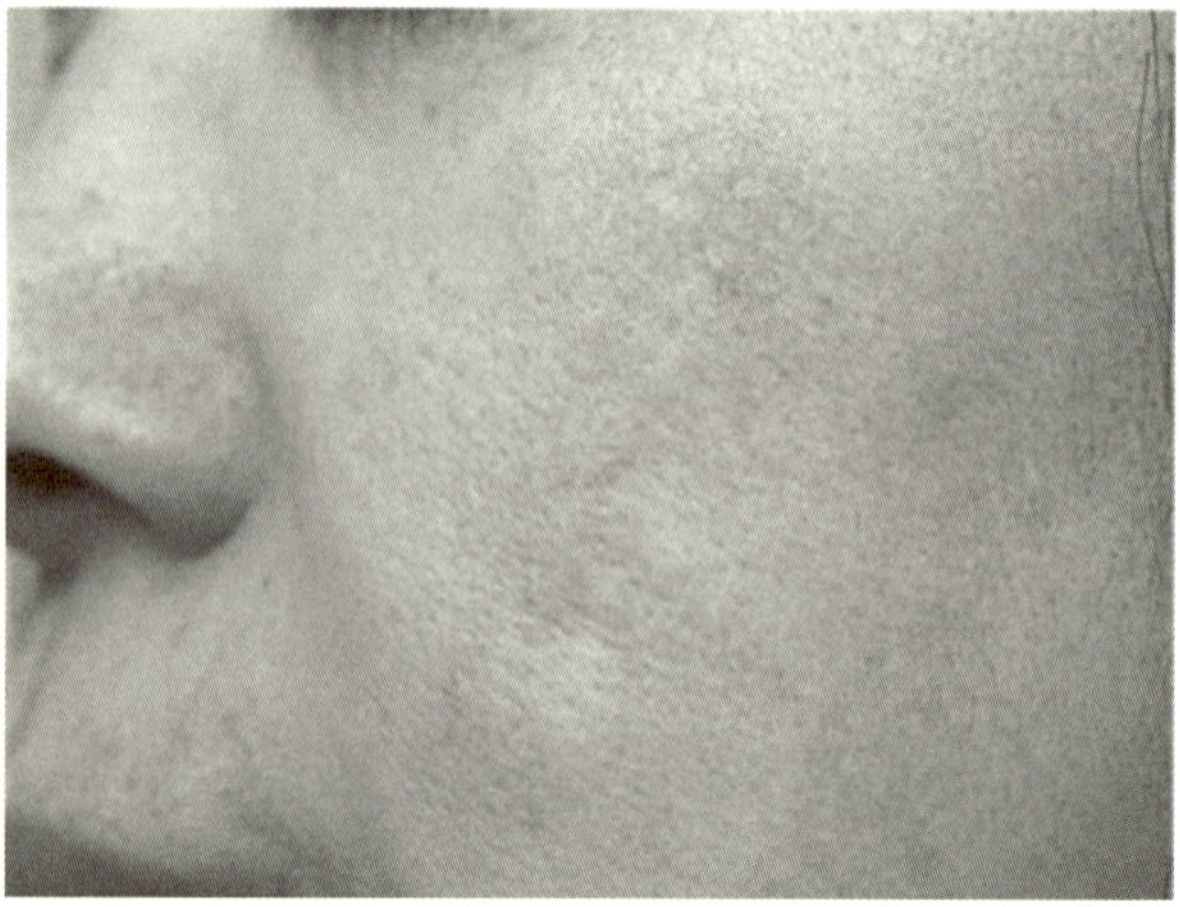

フラクショナルレーザー症例（傷痕）

★最新・炭酸ガス・フラクショナルレーザー〈フィクサー〉

①フラクショナル炭酸ガスレーザーとは?

炭酸ガスレーザーは、主にほくろ、皮膚腫瘍除去など用いられるレーザーです。特徴は、他のレーザー機器（ヤグ、アレクサンドライト、ルビーレーザー）と比べ、水に強く反応する特性があります。

炭酸ガスレーザーを皮膚に照射すると、組織内の水に反応し、一瞬で出血せず組織を気化・蒸散させるため炭酸ガスレーザーは、ほくろやイボの除去に適しています。

炭酸ガスレーザーにフラクショナルシステムを合体させたのがフラクショナル炭酸ガスレーザーです。

フラクショナルとはレーザー光を細かくドット状に分割照射する新しい治療法です。

炭酸ガスレーザーは、従来、リサーフェシングというアブレイティブ（剥離法）な若返り治療で使用されてきましたが、ダウンタイムが長く、治療後の炎症後色素沈着などの副作用で、アジア人には不向きでした。

近年、炭酸ガスレーザーとフラクショナルの各々の長所を併合することで、炭酸ガスレーザーはアジア人に対しても安全に若返り治療できるようになりました。

極細レーザー光により照射された皮膚細胞は熱凝固し、蒸散が起こります。照射された周辺組織は、この刺激で凝固部分、蒸散部分を治癒するように活性化し、微細な壊死層を形成、コラーゲンの再構築・生成が促進され、蒸散部位の収縮効果も起こり新しく皮膚が再生します。

通常は治療後、数日間は発赤が出現、数日から一週間ほど皮膚がざらつきますが、徐々に古い皮膚は脱落し、キメ細かい新しい皮膚が誕生します。

一五五〇㎜エルビウムグラスのフラクショナルレーザーはドット状に皮膚に凝固層を形成しますが、フラクショナル炭酸ガスレーザーはドット状に皮膚を蒸散させ皮膚のミクロの穴を開けます。これにより成長因子導入が飛躍的に向上し、ニキビ痕や傷痕治療も大きな効果が得られます。

皮膚のキメの改善、毛穴の縮小、シワの改善、リフティング効果があります。ダウンタイムの少ないリフトアップ治療も可能となりました。

従来、フラクショナルレーザーは一五五〇㎜の波長を使用したエルビウムグラスレーザーが主流でしたが、フラクショナル炭酸ガスレーザーの登場で、アクネスカーなど凹凸への治療に対して大きな効果が得られるようになりました。

②フラクショナル CO_2 レーザー　フィクサー

当院では、数あるフラクショナル炭酸ガスレーザーの中で、フィクサーを導入しました。高性能、高出力でオーダーメイド照射方式の設定が可能だからです。

一Wから三〇Wまで出力調整が可変式で、治療目的により出力を変更でき、照射時間も目的別に三〇〇㎲～二〇〇〇㎲まで幅広い設定が可能です。

ダウンタイムの少ない肌のリジュビネーション治療の場合は一〇～二〇Wで三〇〇～五〇〇㎲、アクネスカーや瘢痕への治療の場合は二五～三〇Wで一〇〇〇～一六〇〇㎲と設定。リフトアップ治療の場合はジュール出力と照射時間を下げて顔全体へと照射します。

フラクショナルスキャナーは細かく照射面積、ドット間隔も細かく調整可能です。スキャナーの形状を、□、○、△、◇など様々な形状に設定できるため、治療部位の形状や大きさに合わせてきめ細かく照射できます。

これまで困難でしたニキビ痕、毛穴開大、傷痕や手術痕、肌質の改善から総合的な肌の若返り治療まで多岐にわたり可能となりました。

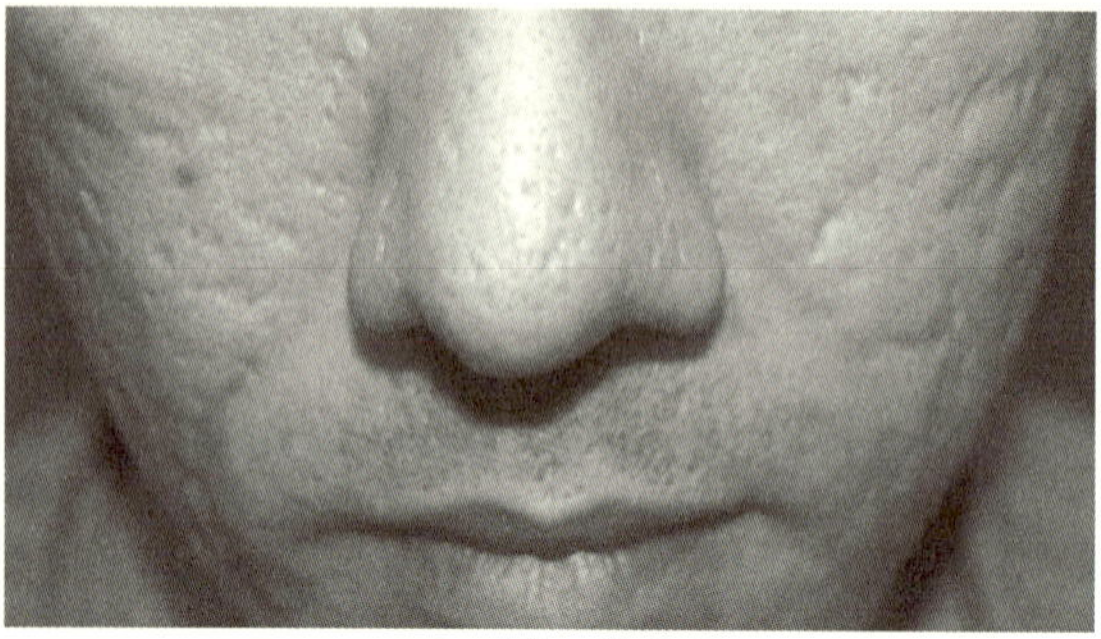

ニキビ跡　治療前

↓

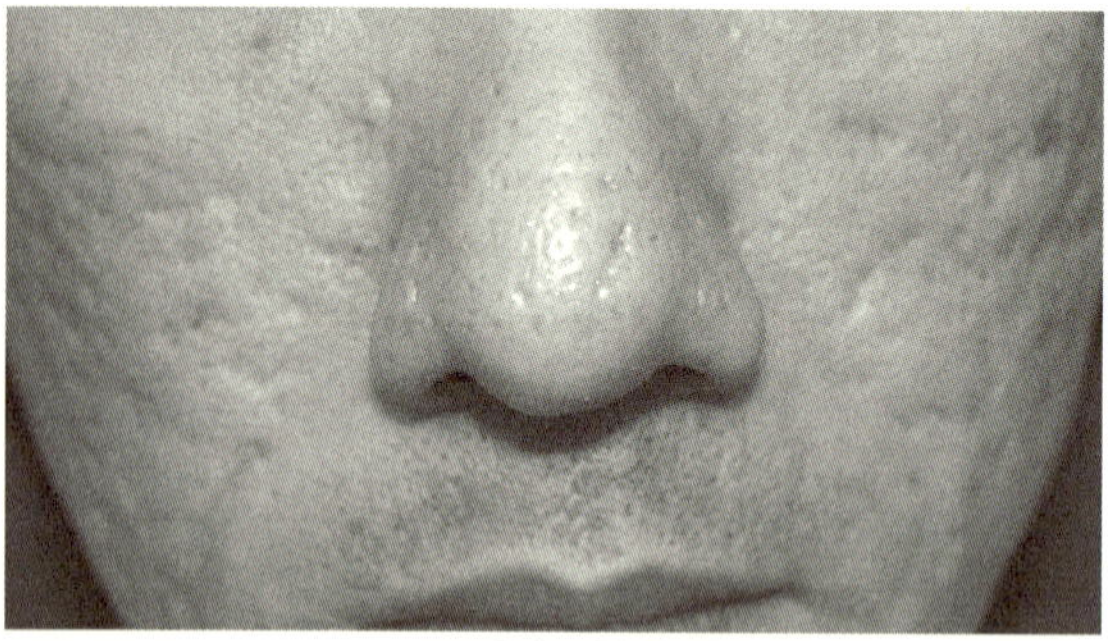

ニキビ跡　治療後

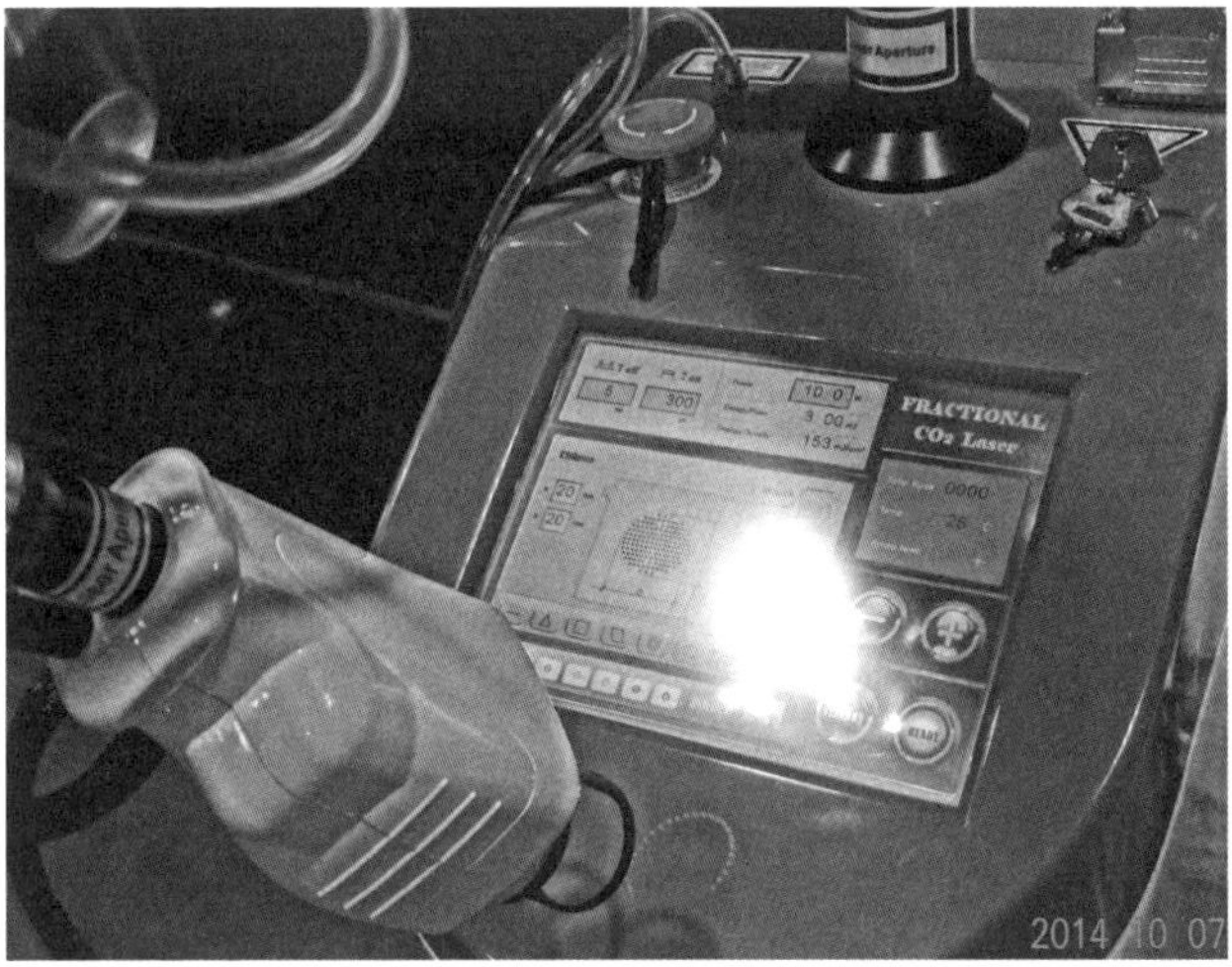

フィクサーの操作パネルとスキャナー装載の照射器

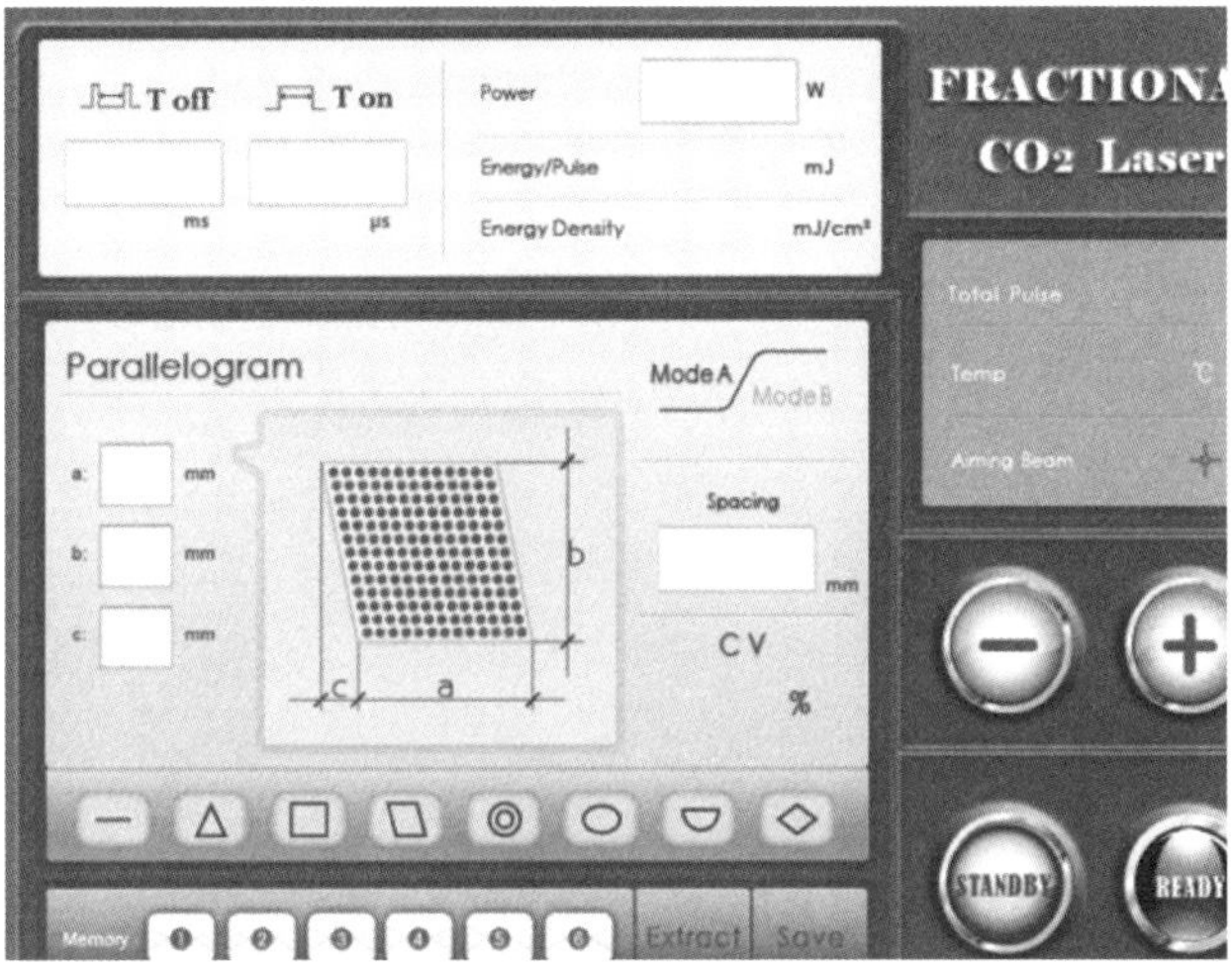

操作パネルであらゆる形状や出力、部位、症状に応じオーダーメイドの設定が可能

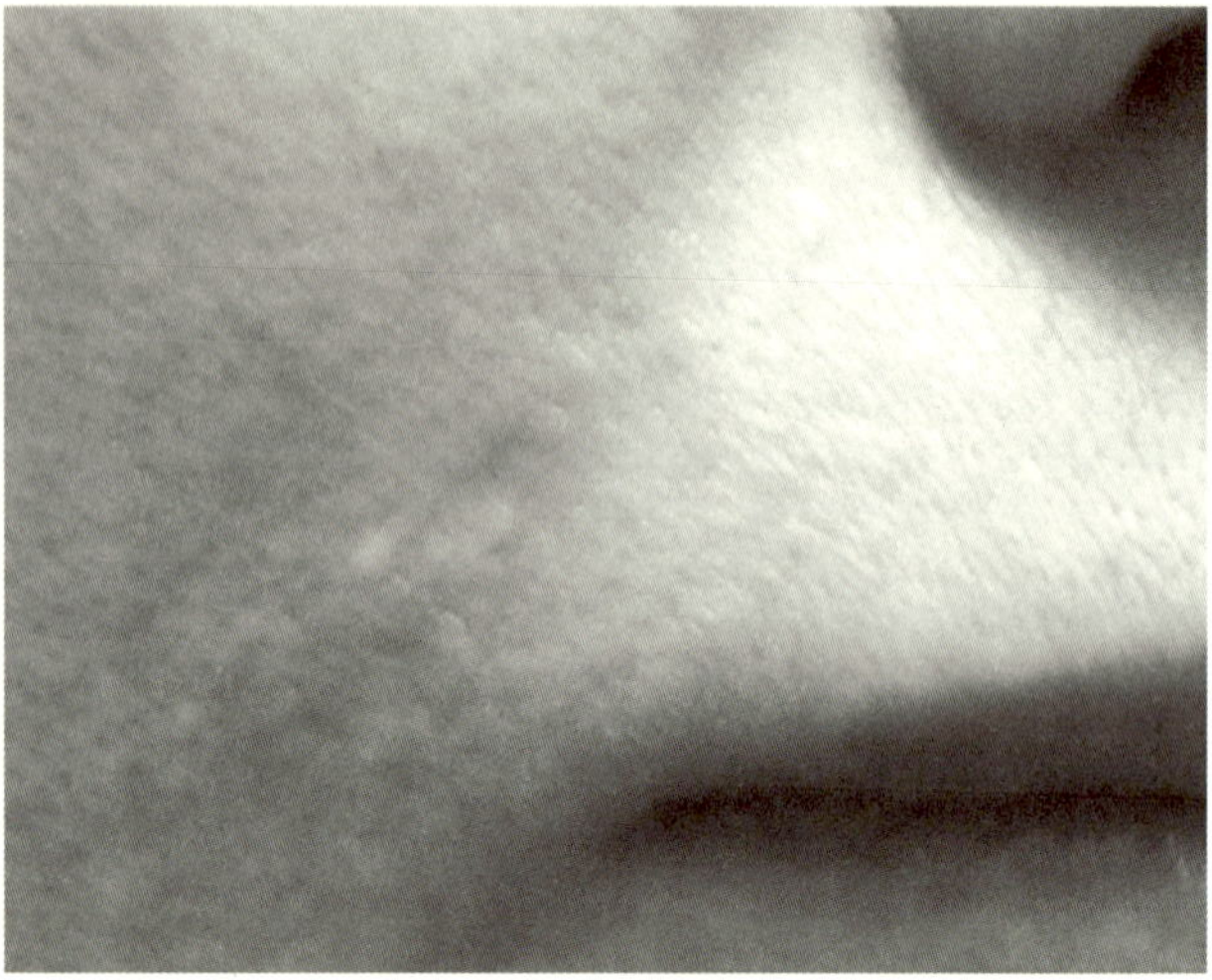

傷痕　施術前

↓

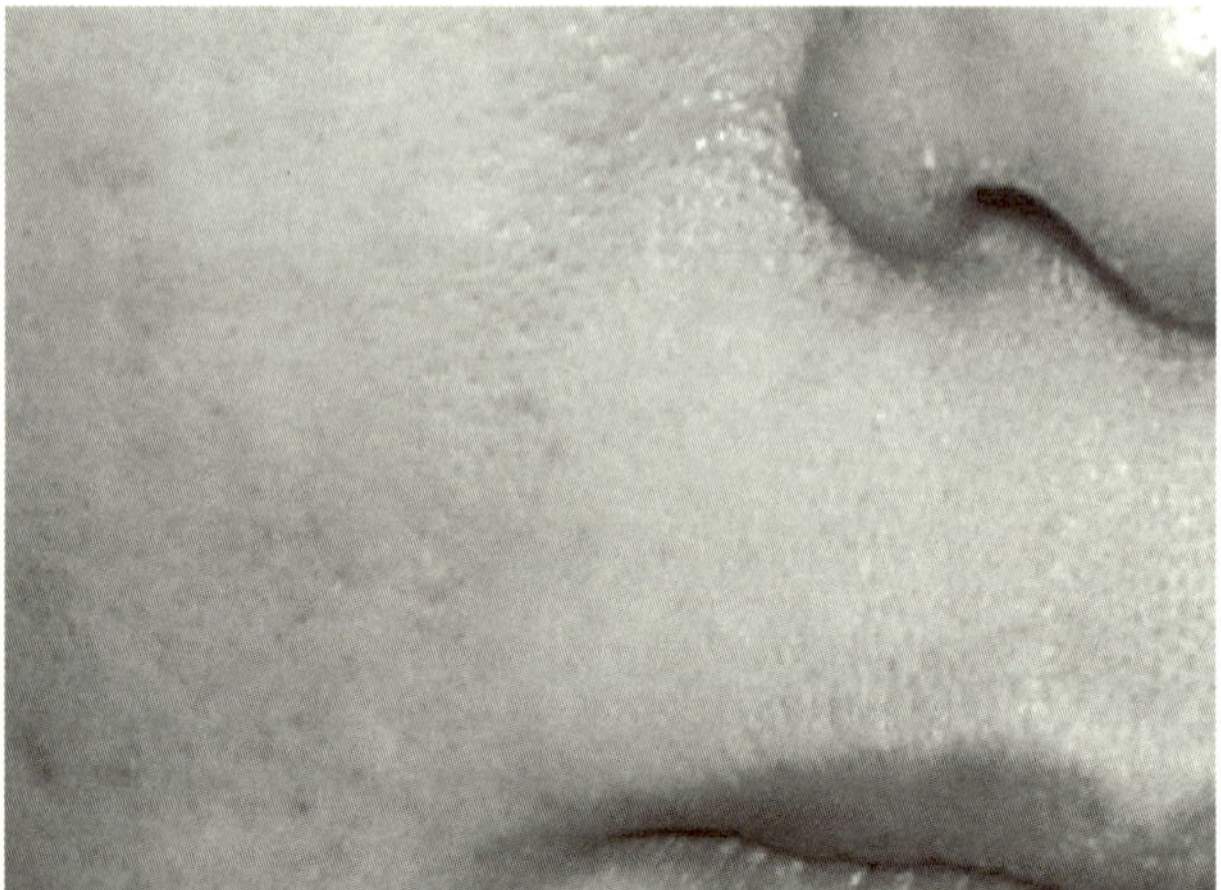

一回施術後

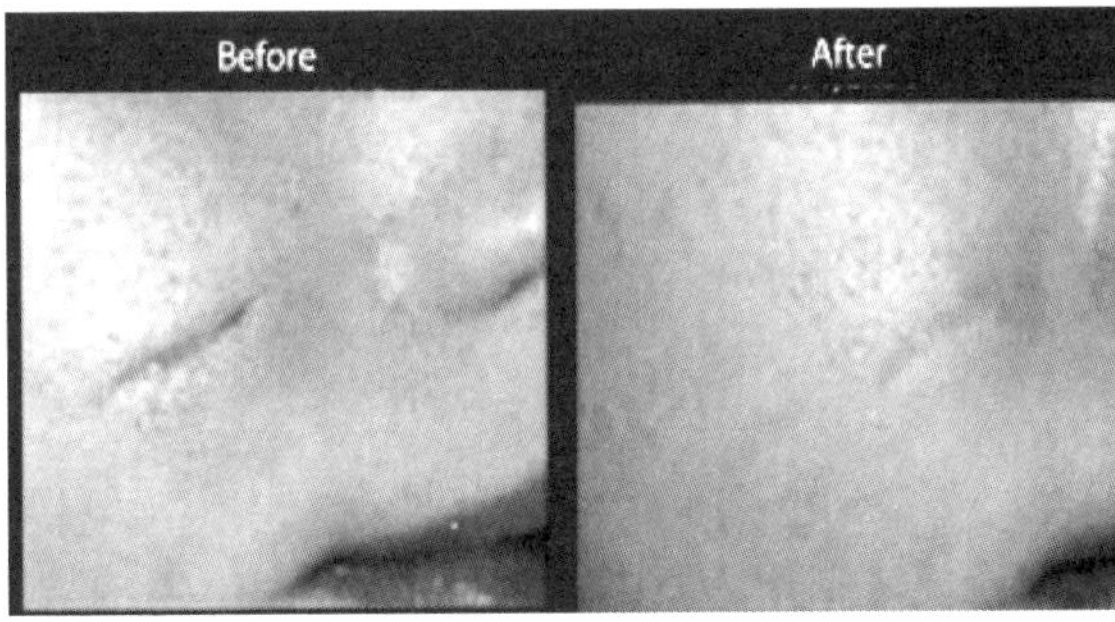

フィクサーによる傷跡治療前後

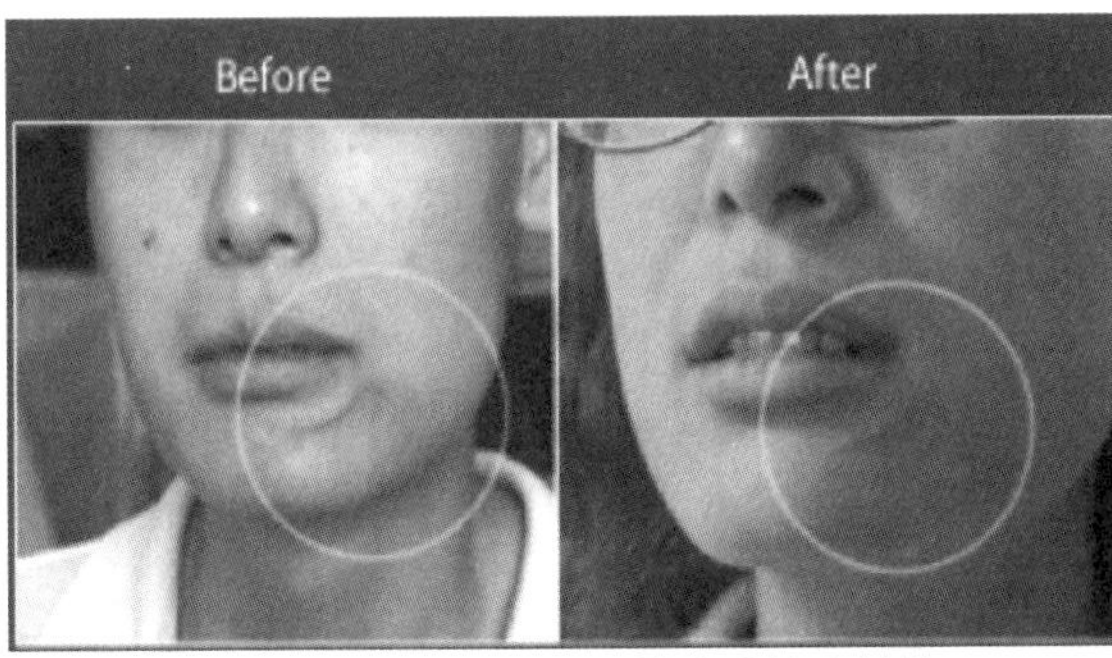

フィクサーによる肥厚性瘢痕治療前後

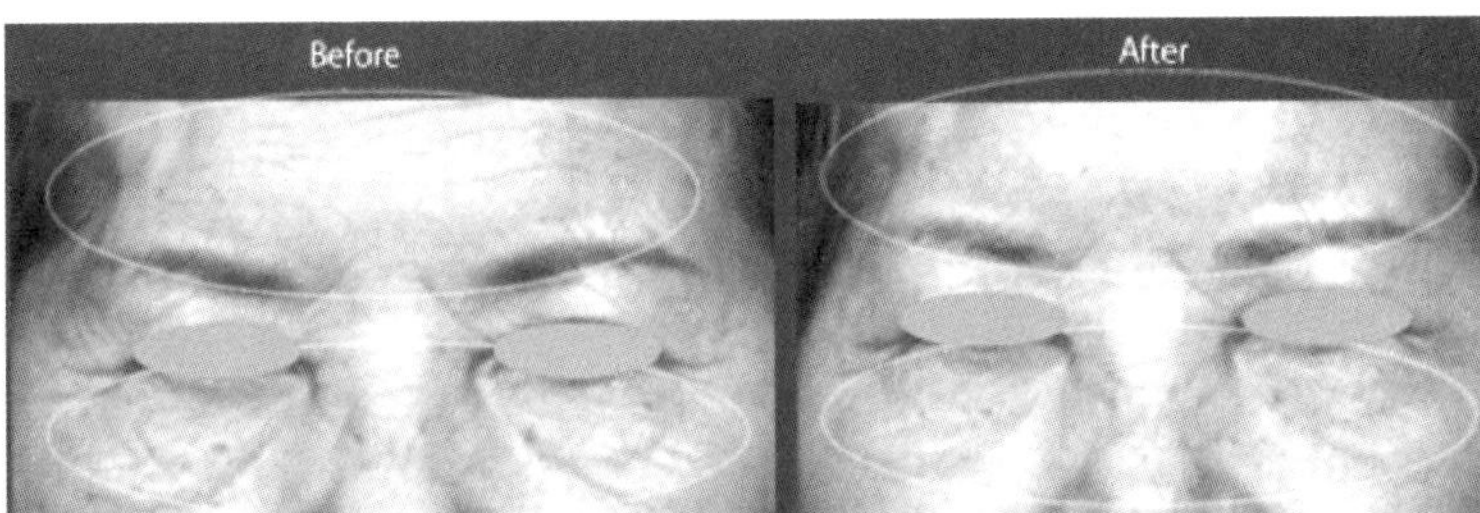

フィクサーによる皮膚の若返り

★グロスファクター（皮膚再生因子）

BENEV GF Complex

前述した、グロスファクターとは成長因子、細胞増殖因子と訳される、特定の細胞の増殖や分化を制御・促進する内因性のタンパク質の総称です。多くの成長因子は非常に用途が広く、様々な型の細胞の分裂を促します。

当院では、アメリカＢＥＮＥＶ社の高品質なグロスファクターを使用しています。

ＢＥＮＥＶ グロスファクターは、カリフォルニア大学サンディエゴ校にて再生医療関連の研究を行っていたグループが開発に携わり完成しました。従来の注入療法に含まれる幹細胞由来の成長因子よりも、多種・多量の成長因子が抽出・配合されています。グロスファクターと言っても、製造工程によっては品質が大きく異なります。

ＢＥＮＥＶ社のグロスファクターの特徴は以下の三つです。

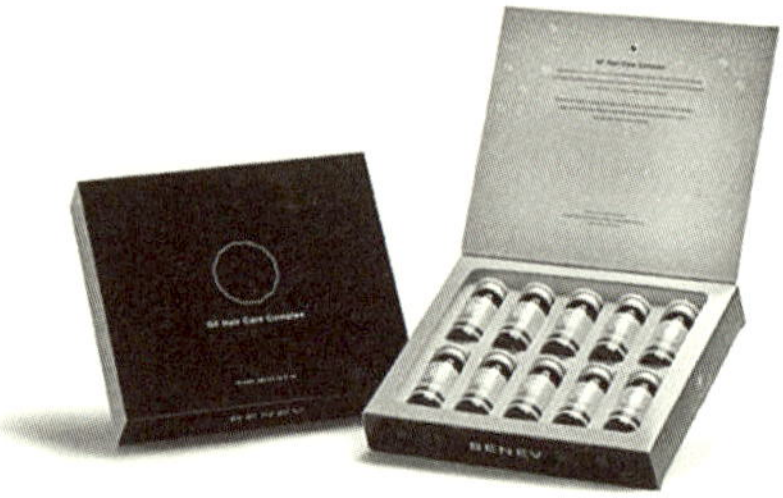

1　源となる細胞のクオリティー
2　先端技術を用いた細胞の選別と培養
3　培地のクオリティー

人間の皮膚の中には線維芽細胞という、コラーゲンやエラスチン、ヒアルロン酸を作りだす細胞があり、真皮構造を形成する役割を持っています。

この線維芽細胞は加齢や紫外線のダメージ等でだんだん減少していきます。歳をとると傷の治りが遅くなり、紫外線ダメージに対し、お肌の回復機能が衰えてくる（シワの形成やシミが定着）のは、このためです。これら線維芽細胞の活動を制御したり増殖するように促すのが、線維芽細胞増殖因子（ＦＧＦ）というタンパク質（グロスファクター）です。

そこで、ＢＥＮＥＶ社ＧＦシリーズの製品に含まれているグロスファクターを外部から添加することで、皮膚の再生能力が活発化しコラーゲンが増殖、治癒が促進されダウンタイムが短縮される等、皮膚の若返りを促進することが可能になります。

ＢＥＮＥＶ社ＧＦシリーズはスキンケア用と頭髪のヘアケア用二タイプの製品があります。

BENEV GF
GF Rejuvenating Complex

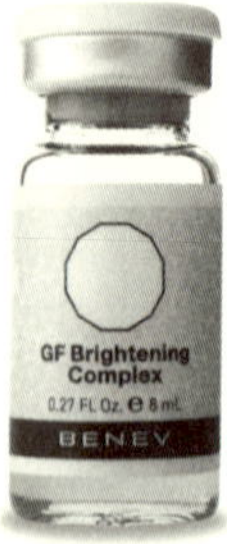

グロスファクター（EGF、bFGF）やモイスチャライザー、ビタミン等を配合。

老化した皮膚や日光によるダメージを受けた皮膚を改善。シワを減少させ、皮膚に張りを与え、若々しく輝く皮膚を取り戻します。

- 上皮成長因子（EGF）と線維芽細胞成長因子（bFGF）により、なめらかでツヤと張りのあるお肌になります。
- パルミトイルテトラペプチド七がシワを緩和させ、皮膚に張りを。
- ヒアルロン酸は自身の重さの一〇〇〇倍の水分を保持することができ、皮膚をみずみずしく。
- 抗酸化ビタミンEとCが遊離基のダメージから皮膚を保護、ダメージのある細胞を修復。

★プチ整形

最近、テレビや雑誌で話題のプチ整形。メスを使用しないで短時間で部分的に美容外科処置を行います。二重まぶたや鼻を高くする手術があります。二重まぶたは埋没法。鼻の手術はメスを使用しないヒアルロン酸注入による形成治療です。

鼻の形を変えたい場合、異物が鼻の中に入ることに抵抗があったり、腫れやメスを使用することに不安がある場合には、麻酔入りのヒアルロン酸を注入することで鼻の形を整えたり、希望どおりの高さにすることができます。所要時間は一～二分です。腫れは全くありませんので、すぐにお化粧も可能です。また、人前に出ることも可能です。三〇ゲージという細い針を使用して注入を行いますので痛みも少なく針をさした痕もほとんど残りません。

全く自然な感じで、治療したことが他人にはわかりません。

鼻以外にもあごや唇、目袋でボリュームを出したい部分に手軽に使用できます。

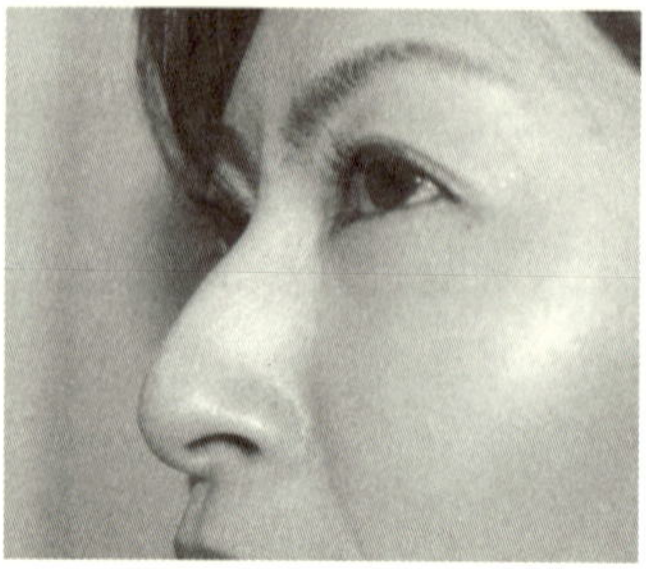

ヒアルロン酸注入前 →

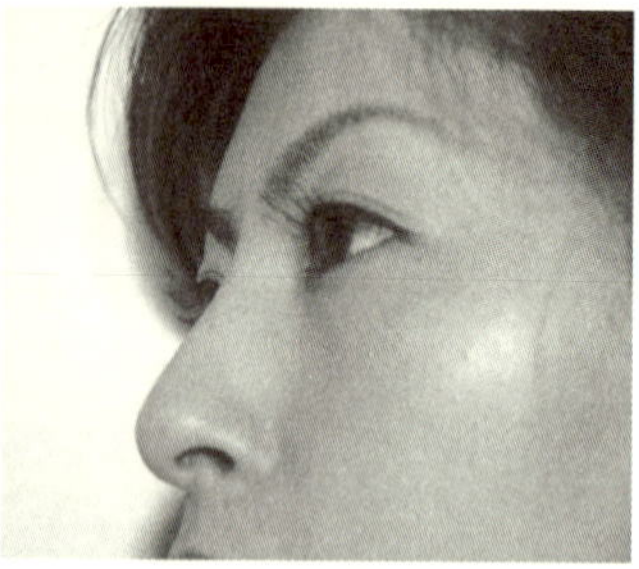

ヒアルロン酸注入直後

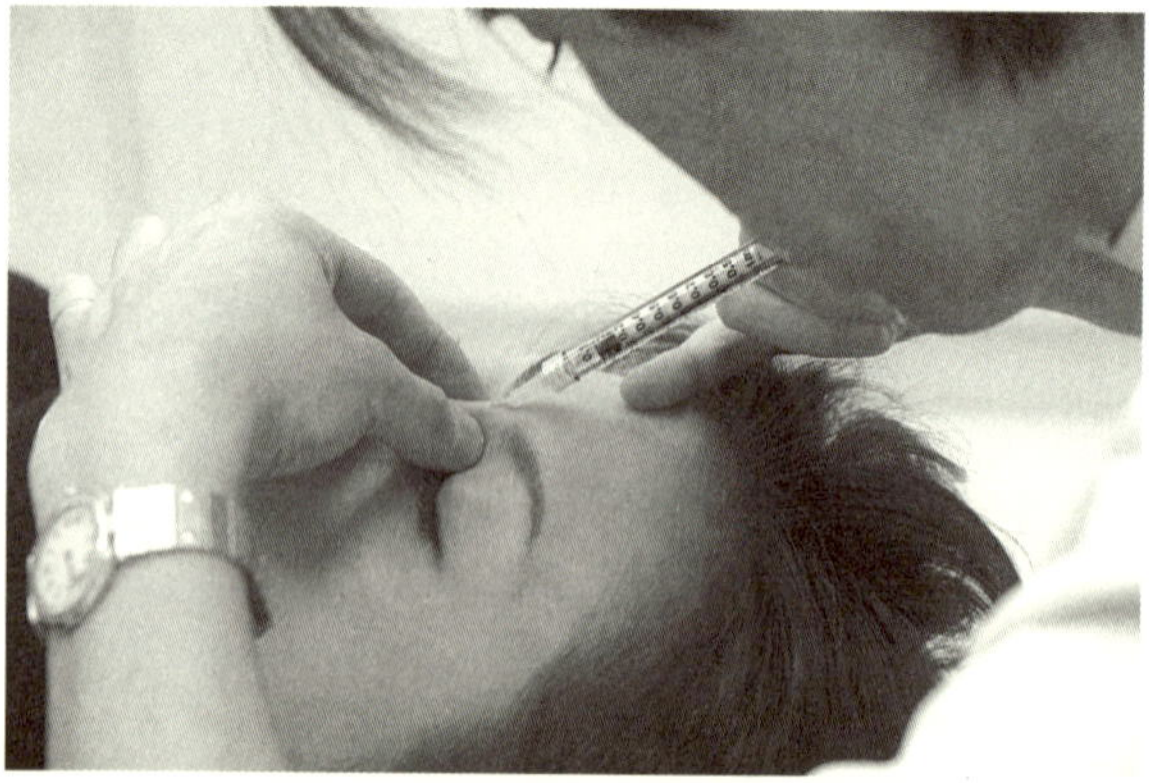

ヒアルロン酸注射による鼻のプチ整形

★小顔形成（エラBOTOX）

リスクなく小顔形成が可能です。

咬筋にボトックスを注射することでフェイスラインがシャープになります。

治療時間は、わずか二〜三分。痛みもほとんどなく腫れや出血もありません。すぐにお化粧も可能です。効果発現は二カ月後。

肩こりや腰痛も改善するケースが多く、頸部周囲の機能も向上します。

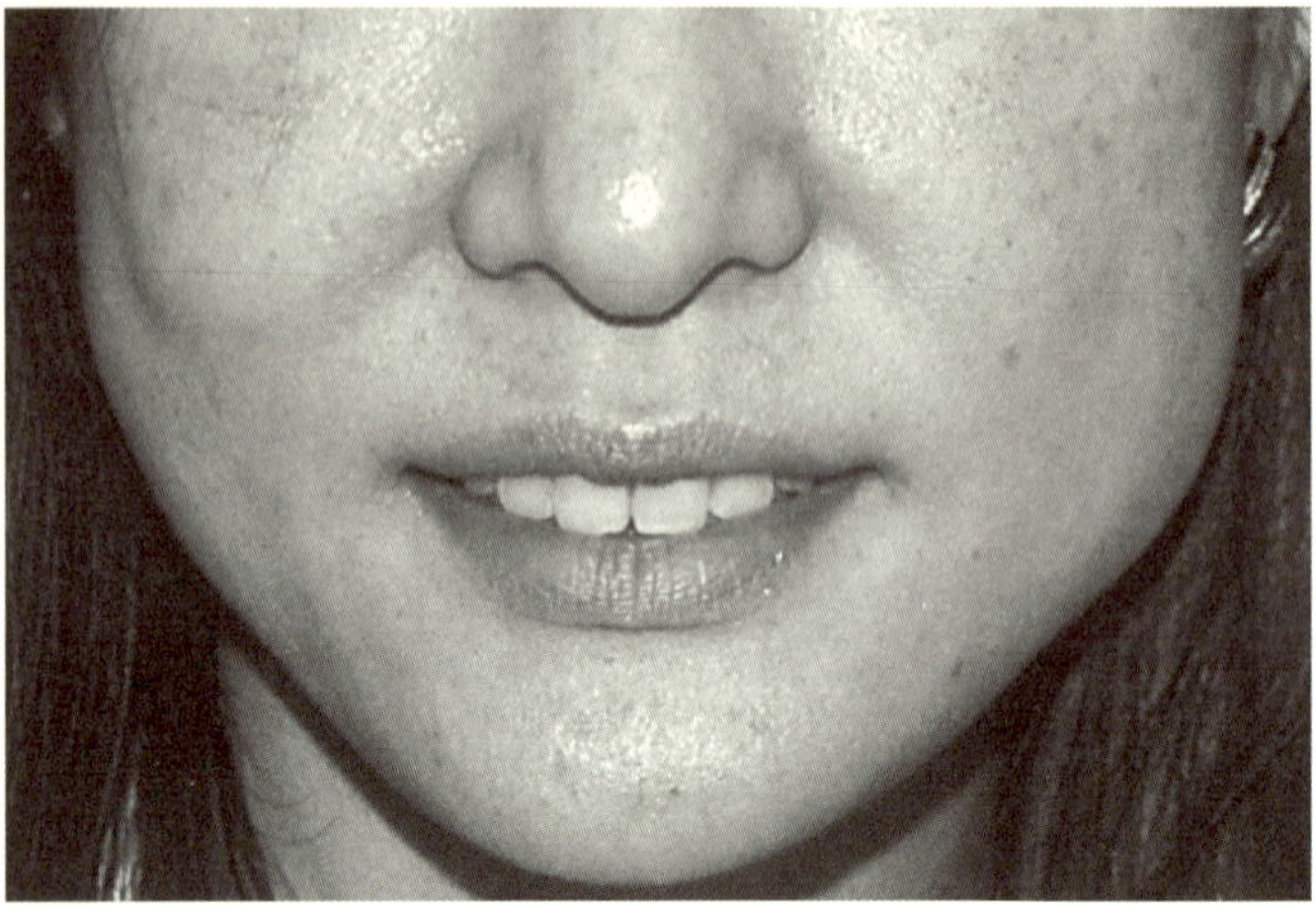

治療前

↓

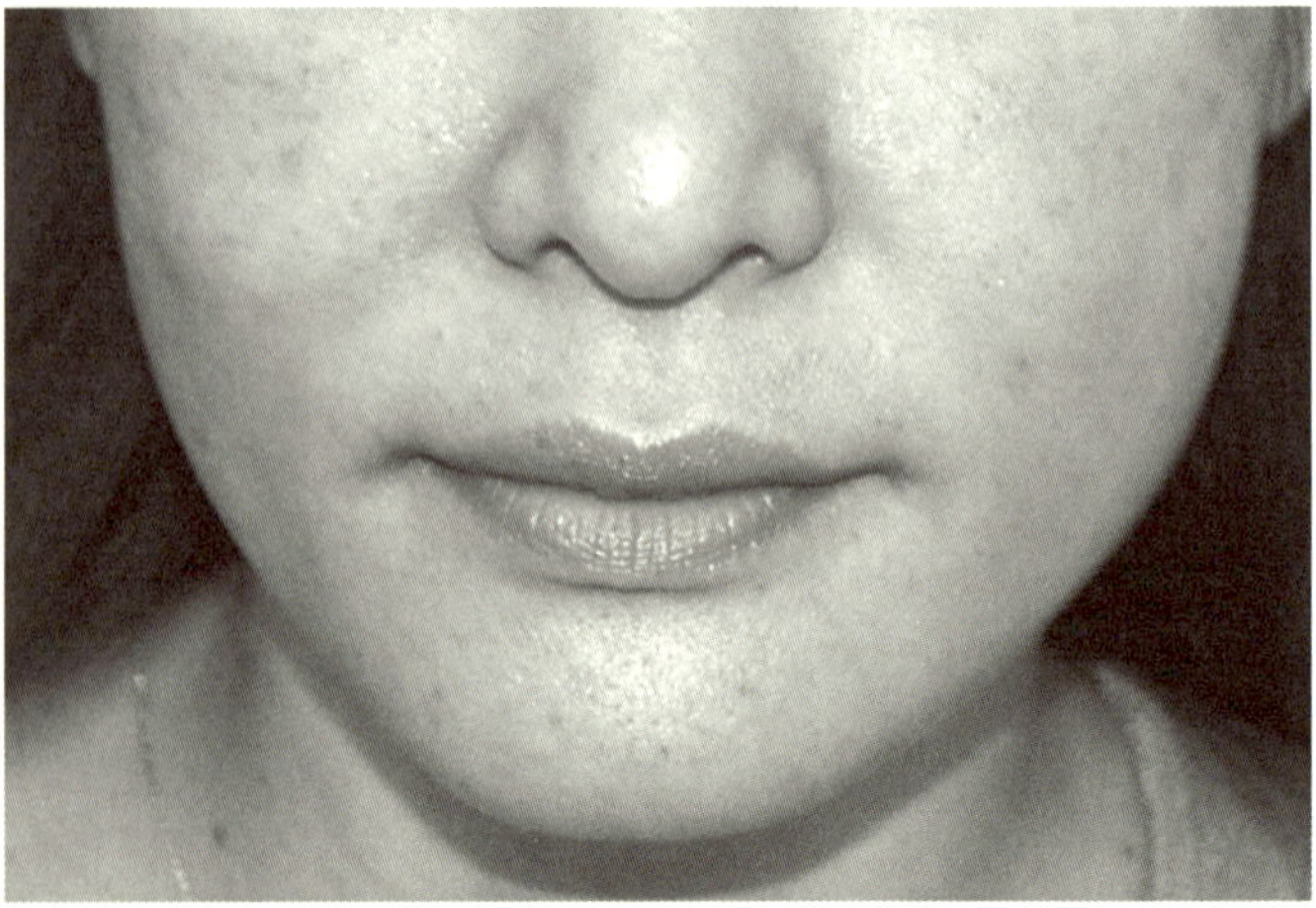

治療２カ月後

★ボトックス

シワ

ボツリヌストキシンを、シワを作る筋肉内へ注射。

目じり、眉間、額、顎のシワに大きな治療効果が期待できます。所要時間は一～二分。

冷却して行うため痛みはほとんど無く、内出血以外の副作用はほとんどありません。

当院では、アラガン社製のボトックスを使用し中国製は一切使用しません。

三日目から効果が現れ四～六カ月持続します。

ワキガ・多汗症

交感神経線維をブロックするためエクリン汗腺の働きを抑制し多汗、臭いを改善します。

治療時間は両脇で五分程度。四～六カ月の持続効果があります。

手術と異なり制限も無く傷跡も残らず手軽に受けることができます。

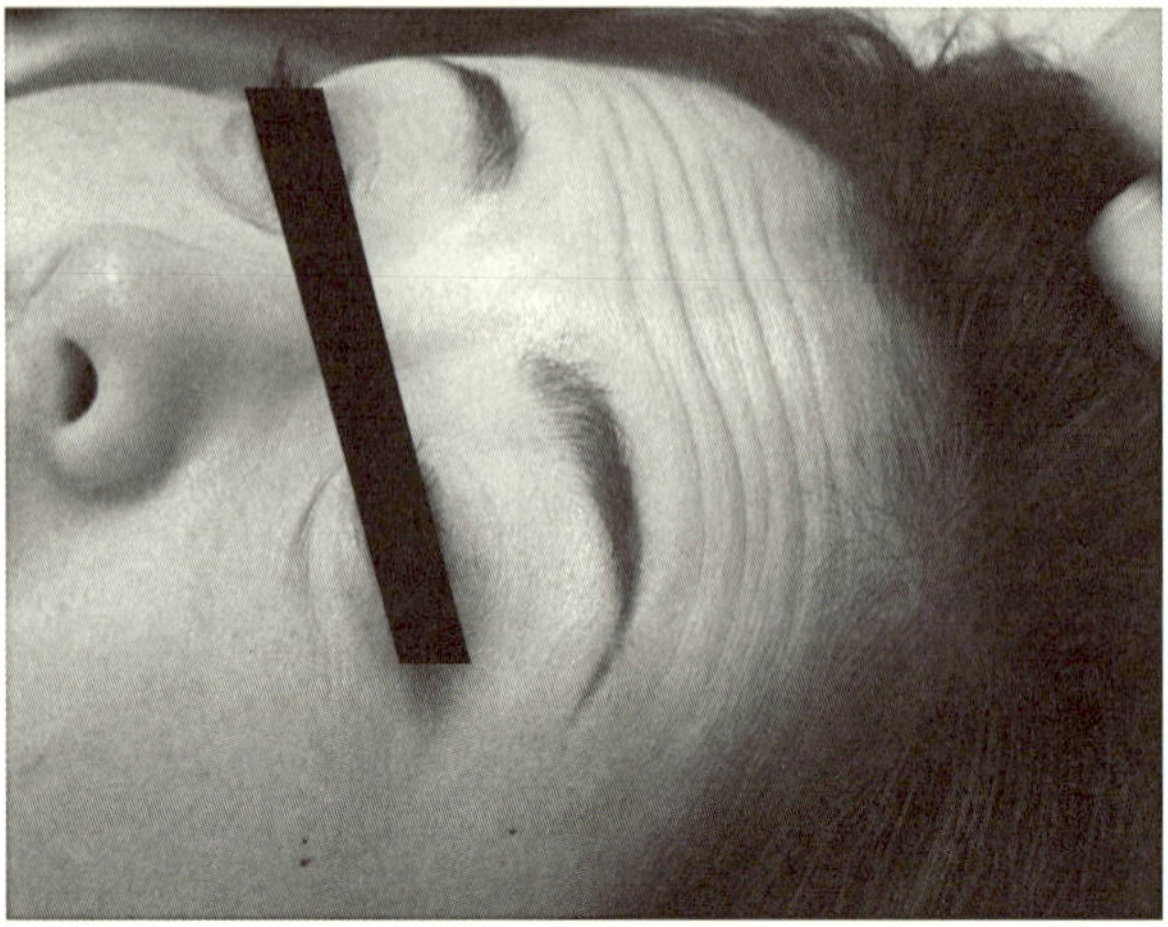

ボトックス治療前

↓

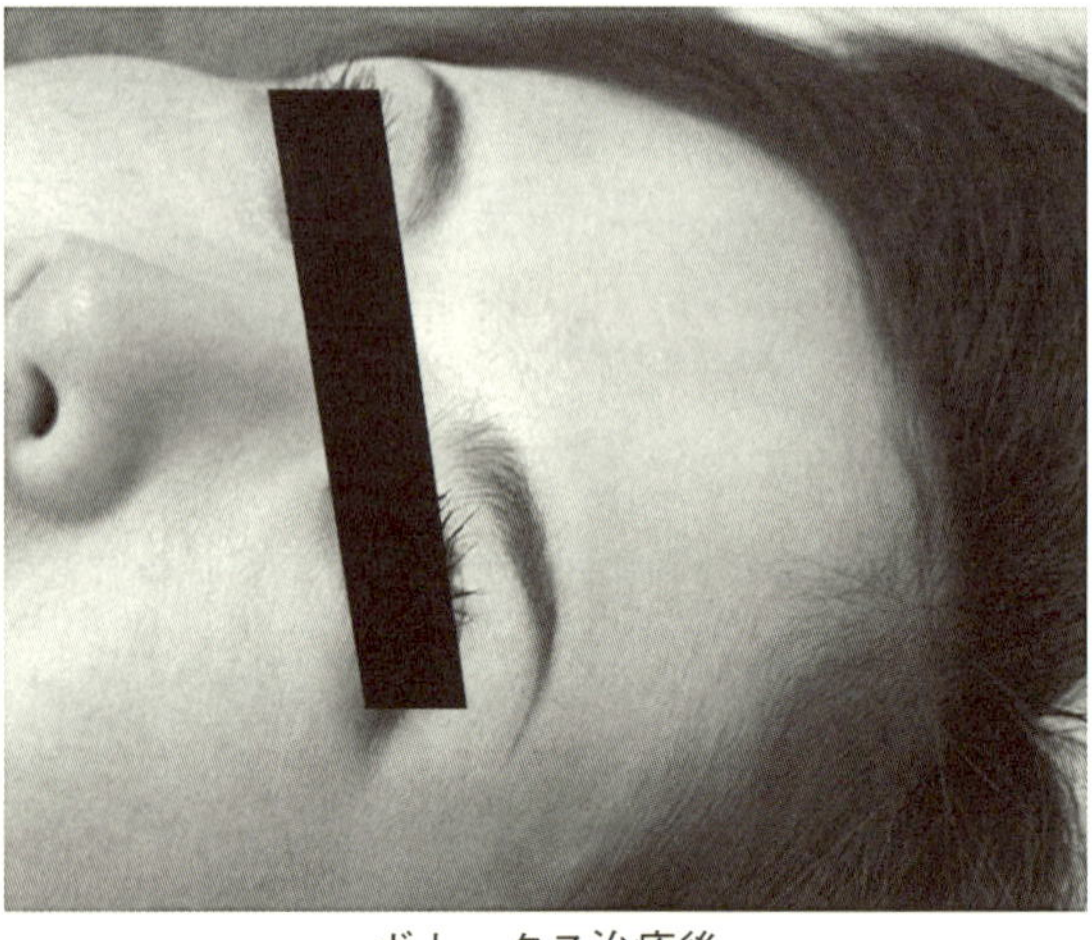

ボトックス治療後

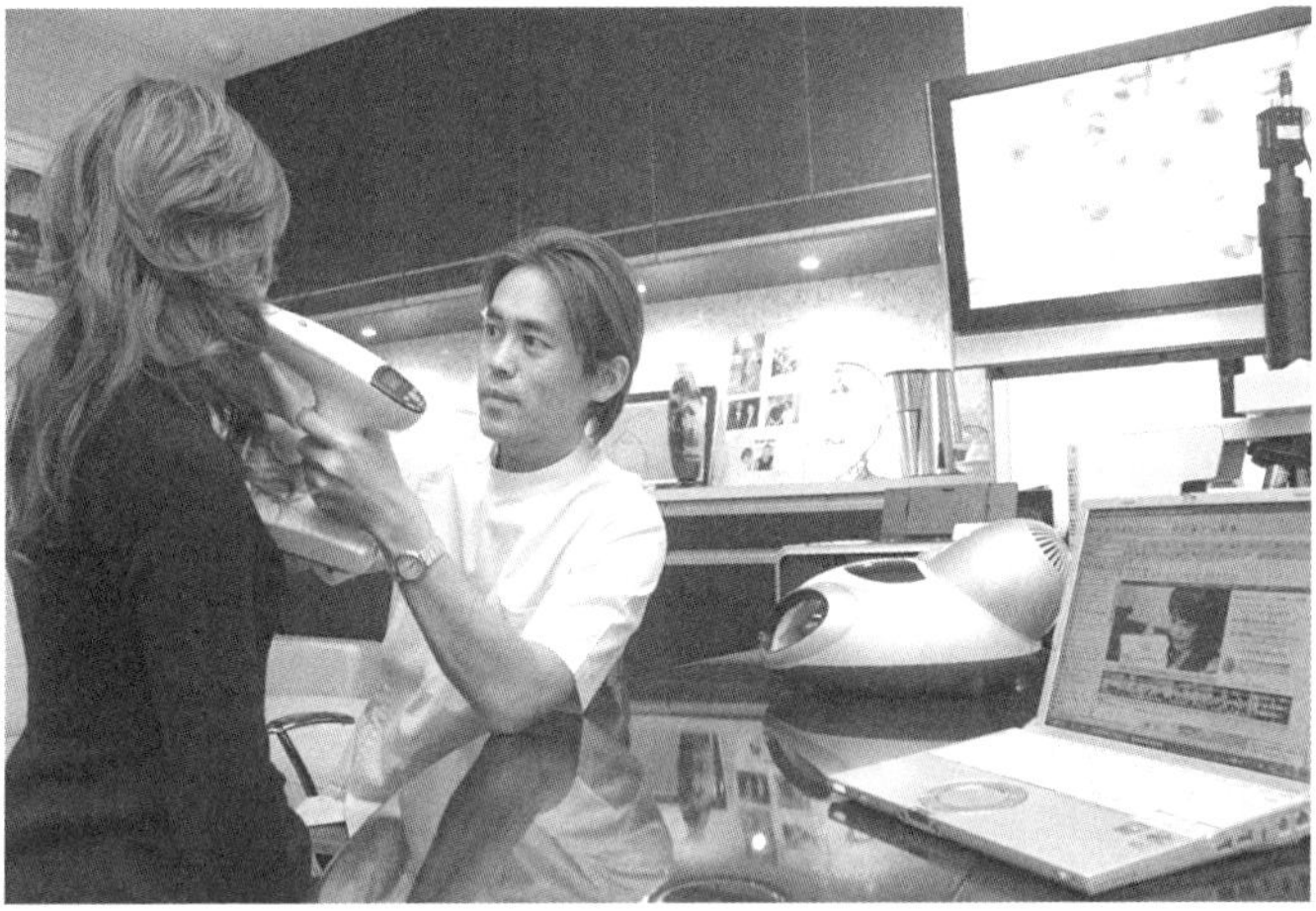

シワに対する美肌診断

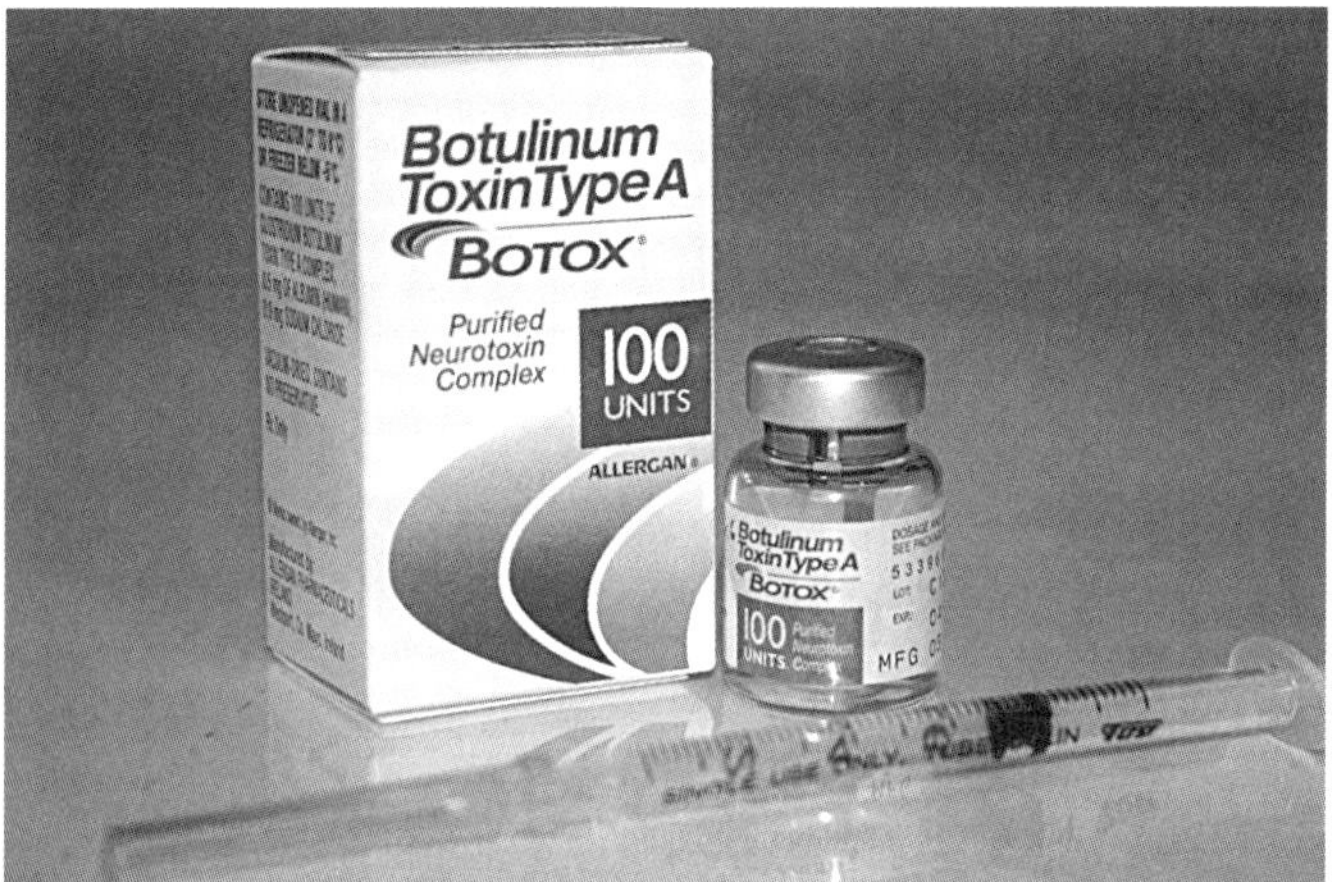

アラガン社製　ボトックス

★ソリトーン（LED治療）

最先端の光治療

・Soli-Tone 4Color LED system……LED光治療
・マイクロウェーブ導入法……高周波イオン導入（イオン導入よりはるかに高い効果）
・マイクロ電流導入法……微弱電流による引き締め

ソリトーンの特徴

一つのシェード（カバー）から高出力な四色のLEDが照射
Soli-Tone 4Color LED system……LED光治療

4 Color LED system
あなたの肌質に合った光のシャワー
Blue LED 470nm（皮脂腺に吸収・ニキビや脂性肌の軽減）

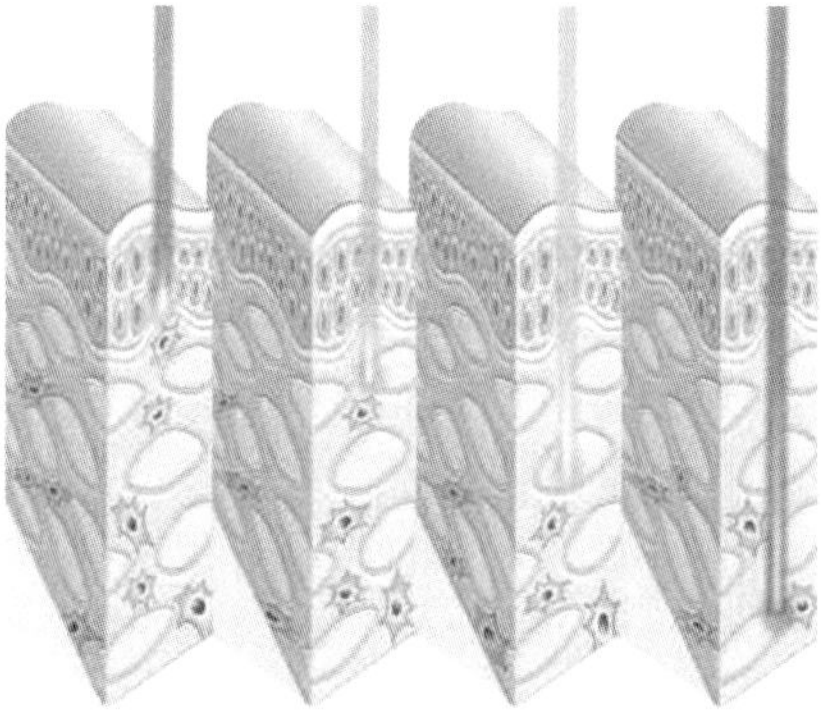

Green LED 525nm（メラニンを抑制・表在性のシミの軽減）
Yellow LED 590nm（リンパ活性・赤に吸収し赤ら顔に有効）
Red LED 640nm（線維芽細胞に吸収・アンチエイジング）

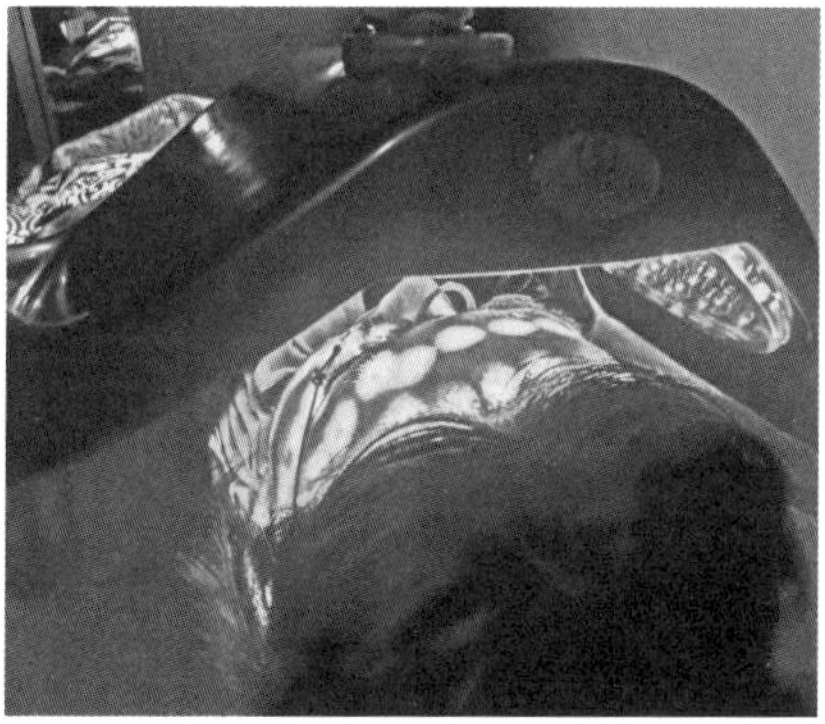

ソリトーン（LED：ブルーライト）による
ニキビ治療

第16章

その他の治療

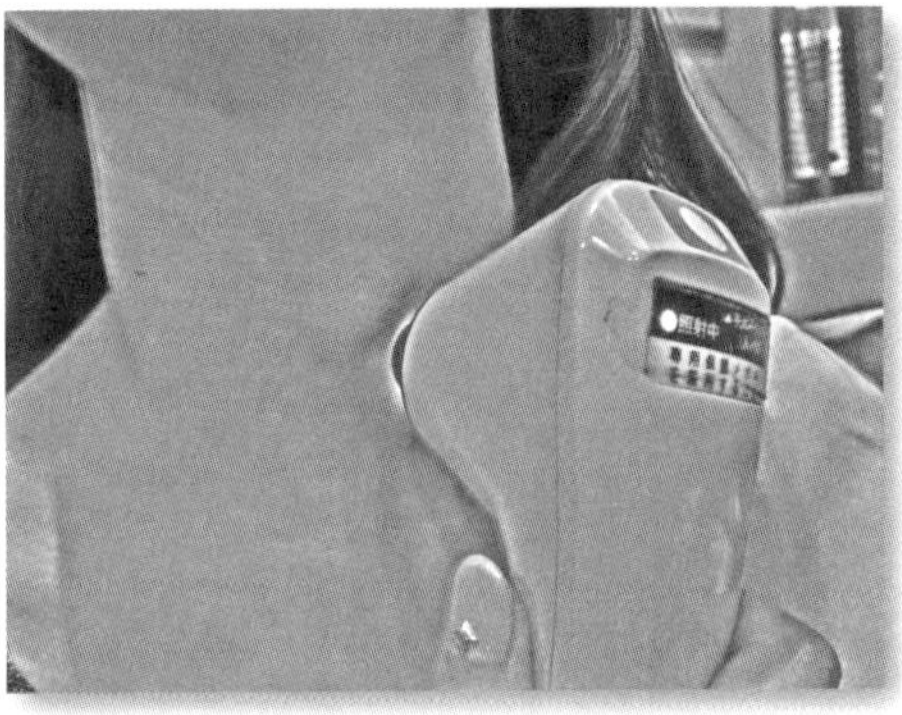

半導体レーザー照射で自律神経機能調整

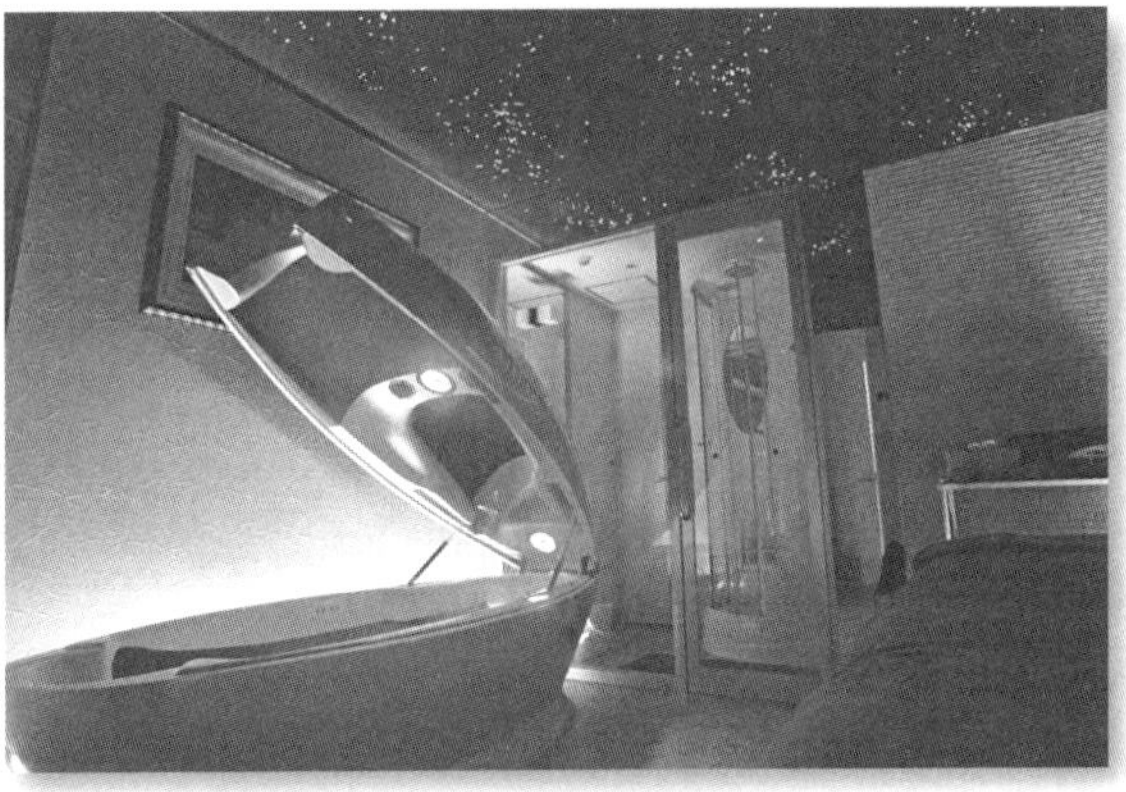

プライベート岩盤浴　ヒーリングコクーン

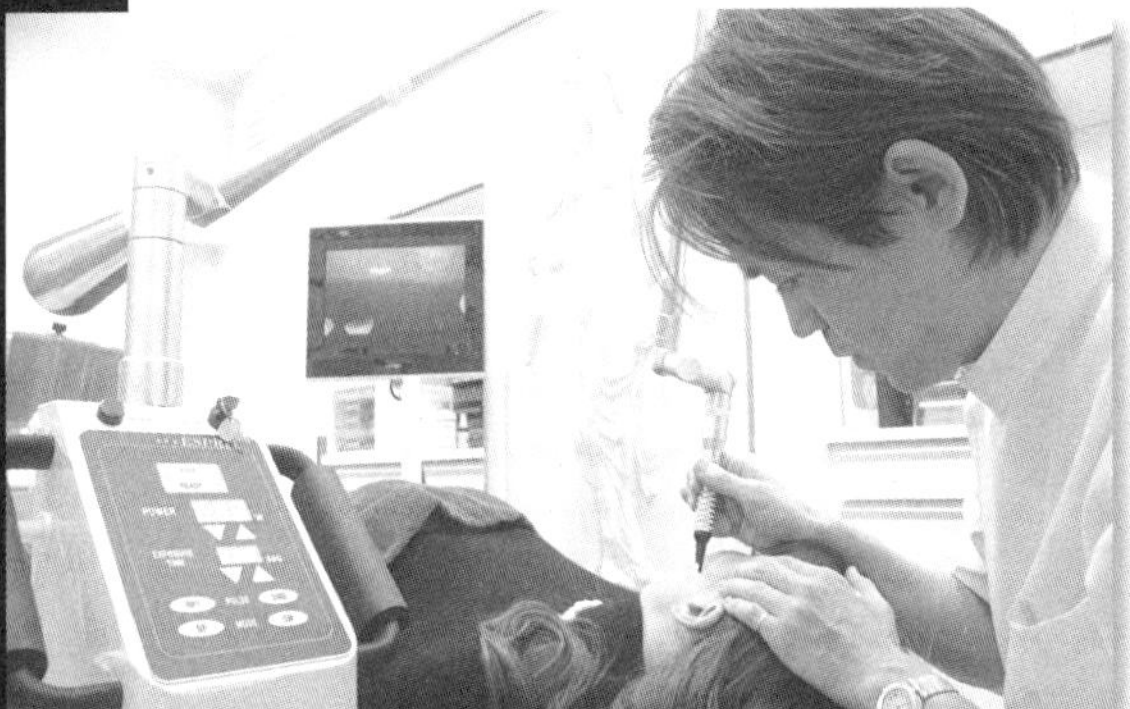

専門医による丁寧な治療

★発毛が再生医療で可能に（HARG療法）

再生医療を応用した最先端の毛髪再生治療「HARG療法」。

世界各国における共同研究のもと開発された、毛髪再生の有効成分を直接、頭皮に与える治療法です。ヨーロッパや韓国では多数の実績があり、その育毛・増毛効果や安全性が確立されています。

世界で最も有効な治療法として評価されている再生医療の発毛治療です。

数百万円以上の高額な施術費用を要求し、学術根拠がなく効果が出ないケアを行っている企業も存在しますが、医療での発毛は科学がベースにある、安心して受けられる確実な治療法です。

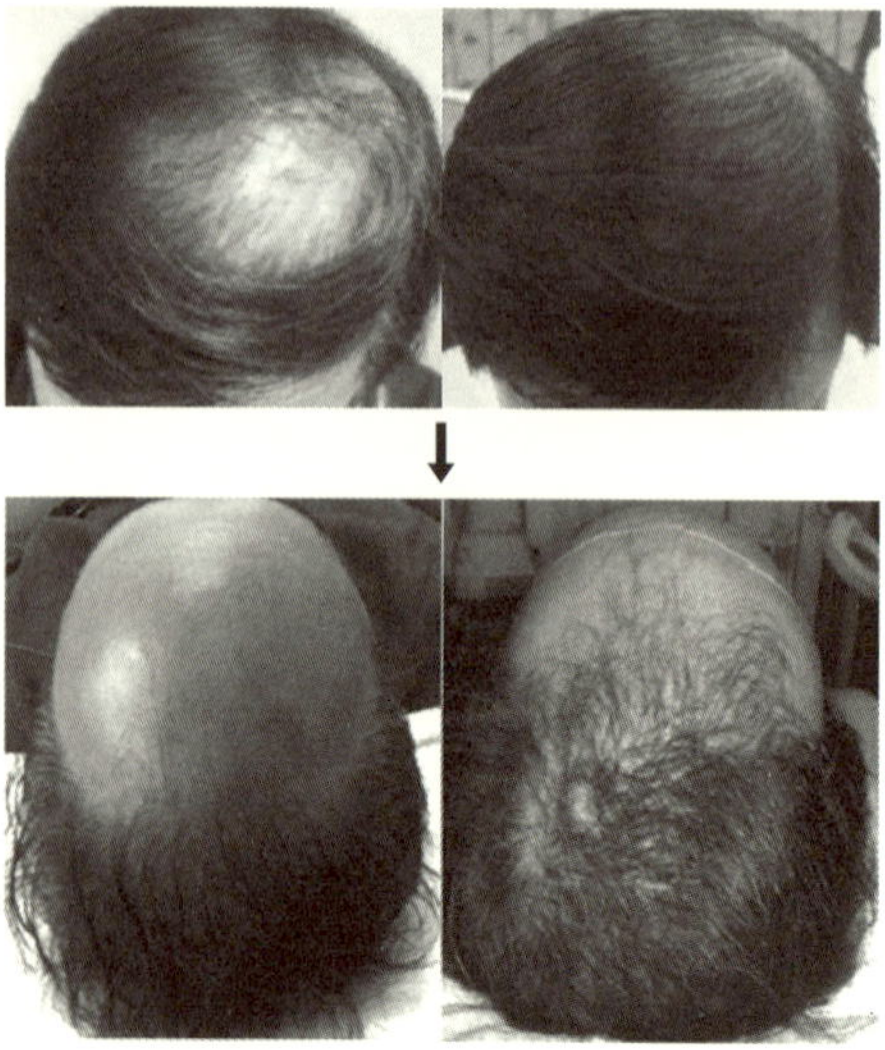

治療前　治療後

「成長因子」により、発毛・増毛

ＨＡＲＧ療法では、毛髪再生に有効な「成長因子」を使用。この成長因子に各種ビタミン製剤などの毛髪の栄養剤も合わせて導入することで、医療機関でのみ実施可能な毛髪再生療法が実現しました。

女性の薄毛の悩みに対しても大変有効

様々な原因によって起こる薄毛や脱毛症状について、発毛・増毛効果が期待されています。男性のみならず、女性の薄毛の悩みに対しても大変有効な治療法です。

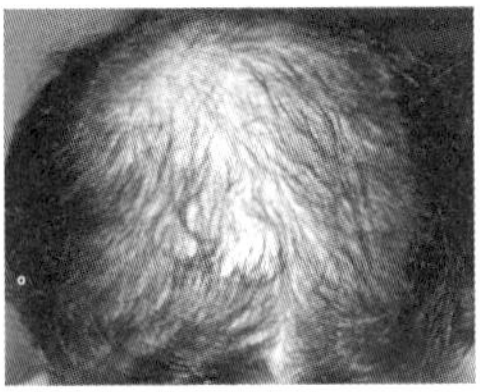

〈男性の薄毛〉

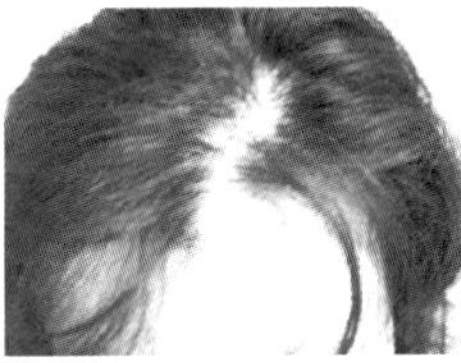

〈女性の薄毛〉

最近プロペシアに対して治療抵抗性を示す遺伝子が見つかっています。この遺伝子をお持ちの方はプロペシアを飲み続けても効果が少ないので、ＨＡＲＧ療法の適応となります。まずはＡＧＡチ

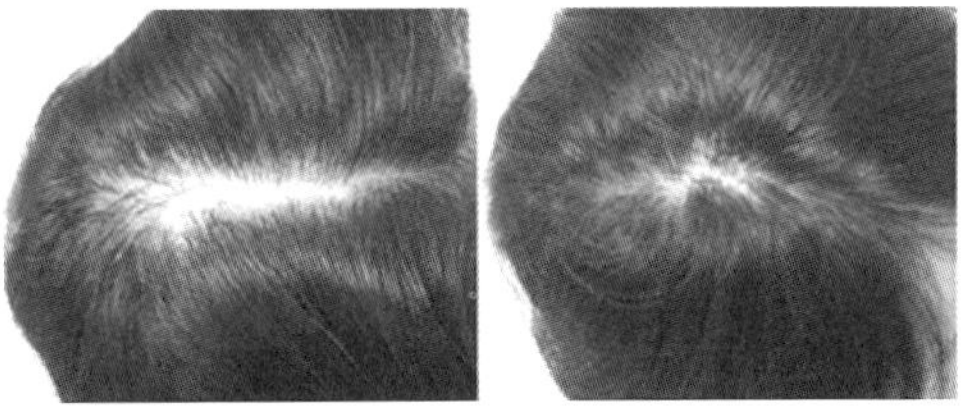

エックを受けることをおすすめします。

「HARG療法」の治療方法

ＨＡＲＧ療法では、毛髪再生に必要な各種ビタミンやたんぱく質、アミノ酸成分などを配合した「育毛メソヘアーカクテル」に、ヒト脂肪幹細胞から抽出した「幹細胞抽出タンパク」をブレンドした「ＨＡＲＧカクテル」を使用します。

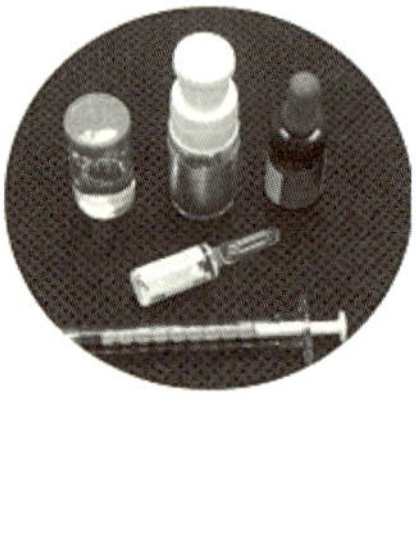

「育毛メソヘアーカクテル」は毛髪再生に必要なビタミンＢ、血管拡張作用のあるブフロメジル、毛髪のタンパク質ケラチンを構成するアミノ酸システインを含有する「メソヘアー」に、さらに毛髪再生に必要なビタミンＨ、Ｃ、Ｅなどをブレンド、個人の症状にあわせたカクテルを作ります。

通常の育毛が目的なら「育毛メソヘアーカクテル」のみでも十分ですが、確実に発毛効果を出すためには「育毛メソヘアーカクテル」に脂肪幹細胞を培養した細胞から抽出された蛋白を混合したＨＡＲＧカクテルを作成します。このＨＡＲＧカクテルを四週間隔で頭皮に直接、ナパージュ法・パピュール法あるいはダーマローラーで導入、六回～一〇回繰り返します。

短期間で抜け毛の減少、髪質の改善などが確実に実感できます。

■ナパージュ法（Napage method）

頭皮の表皮部分に治療薬を細かく注射（Napage）することで、皮下組織に有効成分を導入します。

■パピュール法（Papule method）

真皮にしっかり治療薬を注射し、有効成分を導入します。

■ダーマローラー法（Derma Roller method）

極微細のステンレススチール製針がついた医療用ローラー（ダーマローラー）を頭皮に転がしながら、治療薬を頭皮に十分浸透させていきます。

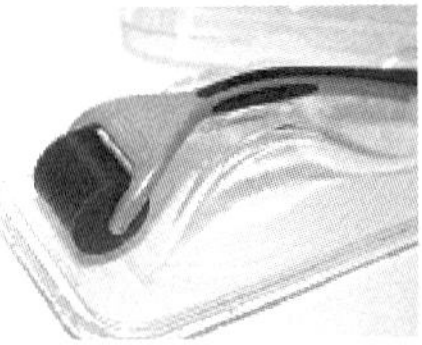

HARG療法のメカニズム

毛髪が育つ毛根部は「毛包」が主体です。毛包とは、毛根を包んでいる袋状の組織で、発毛していく過程で非常に大切な組織です。HARG療法では、様々な成長因子が取り込まれた「HARGカクテル」を浸透させ、この毛包が再生し、発毛します。

HARG療法の治療回数・時間

一般的には約三～四回で発毛効果が実感できます。

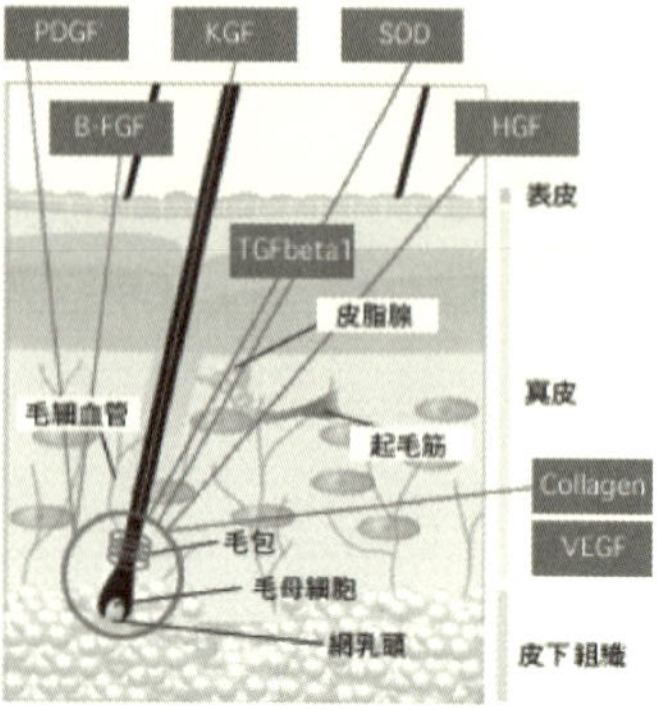

HARGカクテル内のさまざまな成長因子が毛包に働きかけていきます。

〈治療回数〉

より確実に発毛を促すために、通常六回（一クール）の治療をお受けいただくことをおすすめしています。理想的には一〇回。

〈治療時間〉

■約一五分～二〇分

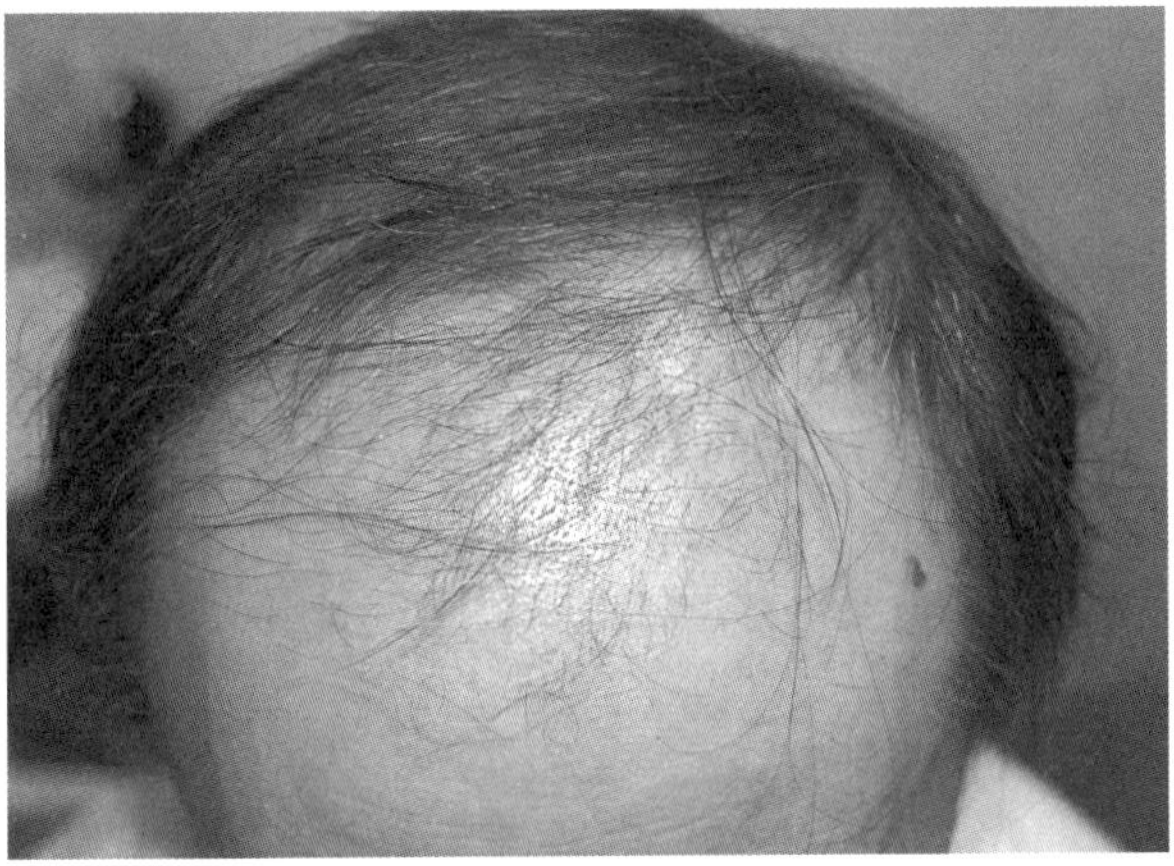

治療前

↓

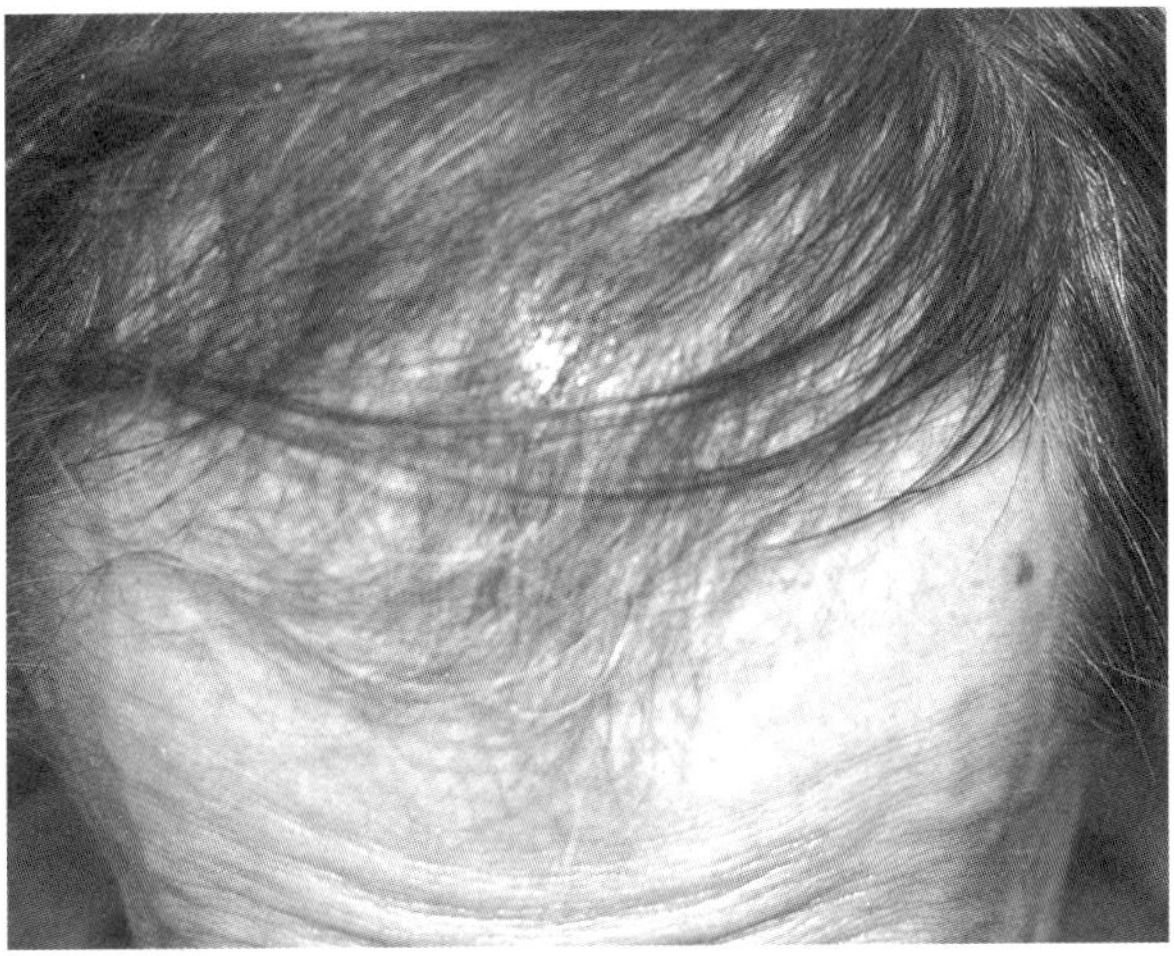

治療6回終了後

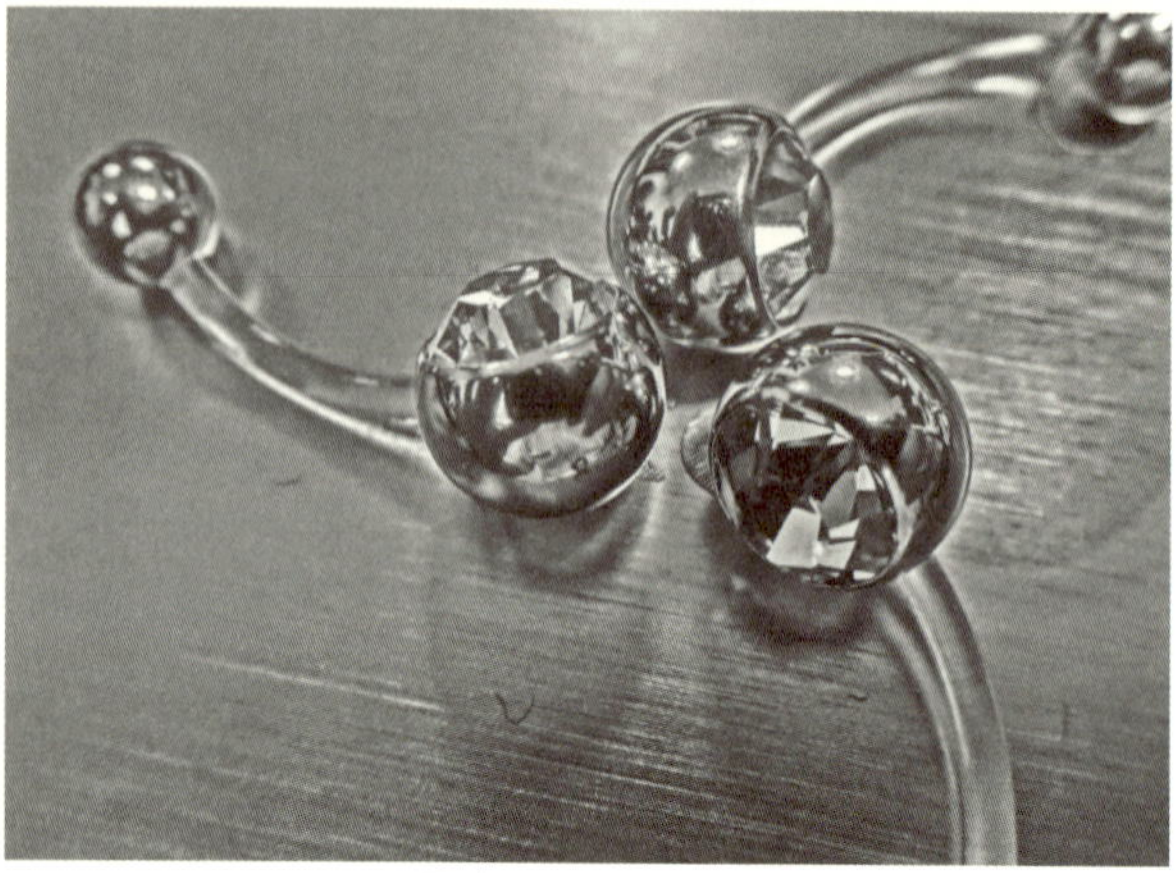

医療用ボディピアス

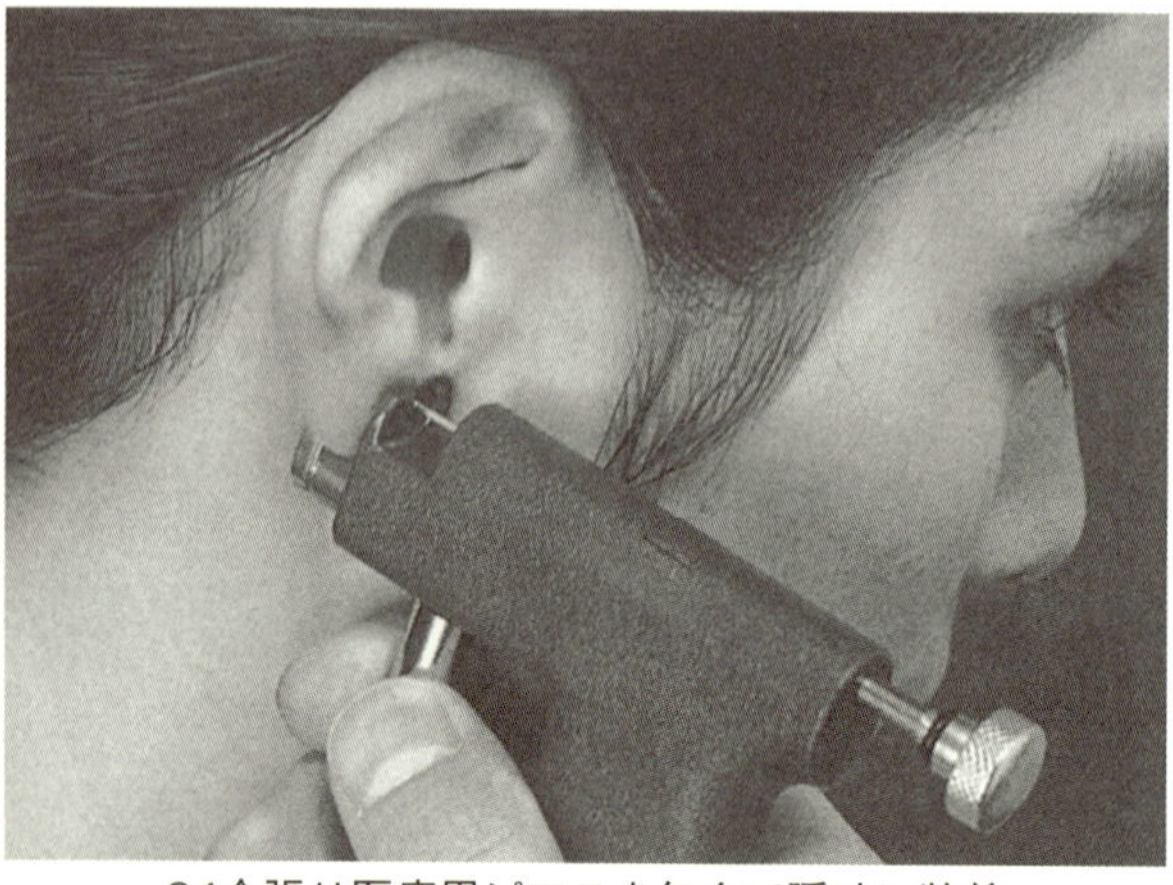

24金張り医療用ピアスを無血で瞬時に装着

★α-リポ酸（デトックス・キレーションの注射薬）

強力な抗酸化作用により、若々しい身体作りと美肌を！

「α-リポ酸　注射」

α-リポ酸（チオクト酸）は、コエンザイムQ10と並び、その強力な抗酸化作用が、アンチエイジング、ダイエット効果が大きく注目されている成分です。一週間に一～二回の注射でダイエット、美肌、疲労回復、冷え性、むくみに効果的。

●「α-リポ酸」の特徴

1：抗酸化効果
身体のサビを強力に除去します。シミ、ニキビ治療効果も期待できます。

2：代謝アップによるダイエットサポート
新陳代謝促進作用によりダイエット、冷え性、むくみに有効です

3：疲労回復、肩こり改善

体内の糖分やエネルギーを有効に活用させます。

4：デトックス（解毒）効果

身体に蓄積した有害重金属を排出する効果があります。

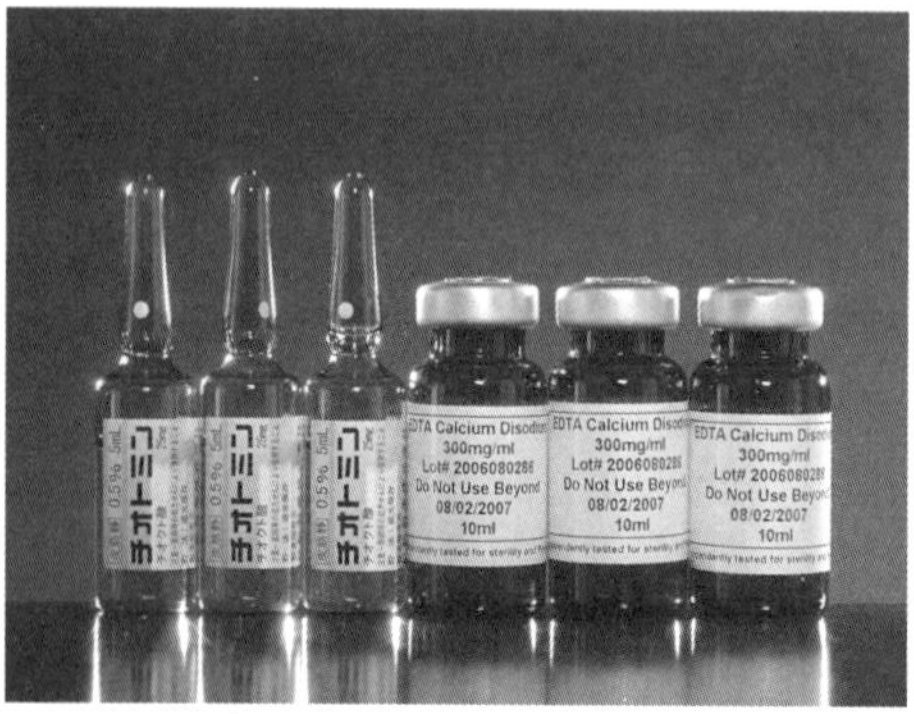

デトックス・キレーション薬剤

★高濃度ビタミンC点滴

ビタミンCは、強力な抗酸化作用を発揮しますが、その際に多量の過酸化水素を発生します。高濃度のビタミンCが血中に投与された時、正常な細胞は過酸化水素を中和できますが、ガン細胞はこれを中和できずに死滅してしまいます。

つまり高濃度ビタミンCはガン細胞には「抗ガン剤」として、正常な細胞には活性化作用としての働きがあります。また、正常な細胞への毒性・ダメージがないため、副作用の心配がありません。

現在、ガン治療の新たな補助療法・代替療法として、またウイルス性疾患の予防、疲労回復、アンチエイジング医療に使用されています。

アンチエイジング目的に私は点滴していますが、ガン家系の方も予防で定期的に受けられることをお勧めします。多くの医師が抗酸化治療としてガン発生を抑制する目的でも自ら点滴を行っています。

当院では二五Gを基本量として安全で気軽に高濃度ビタミンC点滴療法を受けていただ

けるように点滴の配合成分を調整しています。点滴に要する時間はおよそ五〇分です。

■高濃度ビタミンC点滴の効能

〈美白効果〉
〈コラーゲン生成促進作用〉
〈活性酸素除去作用〉
〈保湿作用〉
〈疲労回復効果〉
〈免疫力向上〉

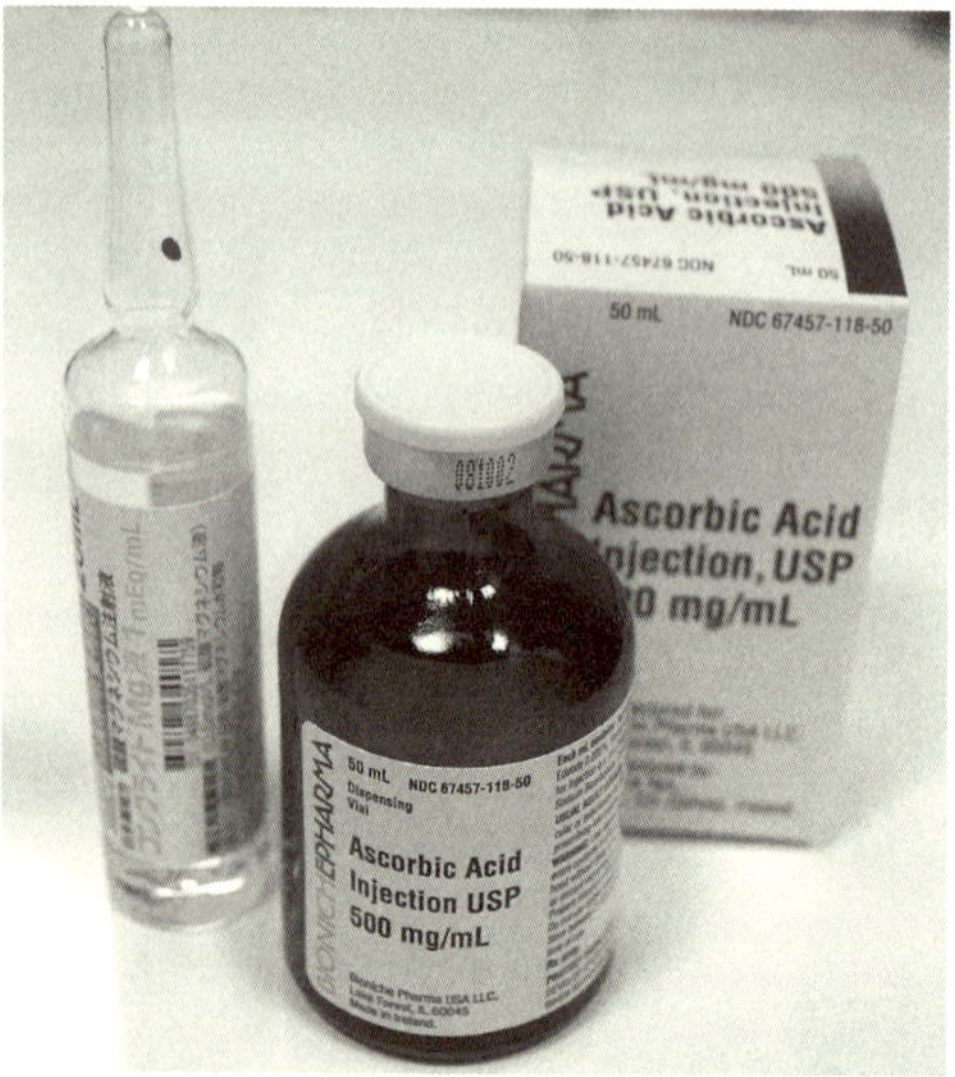

高濃度ビタミンC療法に使用する薬剤

★メソセラピー〈美肌・部分やせを短時間で実現〉

脂肪溶解注射、美肌注射として有名なカクテルで色々な薬剤を皮膚へ注入するメソセラピー。

治療時間もわずか一〇分程度です。

痛みもほとんど感じることなく、部分やせ、肌の若返りに大きな治療効果が実感できます。妊娠線や手の老化の治療にも大きな効果が期待できます。

メソカクテル（脂肪溶解効果が高いフォスファチジルコリン、ニコチンアミド、L-アラニン、L-リジン、アルギニン、など）を導入します。

五〜六回の施術で確実に実感できる部分やせや肌の若返りが実感できます。

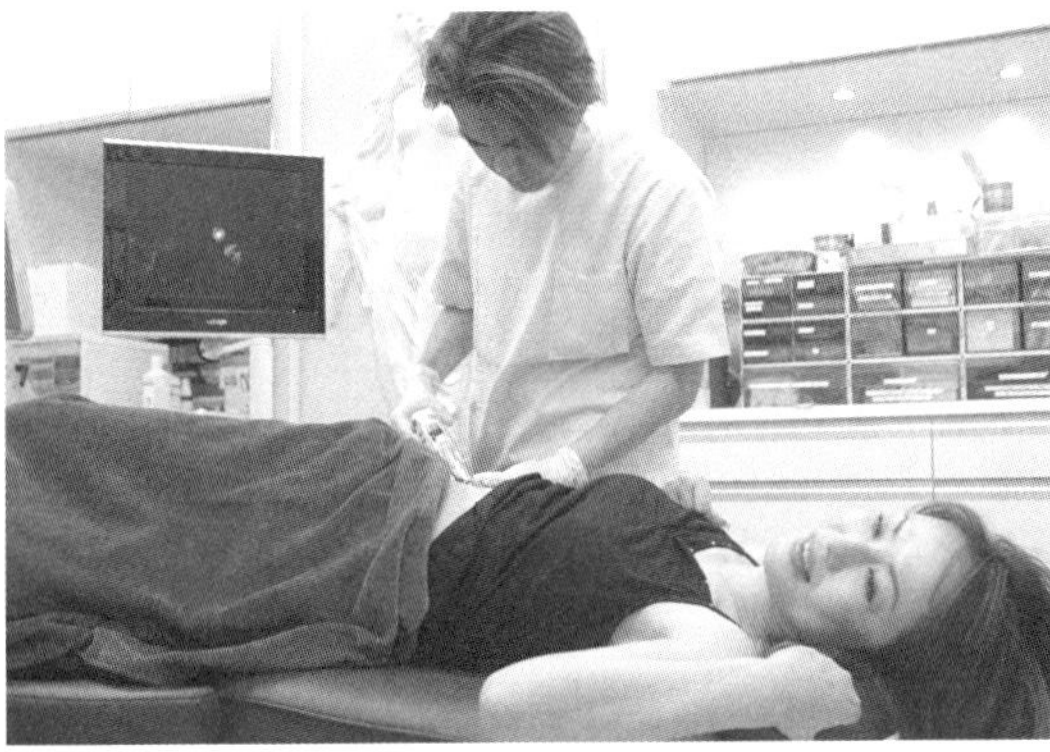

究極の部分痩身メソカクテル注射

★新しいアトピーの治療法〈プラセンタ・レーザー・エアナジー〉

アトピーの治療のご相談も受けています。個人差がありますので、治療もそれぞれ異なりますから、詳細についてはご相談ください。

平成一一年一一月にステロイド（ストロングクラス）と同等以上の効果で副作用のほとんどないプロトピック軟膏が発売され、治療効果が大きく期待され、効果が上がっています。エアナジーによる活性酸素除去療法も効果的です。

プラセンタの注射も大変有効で副作用がまったくありません。

星状神経節近傍へ半導体レーザーを照射する治療は痛みもリスクも全くなく、ステロイドの外用以上に有効な治療法です。

難治性のアトピーも劇的に改善するケースも数多く体験しております。

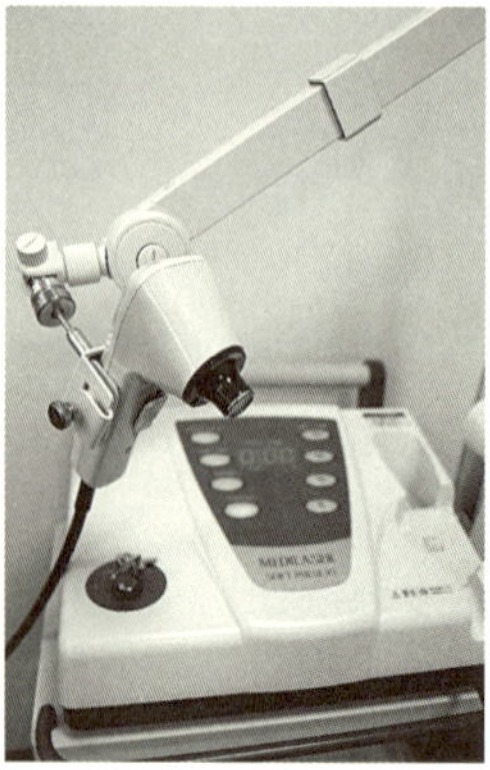
最先端の半導体レーザー

★マイクロニードル高周波療法（VIVACE　ビバーチェ）

マイクロニードル高周波治療器〝VIVACE（ビバーチェ）〟とは、従来のフラクショナルレーザーのような痛みやダウンタイムがほとんどない治療器です。

極細の針（マイクロニードル）を用いて、真皮内に直接RFを照射し、しわ取り、リフトアップ、目の周りのちりめんじわ、ニキビ治療、毛穴ひきしめ、ニキビ跡治療、妊娠線治療などを行います。

一cm四方の機器先端部には三六本の特殊構造の針（最短〇・五cm、最長三・五cmに調整可能）が設置されており、LED照射と同時に針先から高周波を照射します。

症状に応じて照射の深さや出力、LEDの種類、ショット回数等の数値を設定することができます。二～四週間で効果が現れます。

マイクロニードルで開けた皮膚の微細な穴から成長因子を導入して肌の活性化、若返りを図ります。熱エネルギーによる毛穴の収縮やシワの改善にも有効です。

LED治療、メソセラピー、高周波治療の三つが同時に効果的に行える先端治療です。

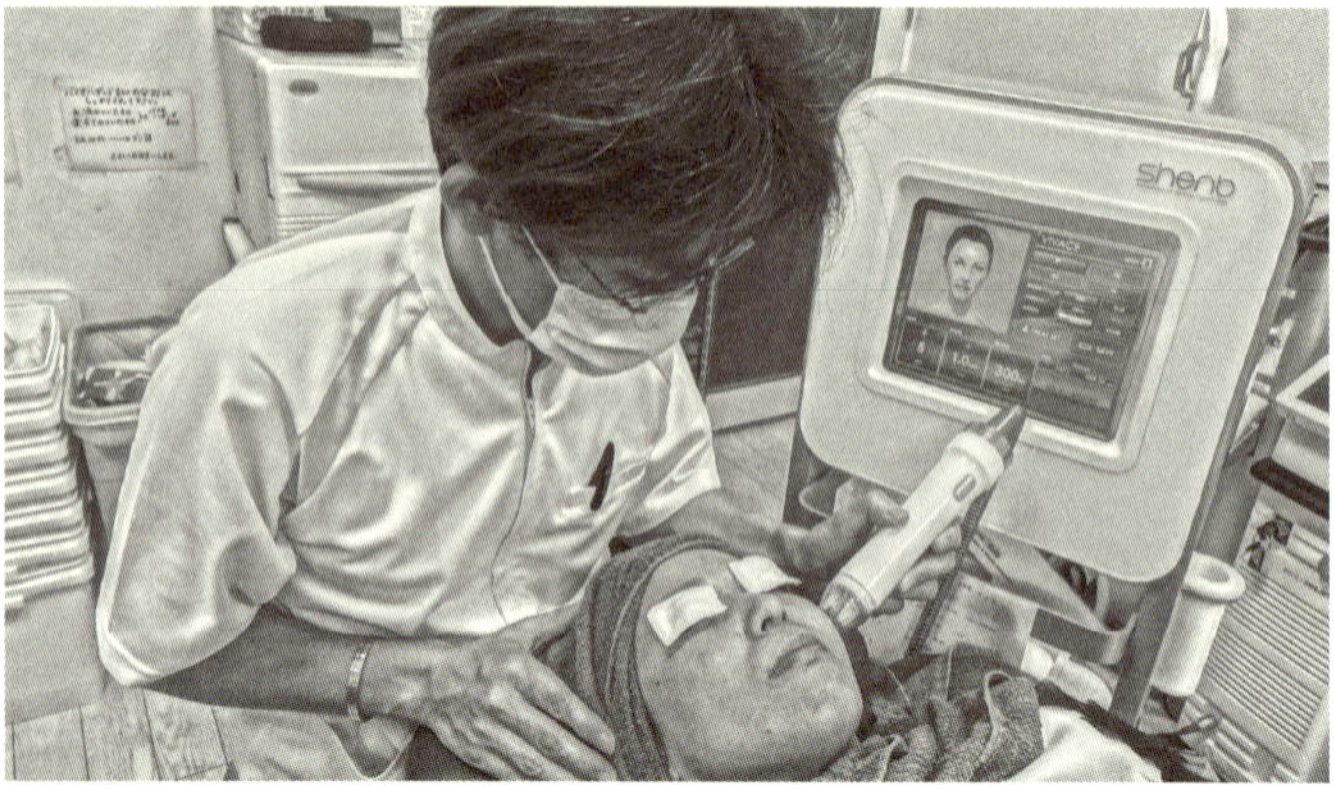

マイクロニードル高周波熱エネルギー治療(VIVACE)によるニキビ跡治療

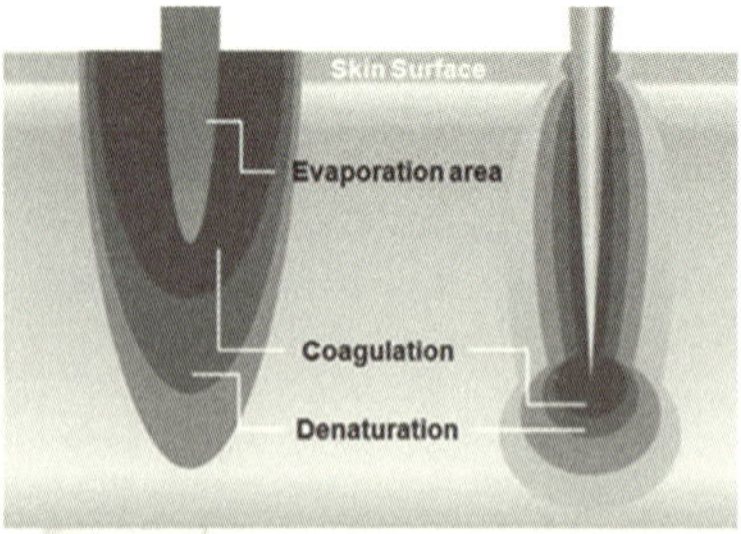

VIVACEの治療システム理論

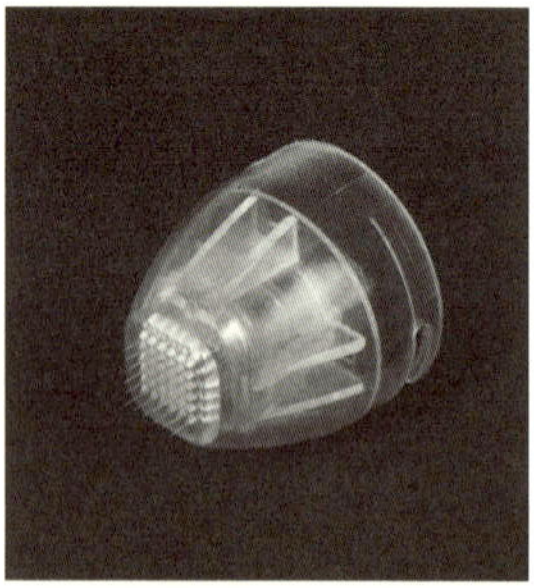

ビバーチェの照射システムBlue LED

★最新創傷治療

ここ数年で傷のケアに対する考え方や治療法が大きく変化しました。

従来は、どんな傷でも、まず消毒して、清潔なガーゼを当てて早くカサブタを作る。そして毎日消毒して清潔なガーゼでしっかり傷を覆う、という処置を、なんの疑いもなく医師も医療従事者もスポーツ指導者も行ってきました。

しかし、これら従来の治療法は大きな誤りです。

従来の処置を繰り返すほど、傷の治りは悪くなり、痛みは増強、汚い傷跡が残ります。

二〇年以上、美容外科専門医として傷をいかにキレイに早く、痛みが少ない方法で治癒させるかの臨床的研究に取り組んできました。小外科手術を含め、数万症例の手術や傷のケアのなかで、臨床経験と最新創傷処置理論とがぴったりと一致しました。

それは、痛みがなく、早く、キレイに、しかも安価で簡単にできるケア。子どもの傷、スポーツ選手の傷、すべてに適応できる新しい理論と処置法です。

新しい傷の処置

1：傷は**消毒しない**。

2：傷には、直接**ガーゼを当てない**。

3：傷はすぐに水道水で洗う（できる限り異物を除去）。

4：絆創膏の使用は閉鎖性のもののみ（傷を乾燥させない）。

5：傷は食品用ラップで覆う（**ワセリン**を塗ってもよい）か、医療用被覆材（薬局でも購入可能）ですぐに覆う。

6：傷の処置の準備として、**ビタミンC誘導体ジェル**を塗布する（市販のドクターズコスメで燐酸アスコルビン酸Naが含まれているもの）。**ビタミンC誘導体**には、線維芽細胞の働きを高め、傷の治癒を促進し色素沈着を抑制する効果があり、驚くほどの治療効果が得られる場合もあります。

7：出血は単純に圧迫。

8：刺創、深い切創、異物の混入、組織の大きな挫滅があれば、すみやかに専門医療機関を受診。

9：傷に**クリームは絶対使用しない**。クリームは界面活性剤であり、細胞障害性がある。

10：原則として、翌日からシャワー、入浴を許可。創面を濡らしても問題はない。
11：他人の傷を処置時は必ず、感染防止のためディスポーザブルの手袋（清潔なものでなくてよい）をつけて行う。

以上が医学的に新しい傷のケアです。最近では、創傷メカニズムの研究も進み、創傷治癒理論に基づいた適切な創傷被覆材を使用すれば、創傷の治癒期間が飛躍的に短縮されます。

原則として行ってはいけない処置

①傷への消毒

イソジン、ヒビテン、オキシフルなどの**消毒薬も禁忌**。傷の治療を遅らせるだけでなく、感染のリスクも増加し、激しい痛みを引き起こします。

②傷へガーゼを直接当てる

傷を乾燥させる処置であり、行ってはいけません。

③傷へ直接クリームを塗る

クリーム基材には界面活性剤が含まれていて刺激性があり使用しないこと。

キズドライなど傷を乾燥させたり刺激を与えたりするような薬剤は使用しないようにしましょう。

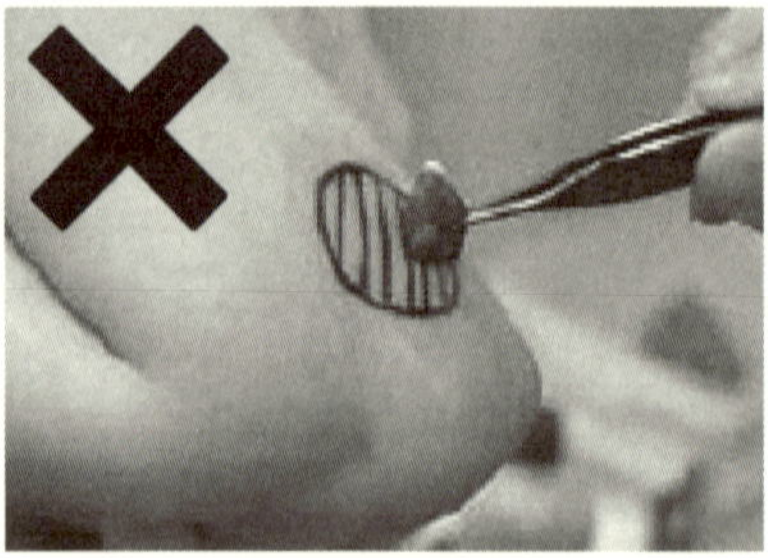

①傷への消毒

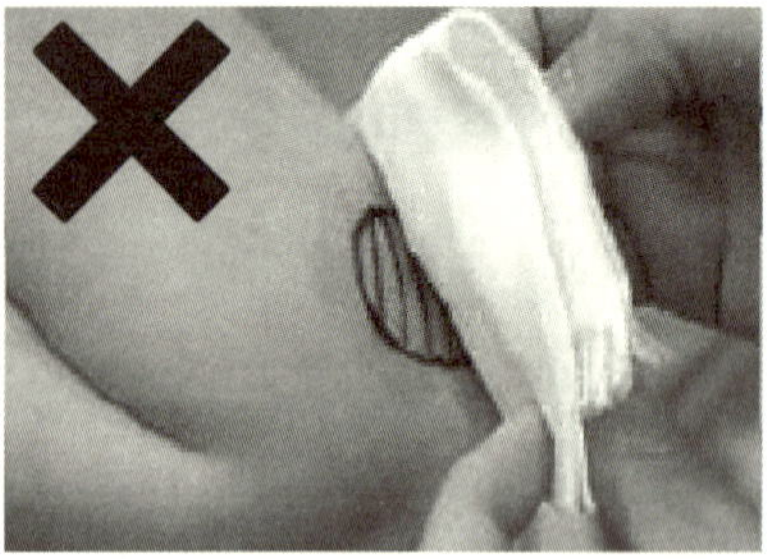

②傷へガーゼを直接当てる

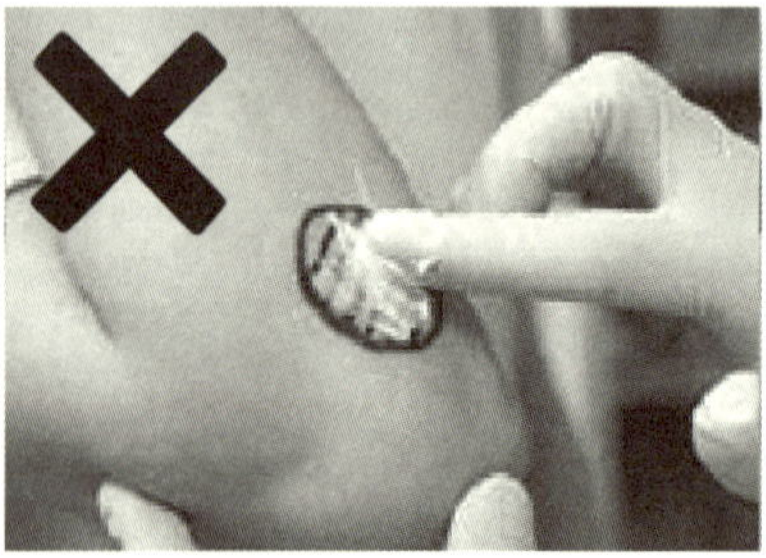

③傷へ直接クリームを塗る

皮膚欠損創の治り方詳細（※夏井睦先生のHpより）

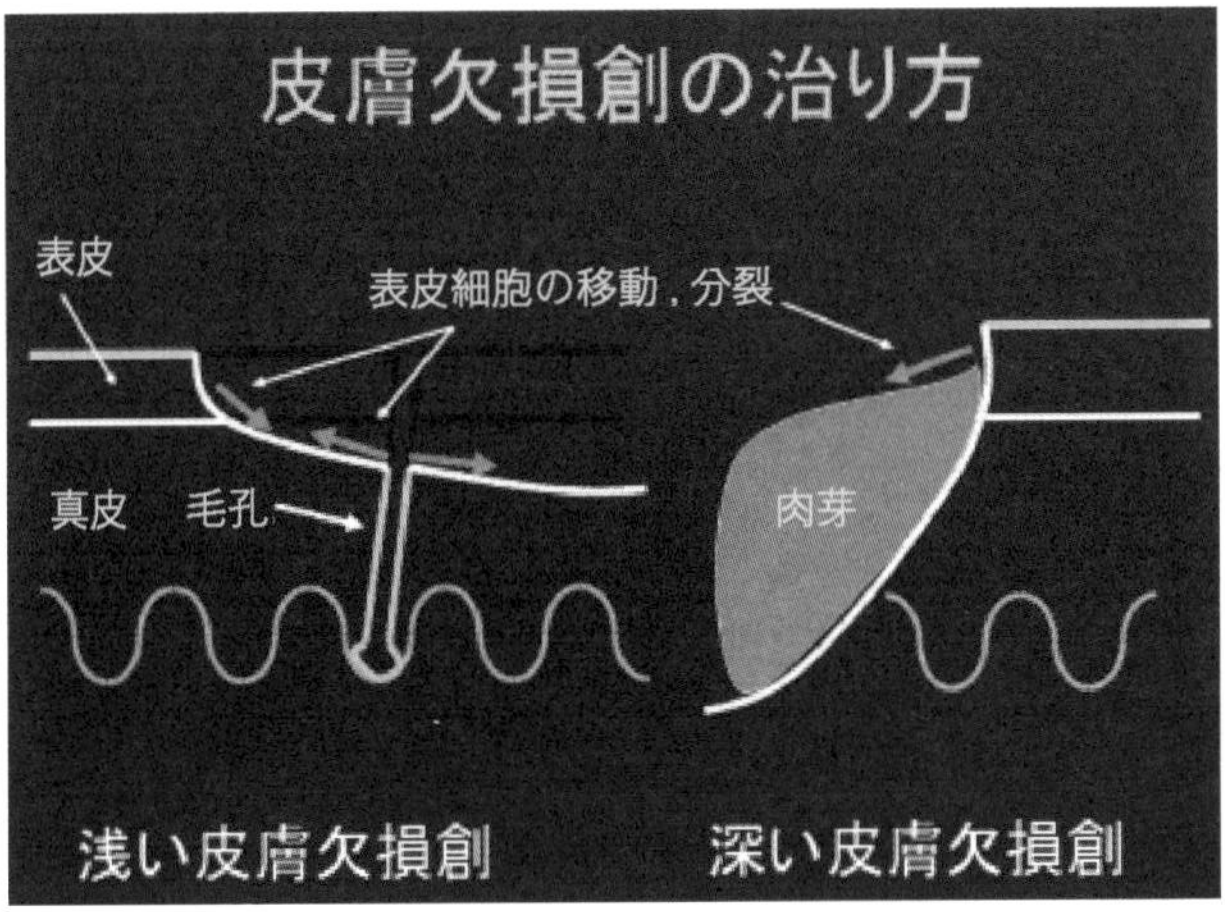
皮膚欠損創の治り方
表皮
表皮細胞の移動，分裂
真皮
毛孔
肉芽
浅い皮膚欠損創
深い皮膚欠損創

■毛孔、汗管（＝皮膚付属器官）が残っていればそこから皮膚が再生

表皮欠損創の場合、真皮さえ生きていれば表皮は再生可能、真皮が死んでしまえば表皮は再生できません。真皮は、血流豊富で、感染にも非常に強いのです。

しかし、この真皮の唯一の弱点が乾燥。乾燥させると真皮は、すぐに死んでしまい、カサブタになります。つまりカサブタは死んでしまった表皮と真皮のミイラです。

湿潤療法の意味

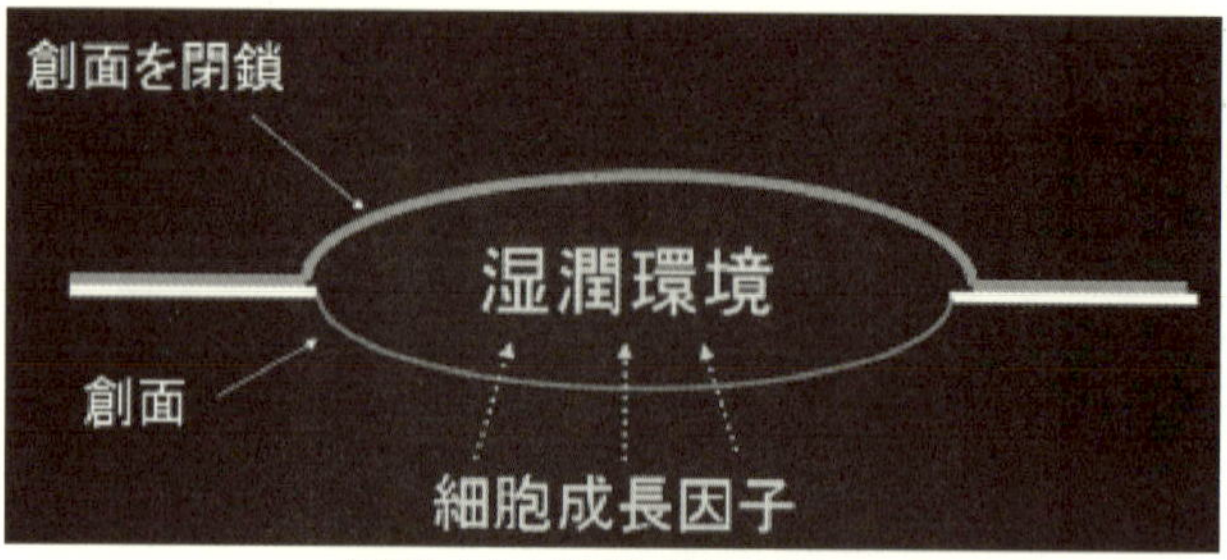

閉鎖すれば細胞培養が進み
傷はすぐに治る

傷が治るには成長因子が重要です。成長因子は主に、血小板とマクロファージが産生する蛋白質で、血小板に作用する成長因子、上皮細胞に作用する成長因子、血管新性に作用する成長因子……というようにターゲットとなる細胞ごとに成長因子があります。

閉鎖された環境でこそ成長因子がスムーズに働きコラーゲン産生も、上皮化も、血管新生もうまく進みます。成長因子保持が創傷被覆材による閉鎖でもたらされます。夏井睦先生が唱えているように傷はまさしくジュクジュクして治すものです。

湿潤療法はとても傷のケアには重要です。

〈正しい創傷ケアでキレイに治る〉

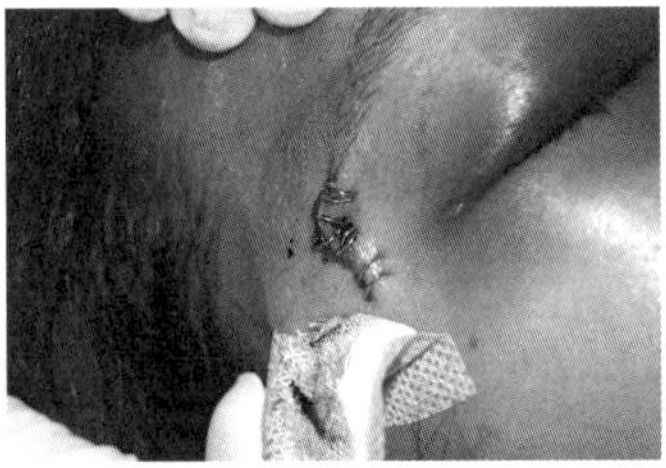

試合中バッティングでカットした傷が雑に医療用ホチキスで留められ傷がめくれ上がっている。片側の皮膚片にホチキスが止められ出血し痛みを訴えていました。

↓

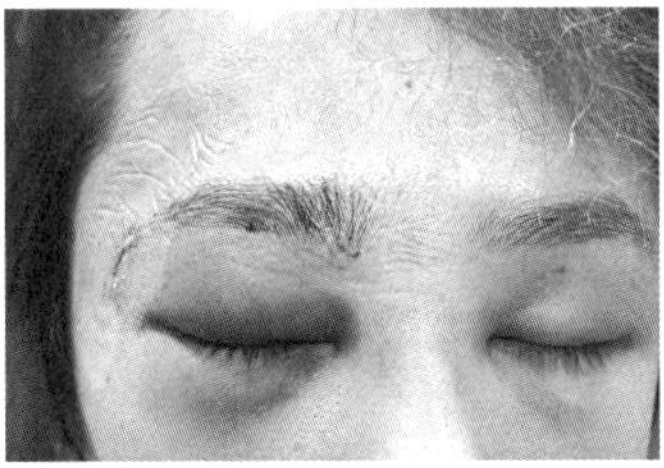

ホチキスを外し真皮縫合を行い表皮もナイロン糸で丁寧に縫合。翌日の傷の状態。出血もなく瘡蓋もはっていない。

↓

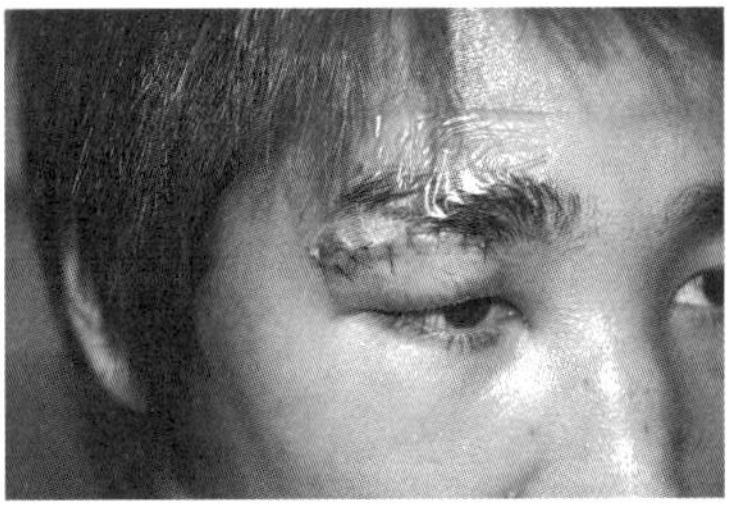

最新の傷の処置は消毒もガーゼも不要、特殊な止血材料と医療フイルムだけですぐに洗顔も可能。

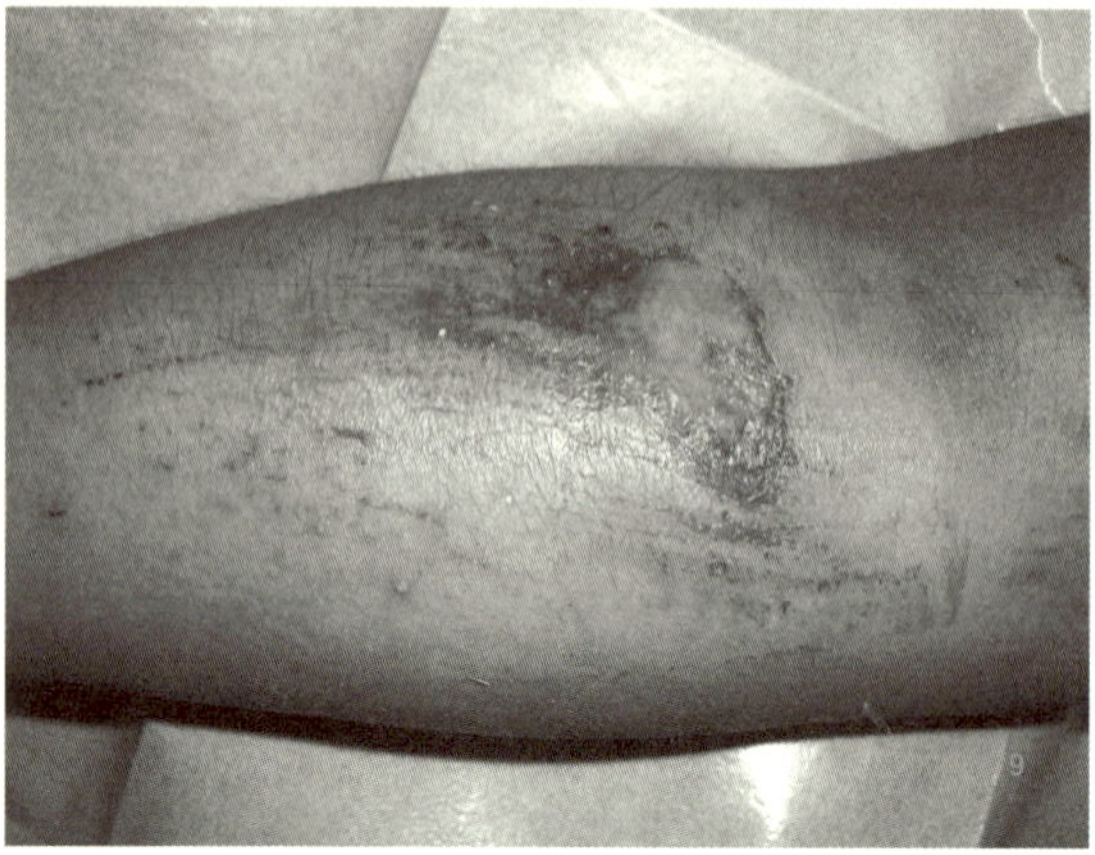

擦り傷　受傷当日

↓

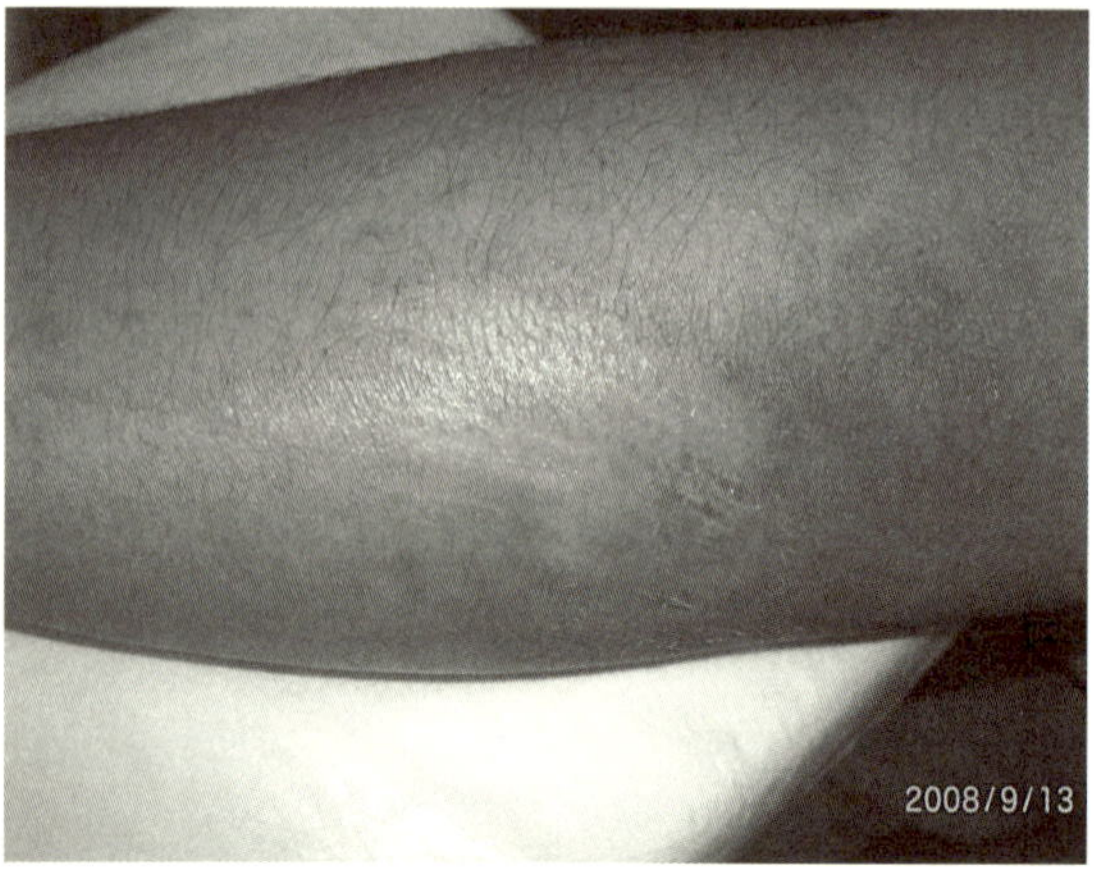

擦り傷治療４日後

★遺伝子検査でAGA発症リスク、プロペシアの効果判定

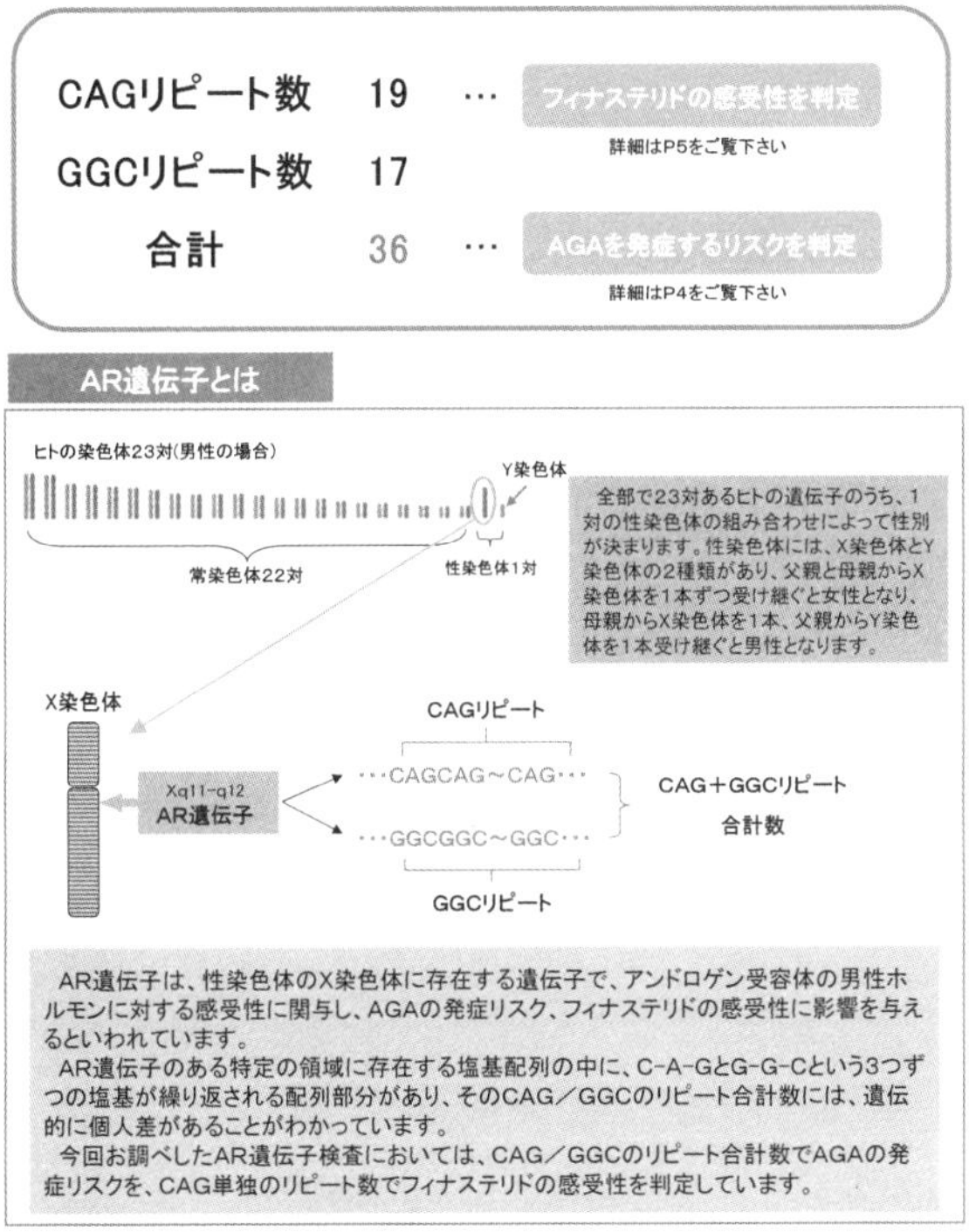
CAGリピート数　19　…　フィナステリドの感受性を判定
詳細はP5をご覧下さい
GGCリピート数　17
合計　36　…　AGAを発症するリスクを判定
詳細はP4をご覧下さい
AR遺伝子とは
ヒトの染色体23対(男性の場合)
Y染色体
常染色体22対
性染色体1対
全部で23対あるヒトの遺伝子のうち、1対の性染色体の組み合わせによって性別が決まります。性染色体には、X染色体とY染色体の2種類があり、父親と母親からX染色体を1本ずつ受け継ぐと女性となり、母親からX染色体を1本、父親からY染色体を1本受け継ぐと男性となります。
X染色体
Xq11-q12
AR遺伝子
CAGリピート
…CAGCAG～CAG…
…GGCGGC～GGC…
GGCリピート
CAG＋GGCリピート
合計数
AR遺伝子は、性染色体のX染色体に存在する遺伝子で、アンドロゲン受容体の男性ホルモンに対する感受性に関与し、AGAの発症リスク、フィナステリドの感受性に影響を与えるといわれています。
AR遺伝子のある特定の領域に存在する塩基配列の中に、C-A-GとG-G-Cという3つずつの塩基が繰り返される配列部分があり、そのCAG／GGCのリピート合計数には、遺伝的に個人差があることがわかっています。
今回お調べしたAR遺伝子検査においては、CAG／GGCのリピート合計数でAGAの発症リスクを、CAG単独のリピート数でフィナステリドの感受性を判定しています。

頬の粘膜から細胞を採取して遺伝子検査。AGAのリスクとプロペシアの効果が期待できるかがわかります。

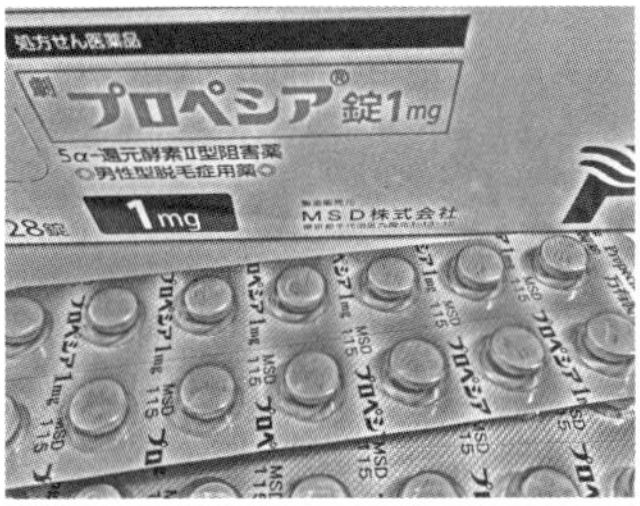
処方せん医薬品
プロペシア®錠1mg
5α-還元酵素Ⅱ型阻害薬
○男性型脱毛症用薬○
1mg
MSD株式会社
28錠

AGA治療薬　プロペシア

遺伝子 太郎 様 の AGAの発症リスク

CAG／GGCの合計リピート数

リスク 高	31	32	33	34	35	36	37	38	39	40	41	42	43	44	45	リスク 低

★（36）

あなたのCAG／GGCリピート合計数は 36

AGAを発症する遺伝的リスクは 高め です。

遺伝子検査の結果、あなたのAR遺伝子のCAG／GGCのリピート数の合計は、基準となる38よりも小さいことが判明致しました。

よって、AGAを発症する遺伝的リスクは高めであると予測されます。

できるだけ早めに専門の医療機関などでご相談頂くと共に、AGAの発症リスクを高める環境要因を少しでも減らすため、生活習慣を見直し、毛髪と頭皮の健康のためによりよい生活を送るよう心がけて頂くことをおすすめします。

CAG／GGCのリピート数の合計38の人を基準とした場合、38>の場合、数字が小さくなるほどAGAの遺伝的発症リスクは高いと予測され、38<の場合、数字が大きくなるほどAGAの遺伝的リスクは低いと予測される。

遺伝子 太郎 様 の フィナステリドの感受性

CAGリピート数

感受性 高	16	17	18	19	20	21	22	23	24	25	26	27	28	29	30	31	32	感受性 低

★（19）

あなたのCAGリピート数は 19

フィナステリドの感受性は 高め です。

遺伝子検査の結果、あなたのAR遺伝子のCAGリピート数は25以下であることが判明致しました。

よって、フィナステリドの感受性が高く、AGAの治療において、フィナステリド投与によりAGAの症状の進行を抑制するといった治療効果を十分に示すことが予測されます。

※フィナステリドは、医師の診断に基づく処方を必要とする医薬品の成分です。必ず専門の医療機関にてご相談の上、治療を行ってください。また、その治療効果には個人差がございますので、あらかじめご了承ください。

CAGリピート数が25以下の場合、フィナステリド治療は十分な効果が期待できると考えられ、26以上の場合、その効果は限定的なものとなると考えられる。

★ホクロ治療の実際

ホクロは生体の組成と同じ、水六〇％、タンパク質四〇％です。高周波もしくはレーザー光の熱エネルギーで蒸散させ、水蒸気化して除去します。悪性を少しでも疑えば切除して病理検査が必要です。必ず治療前にダーマスコープで肉眼的診断をします。

除去後のケアは、擦り傷を処置するときのケア同様に行います。

- 抗生剤含有ステロイド軟膏塗布……………除去直後
- 医療用被覆材による湿潤療法……………四八時間
- UVカット…………赤みが消失するまで

が原則で、消毒、ガーゼは不要で、医療用被覆材を除去してからは患部を洗浄していただきます。

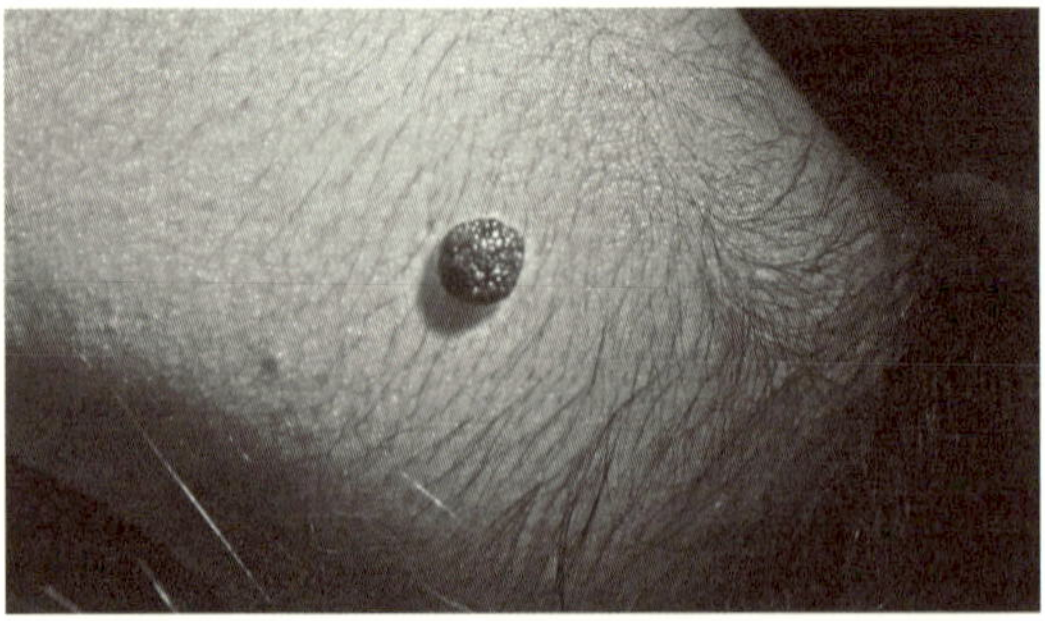

ホクロ施術前

↓

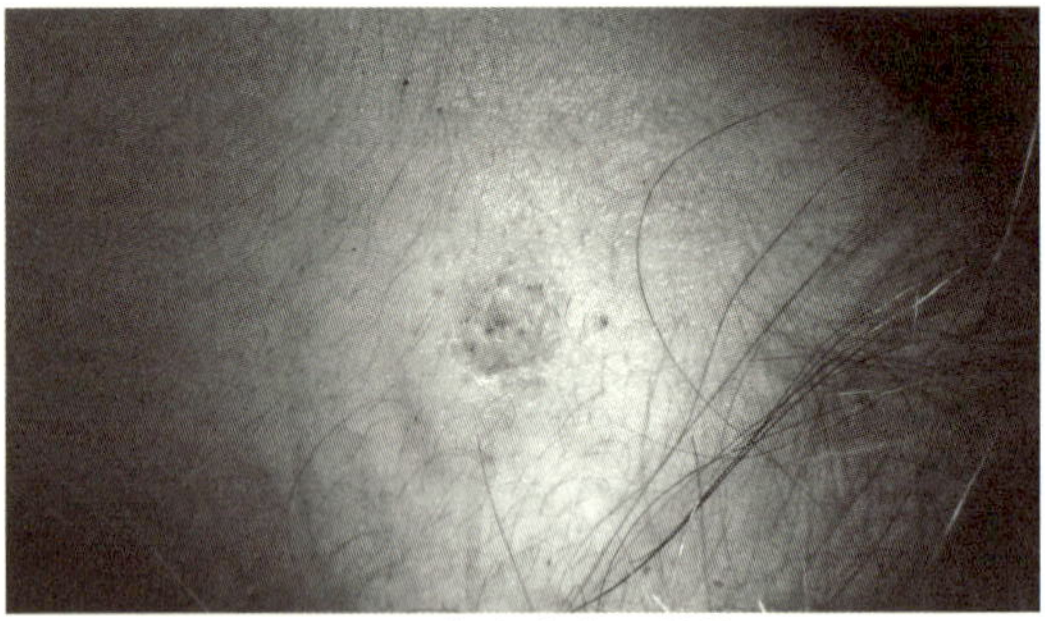

ホクロ施術直後の状態

↓

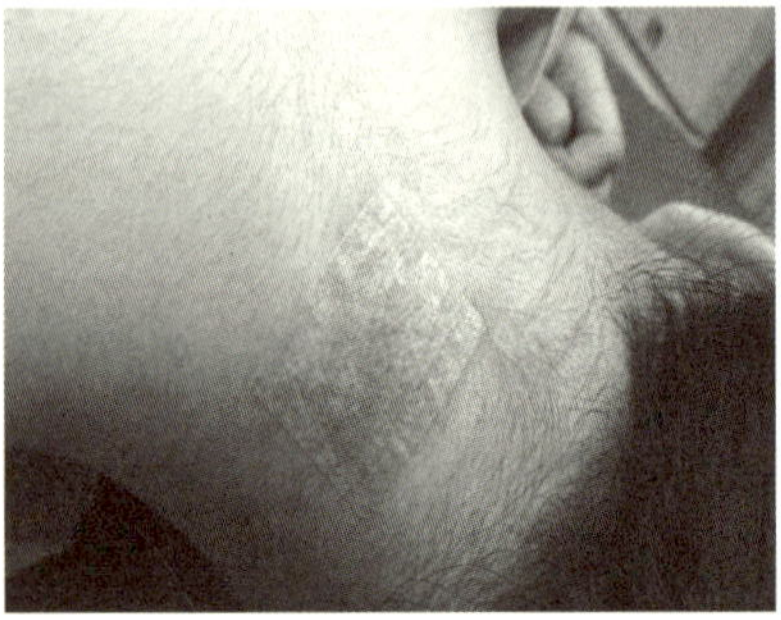

ホクロ施術直後のケア

★ホクロは炭酸ガスレーザー・電気分解で短時間で除去できる

炭酸ガスレーザーは、ホクロ取りには非常に適している治療法ですが、細い特殊な形の針に高周波を流し、発生する熱エネルギーを用いてホクロを取り除く電気分解法も有効です。

当クリニックでは、サージトロンとよばれる米国製の機器も使用していますが、この機器もレーザーに劣らず有効で、痛みも出血もほとんどなく手軽に除去できます。

電気分解で取ったホクロの痕には、小さなすり傷のような赤みが出ます。この赤みは二〜三カ月でほとんど消えてしまいますから、まったく心配する必要がありません。

また、色素が残った場合、二〜三カ月経つと、色素が表層に浮かび上がってきます。したがって、一度に色素を除去しようとすると、傷痕として残る可能性もありますから、二〜三回に分けて取るほうが安全でしょう。

二回目の治療は最初の処置から四カ月ほど間隔を置くほうがよく、四カ月経っても赤みが消えない場合でも、一年以上の経過をみれば、徐々に消えてしまいます。

電気分解でホクロ除去

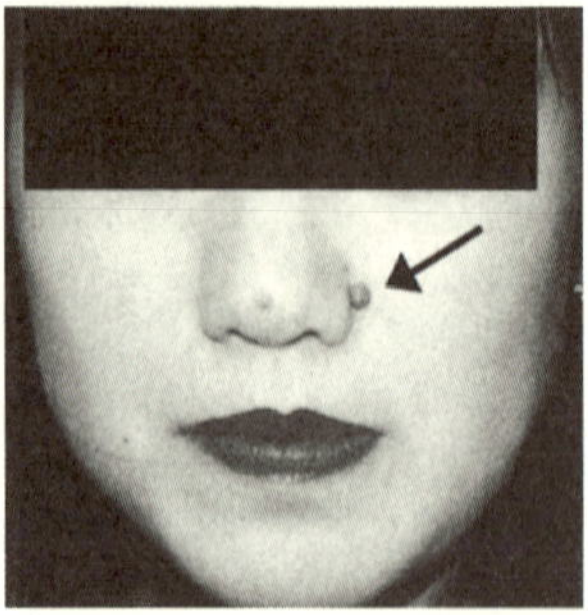

治療前

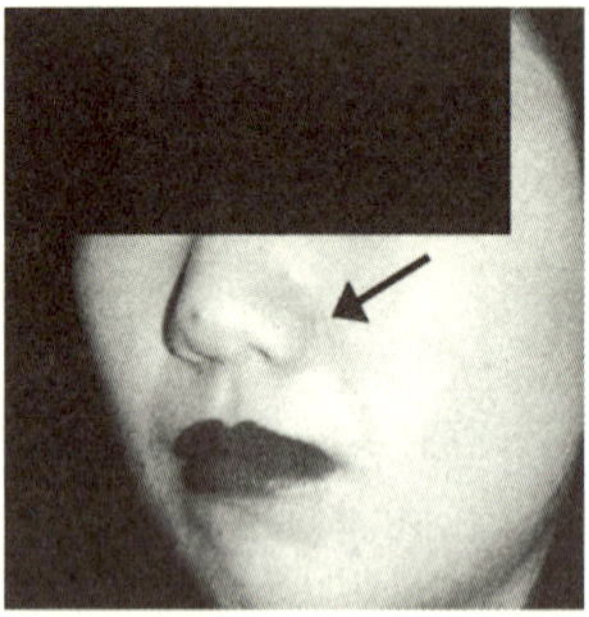

治療後

ホクロのタイプ

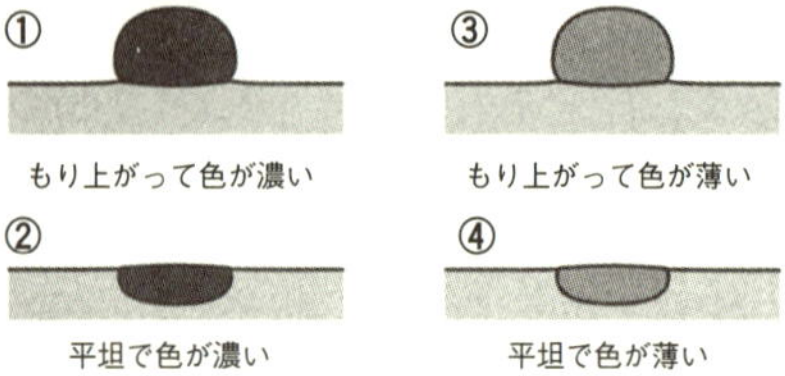
①
もり上がって色が濃い
②
平坦で色が濃い
③
もり上がって色が薄い
④
平坦で色が薄い

第17章

国内唯一のアスリート外来・スポーツ診療部

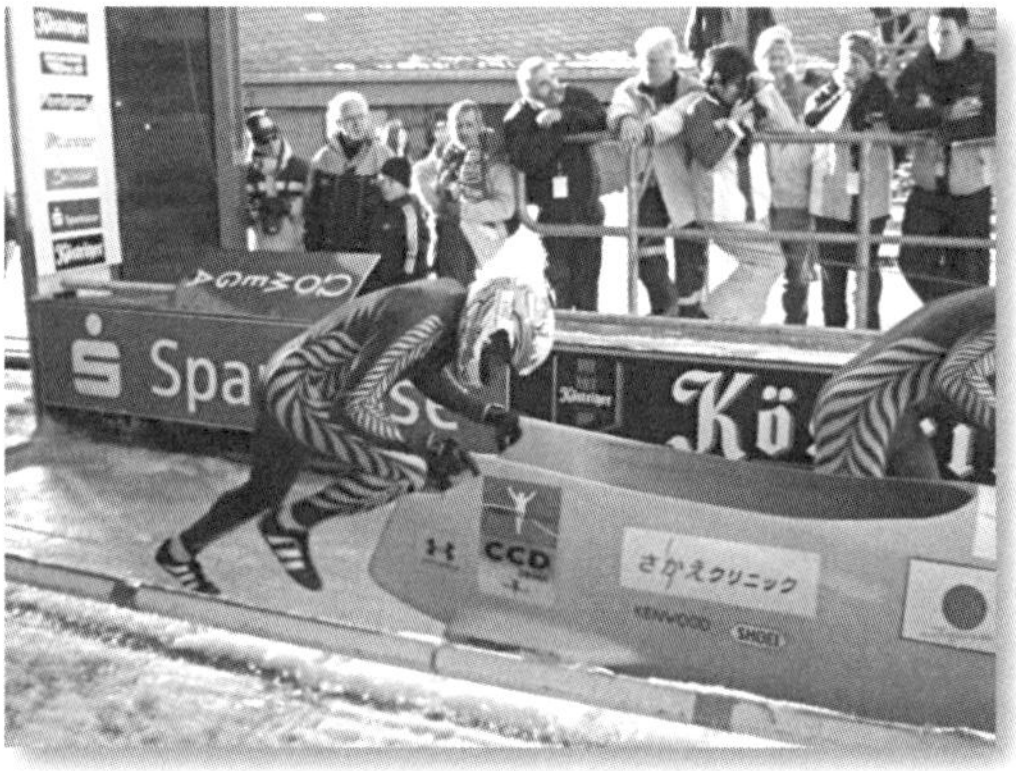

2004年ボブスレーワールドカップ転戦
日本代表　さかえクリニックチーム

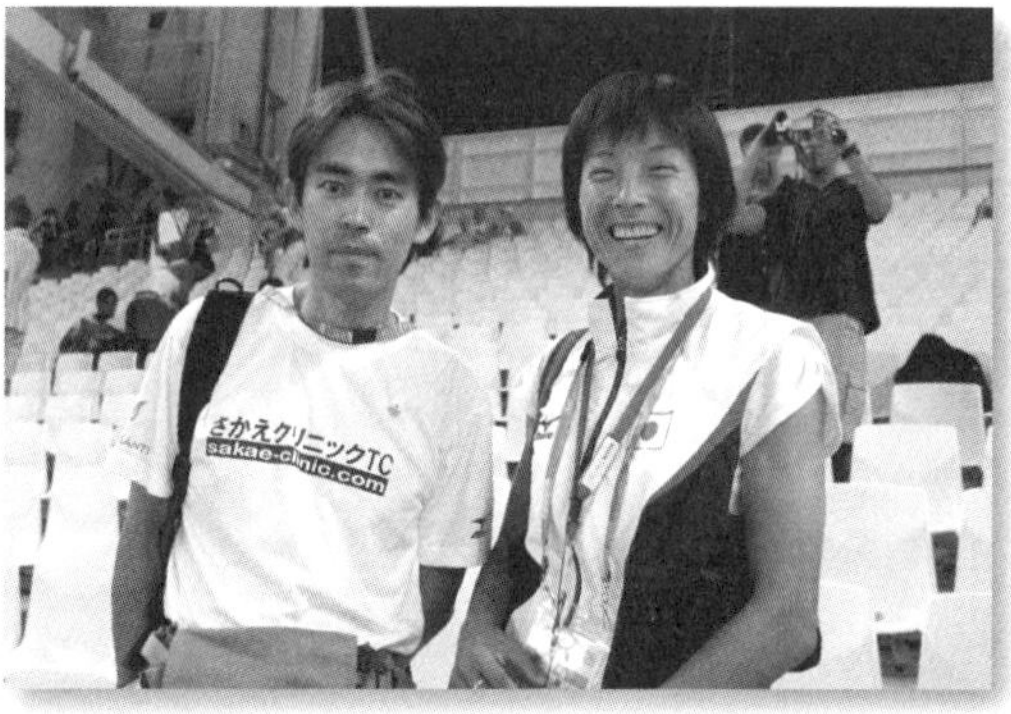

さかえクリニックTC総監督の私と日本代表の中田選手

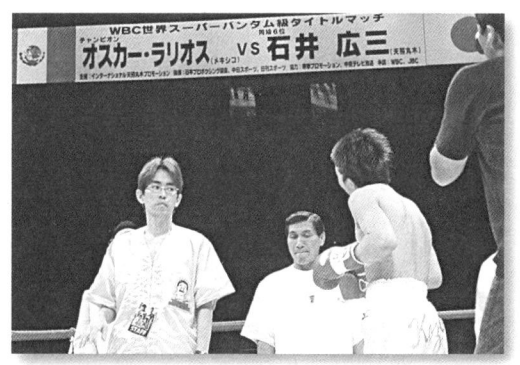

WBC世界スーパーバンタム級タイトルマッチにセコンドとして挑む

それは青戸慎司選手との出会いから始まった

美容外科医として二〇年以上の歳月が流れました。本業とは別に私にはトレーナーとしての仕事があります。

私の場合、世間で言うスポーツドクターとは違います。選手の身体能力を上げるためのトレーニング指導も行うのでトレーナー的意味合いが強いからです。

アンチエイジングはまさしくスポーツ選手が求めていたことです。しかし、ドーピングであるホルモン補充療法をスポーツ選手に行ってはいけません。日本ではトレーナーというと、ほとんどが鍼灸師になります。本来は医師が行うべき、行ったほうがよいケアや指導が、鍼灸師であるトレーナーに委ねられていることが多いのです。

医師によるアスリートへのケアがなおざりにされている現状に疑問を持ちました。

本格的に多くのトップアスリートを指導するようになってから一〇年以上が経ちますが、きっかけは、青戸慎司氏と偶然にも出会ったことです。

彼は私のクリニックへホクロを除去するために訪れました。

もちろん、私は彼の名前は有名だったので知っていました。地元では英雄的選手です。

長野オリンピックにボブスレー日本代表として出場し、夏、冬季五輪へ日本人男子として初めて出場。彼がまだ現役選手であることを知りました。当時三三歳です。しかし、彼は慢性のアキレス腱痛で現役生活も限界でした。その時、私には彼を復活させ現役生活を続行させる自信がありました。

彼は二カ月後に迫った大会で年齢別日本最高記録を目指すと私に言いました。私は彼にヒーリングと半導体レーザー照射、プラセンタ療法を行いました。翌日には一〇年以上苦しんでいたアキレス腱の痛みから解放され、普通に練習ができたと驚いて電話がありました。

見事、彼は一〇秒七九というタイムで一〇〇m男子年齢別日本最高記録を樹立。これ以後彼の記録はどんどん伸びていき、二〇〇二年愛知県陸上選手権大会で一〇秒七一のマスターズ日本新記録を樹立。

治療とトレーニング指導で大きな成果

陸上部を作って、自分のトレーニングや指導がスポーツ界へ通用するか挑戦が始まりました。多くのアスリートへの指導も行い、奇跡的な成果が上がったため、中京高校陸上部監督である北村肇先生を監督に迎え、選手兼コーチで青戸慎司、私が指導していた一〇〇mハードル元日本記録保持者の小林尚子選手もコーチに就任、さかえクリニックトラッククラブ（陸上部）が創立しました。

青戸慎司選手のネームバリューで、東海地方のトップ選手達の私の陸上部への入部が殺到しました。特に故障で現役を引退する選手を入部させ、私の治療とトレーニング指導で復活させるというプロジェクトをスタート。すぐに成果が現れ、中部実業団、愛知県選手権で優勝者が出て東海地方の陸上界では一躍注目を集めるようになりました。

この結果、入部希望者が殺到、さかえクリニックトラッククラブへ入部すれば故障も治って記録も伸びるとの噂が全国の陸上界へ広がりました。メディカルサポート以外にも選手への遠征費、活躍した選手へは報奨金の支給など経済的サポートも行いました。

故障による不振を理由に道具を捨てるように解雇された元インターハイチャンピオン、日本選手権を連覇した選手、アジア大会で四位入賞した選手など輝かしい実績を持つ選手が入部してきました。三年目にして何と全国トップクラスの選手層を誇るまでになりました。

三年以内に日本選手権で優勝する選手を輩出するという目標は早くも達成できました。

愛知県選手権四種目優勝、三種目準優勝。東海選手権二種目優勝、二種目準優勝、二種目三位。日本選手権六名出場。七種競技では中田有紀選手が日本新記録で優勝。アジア選手権銀メダル獲得。二〇〇三年九月横浜で行われたスーパー陸上には嶋川選手が日本代表として出場。

しかし、新興団体には圧力がかかるものです。私たちの活躍を妬み、許しがたく思う大企業T社の陸上部の監督がとんでもない暴挙に出ました。中部実業団理事であるT社の陸上部監督が不可解な裁定で中部実業団選手権大会への出場を阻止したのです。

さかえクリニックの選手が出場すれば八種目以上の優勝、つまり中部実業団選手権大会総合優勝の最有力候補でした。

T社陸上部が優勝するためにはどんな手段を用いても、さかえクリニックトラッククラブの選手を出場させるわけにはいかなかったようです。

当初は我が陸上部の選手数も少なくて影響力がないからか出場が認められましたが、途中から、総合優勝しそうだから出場させないという判断でした。スポーツ世界でこのような弱いものいじめの体質が存在する事実が残念です。

ボブスレーは、自己負担でワールドカップを転戦する過酷な競技で、ヨーロッパのチームには大企業が協賛し数千万円のボブスレーのそりが支給されます。日本は資金不足のため中古か、機能的に劣るものしか使用できません。企業がＦ１に使う一〇〇分の一の資金投入で日本もメダルを見込める競技ですが、スポーツに対して厳しい企業の姿勢がメダル獲得を皮肉にも阻んでいます。

ソルトレイク五輪直前、西日本ボブスレー選手権に、さかえクリニックボブスレーチームを急遽結成し、ソルトレイク五輪日本代表を破って優勝。二〇〇四年、全日本ボブスレー選手権、さかえクリニックチームが二人乗りで優勝。

様々なスポーツ分野での挑戦

美容医学を応用したメディカルダイエットを、何とかボクサーにも応用できるようにと考えていました。

その私が、今ではＪＢＣのライセンスを取得し世界戦のセコンドも経験するまでになりました。プロボクシングトレーナーとして一五年間で多くのタイトルマッチを経験しました。

さらに、ソルトレイク五輪でメダル獲得を期待されていたショートトラックスケート元世界チャンピオン、日本選手権七度優勝の寺尾悟選手も私が指導していた選手です。トリノ五輪で五〇〇m五位入賞した彼の現役続行をアンチエイジングが支えました。

二〇〇三年阪神タイガース・桧山選手と共に戦うタイガース優勝

私の元へは競輪、プロレス、空手、柔道、サッカー、レーサー…数多くのスポーツ選手が訪れますが、その中でプロ野球選手も数多く来院して治療、指導を受けています。リーグの覇者タイガースの主力選手の多くが来院されていました。

二〇〇三年サイクル安打を達成した阪神タイガース四番バッターの桧山進次郎選手もその一人です。彼こそ私のアンチエイジング治療、指導を受け、見事に重傷から復活を遂げ、リーグ優勝への貢献、日本シリーズでの大活躍による優秀選手として選出されました。

選手へのサポート体制は国内でもトップクラス

私が本格的にアンチエイジングシステムをスポーツへ導入して一二年の間、指導、ケアしたトップアスリートは三〇〇人を超えます。

さかえクリニックトラッククラブ創部三年目にして中田有紀（さかえクリニック）が日

本陸上史上初、七種競技でアテネオリンピック日本代表に選出されました。個人のクラブチームから陸上でオリンピック選手が選出されたことは過去に例を見ないようです。

二〇〇四年六月の日本陸上選手権、アテネ五輪代表選考会において中田有紀選手は日本新記録で三連覇して選出されました。

彼女にはアンチエイジングで身体能力向上をサポートしてきました。この成果が早くもオリンピック出場という結果に現れたのです。

さかえクリニックトラッククラブは二〇〇四年六月に行われた日本陸上選手権大会で九名出場。

名古屋テレビのアナウンサーでもある青戸敦子選手（旧姓大川）は、三〇歳過ぎからマラソンを始め何と三五歳で大阪国際マラソン六六位、愛知県勢として二位という大活躍でした。衆議院選挙とも重なり満足に練習ができる環境ではない状態で出場して完走、三時間を切る驚異的な記録でした。彼女の活躍の陰にはアンチエイジングシステムによる支援があります。四六歳になった今も現役のマラソンランナーです。

選手のみならずスタッフ、コーチ陣も充実して選手へのサポート体制は国内でもトップクラスにまで至りました。

私も日本代表選手所属チームの総監督としてアテネへ向かうことになりました。

世界のトレーニング理論が大きく変わる

自律神経測定システムは、現在、私の陸上部のコンディショニング、プロ野球選手へのコンディショニング、Ｆ1を目指すレーシングドライバーにも使用して、トレーニングによるオーバーワークを事前に察知して多くのアスリートのトレーニング指導にも応用しています。ハードである肉体同様、ソフトである自律神経のパワーアップです。

世界と闘うために私が開発した自律神経機能向上システムで結果を出す選手たちが急増しています。

アテネオリンピック金メダリスト室伏広治選手も、アテネオリンピック出場前に計測してすばらしいデータが得られました。

室伏選手は毎月、呼吸法の指導を受けるために渡米していたそうです。まさしく自律神経機能を向上させるトレーニング。筋力は簡単に向上できませんが、自律神経機能は呼吸法で簡単に向上させることができます。

筋力のパワーアップだけで世界とは戦えません。筋肉や身体の機能をコントロールする自律神経機能を向上させるトレーニングがまさしく真の科学トレーニングであり、私が推奨しているアスリート身体能力向上システムプログラムなのです。

あらゆるスポーツへ応用が可能なシステム

これらのシステムは二〇〇三年、肩の故障でリハビリに努めていたプロ野球・中日ドラゴンズエースの川上憲伸投手の復活にも使用しました。

川上投手は二〇〇四年、一七勝で最多勝投手のタイトル、沢村賞、ＭＶＰ、ゴールデングラブ賞を獲得してドラゴンズ優勝の原動力になりました。誰もが認めるセリーグNo.１投手です。二〇〇四年は川上投手にとって過去最高の成績でした。

これほどまでに選手たちの身体能力を向上させたり、故障回復を早めるシステムが過去にあったでしょうか？　五〇代の私自身、身体能力はプロスポーツ選手に劣りません。ドーピングを行わなくても身体能力を向上させる方法はあります。医師として世界レベルのアスリート達のトレーナーとして私自身、彼らに劣らない身体能力がなければアスリート達の信頼も得られません。

アスリート達の願いを叶えるシステムの開発に努めてきて今回、自分のチームからアテネ五輪代表選手輩出という結果が出ました。

トリノ五輪ではコンディショニング指導を行っていたショートトラックスケートの寺尾悟選手、バンクーバー五輪では青野令選手の応援へ向かいました。

あらゆるジャンルのトップアスリートが全国からトレーニング指導、コンディショニング指導、治療を受けるために押し寄せました。

私の開発した自律神経トレーニングは、人間のソフトウエアをバージョンアップさせるこれまでにないトレーニング法としてスポーツ界では注目されるようになりました。

平成一九年には本格的にスポーツ医学の研究を行うため、既に合格していた母校の岐阜大学医学部大学院ではなく、スポーツの最高峰、順天堂大学大学院医学研究科博士課程へ入学し、小林弘幸教授と先端スポーツ医学と自律神経における研究を行いました。卒業後は、順天堂大学医学部非常勤講師として研究を行う傍ら、大学院生の講義や研究指導を担当しています。

現在ではスポーツ分野での自律神経研究は、私どもが世界のリーダーシップを担っていると言っても過言ではありません。

当教室では、プロゴルファーでツアー二勝の横田真一プロや石川遼選手らトップアスリートの指導者、仲田健トレーナーも修士課程で学び、テニス界のトップ指導者として著名な杉山愛選手の母親の杉山芙紗子氏らが当教室博士課程で学んでいます。

インド中央政府公認のヨガ指導者でもある皇村昌季氏も自律神経を研究するため大学院修士課程に入学し、自律神経の研究とトレーニング開発に努めています。

先端トレーニングの指導を受けるため、多くのプロゴルファー、レーシングドライバー、格闘家……が来院されます。

二〇一三年、横峯さくらプロの指導を依頼され、春からトレーニング指導を担当させていただきました。

その結果はすぐに現れ、およそ二年ぶりの優勝と年間四度の優勝で賞金女王に一打差の二位と、以前の絶好調を取り戻しました。

横峯さくらプロに指導させていただいたのは、セル・エクササイズという自律神経トレーニング。すぐに体の変化がわかりスムーズに体が使えるようになったことを喜ばれていました。

シーズン終了後、姉の瑠依選手と一緒に二〇一三年度の結果報告に宮崎のお土産を持参され訪れました。

二〇一四年度は左手の痛みでツアー休止している最長飛距離を誇る諸藤将次プロへのセル・エクササイズ指導を行いました。今後のご活躍が楽しみです。

あらゆるアスリートにとってメディカルケアやコンディショニングは極めて重要です。巷では、カリスマトレーナーが注目されていますが、彼らの経験や勘だけでアスリートの個性や競技特性を無視した一方的な指導を受けて、パフォーマンス低下に陥るケースが後を絶ちません。

ロンドン五輪に出場された陸上選手のカリスマトレーナーも有名でしたが、指導を受けたアスリートは、悲惨な結果に終わりました。

これは、エビデンスがない指導を行ったことにほかなりません。

エクササイズやトレーニングにはエビデンスが必須なのです。

二〇二〇年、東京五輪が決定し、アスリート指導はエビデンスを基にしたトレーニング法普及に努めたいと考えています。

科学的根拠ではなく、専門医が主導する医学的根拠があるコンディショニング法、トレーニング法こそがアスリートのパフォーマンス向上に寄与するのです。

医学的根拠があるエクササイズ、トレーニング、コンディショニング、健康法の普及を目的に**一般社団法人　先端医科学スポーツアカデミー（ＡＭＳＡ：Advanced Medical Sports Academy）**を設立します。代表理事は順天堂大学医学部　小林弘幸教授、理事は著者が務めます。評議員にはスポーツ界、財界、教育界、医学界をはじめ多くの指導者、トップアスリート、各団体の代表が就任します。

二〇二〇年東京オリンピックに向けた世界へ発信できる日本が誇るグローバルスポーツ教育の国内最大規模のプロジェクトがスタートしました。

トップアスリートのセカンドキャリア支援も**トップアスリート株式会社**代表取締役として、スポーツを通じた社会貢献に努めたいと考えております。

多くの経済的に恵まれないトップアスリートが現役引退した後の受け皿を作り、多くの企業が理解を示し、私たちの夢を実現する機会をいただければ嬉しく思います。

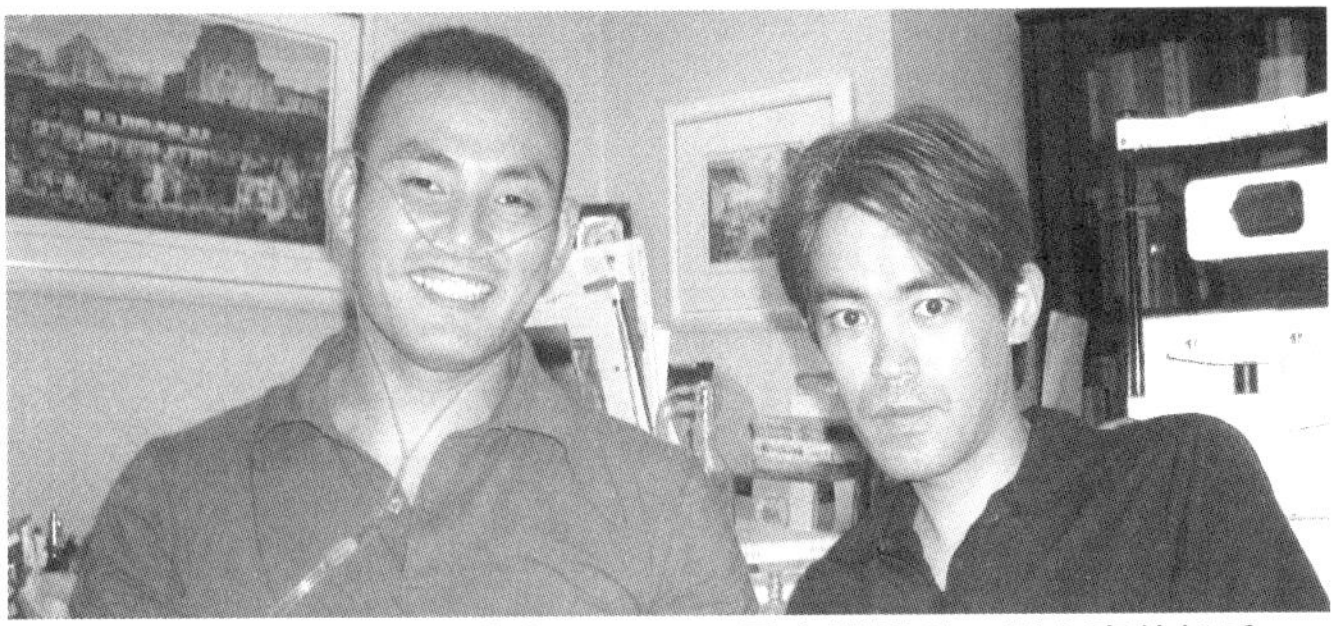

ドラゴンズ優勝の原動力、MVP、最多勝投手　川上憲伸投手

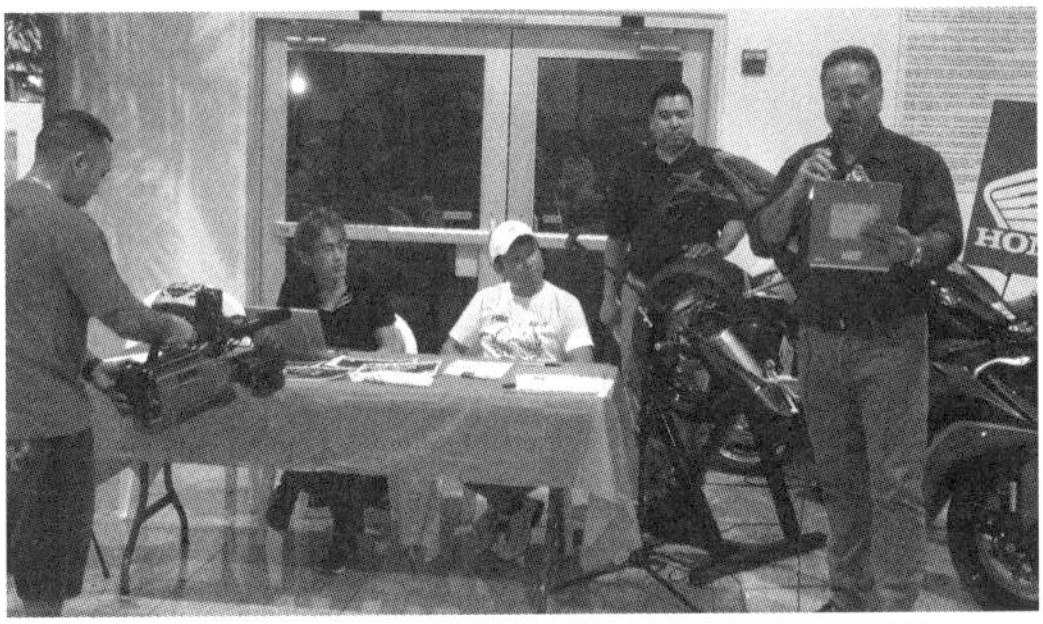

グアムでの秋吉耕佑選手　記者会見に同席

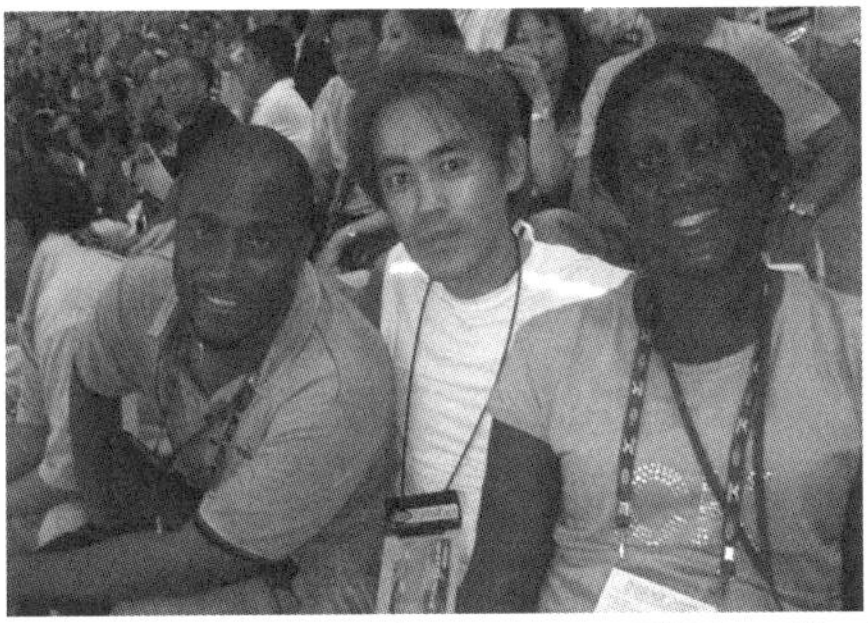

大阪世界陸上　ボルト選手のコーチと母親と一緒に観戦

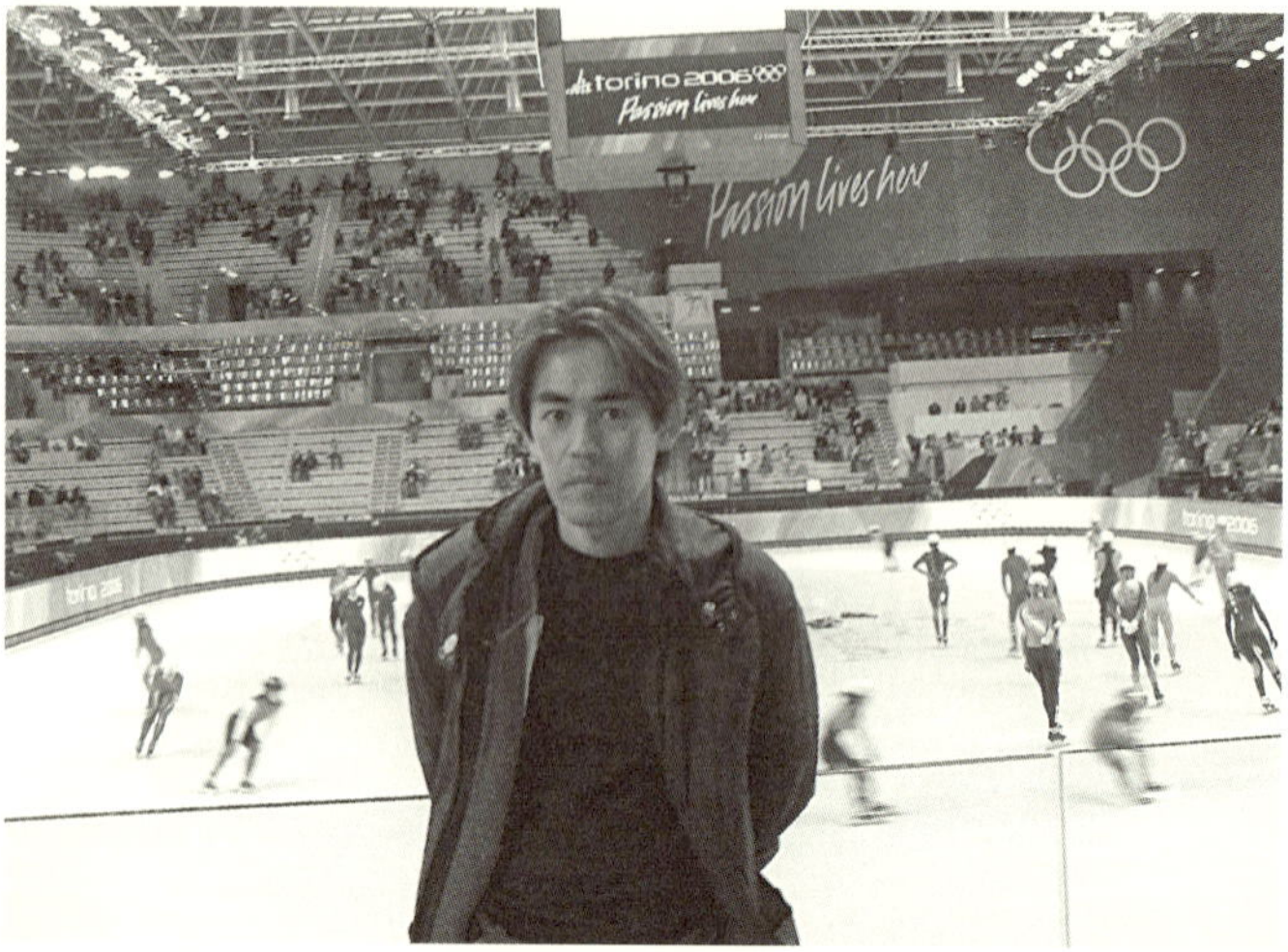

トリノ五輪　ショートトラック会場

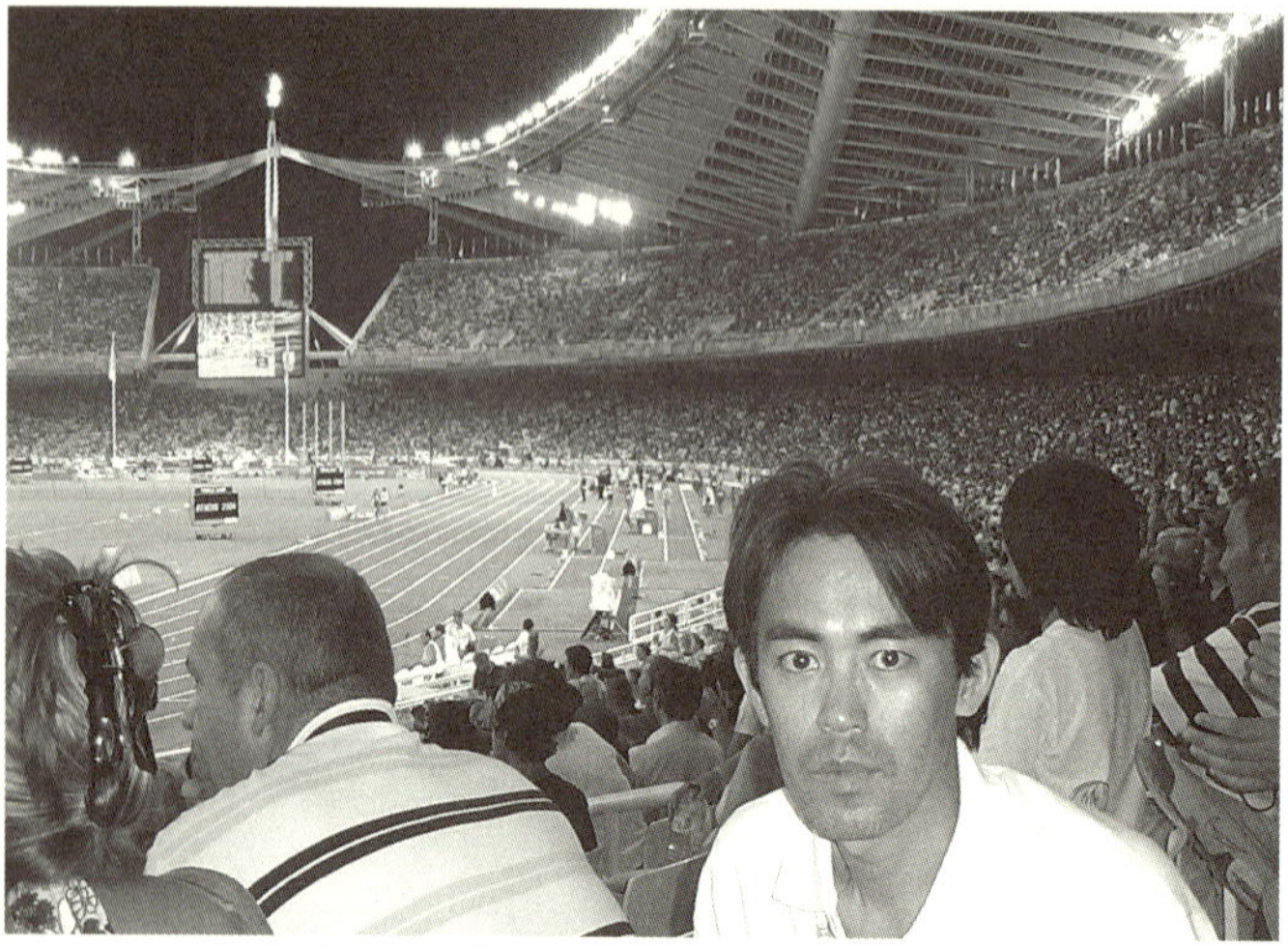
オリンピック メインスタディアム

米国スポーツ界の秘密兵器
コア・コントロール　CoreControl™

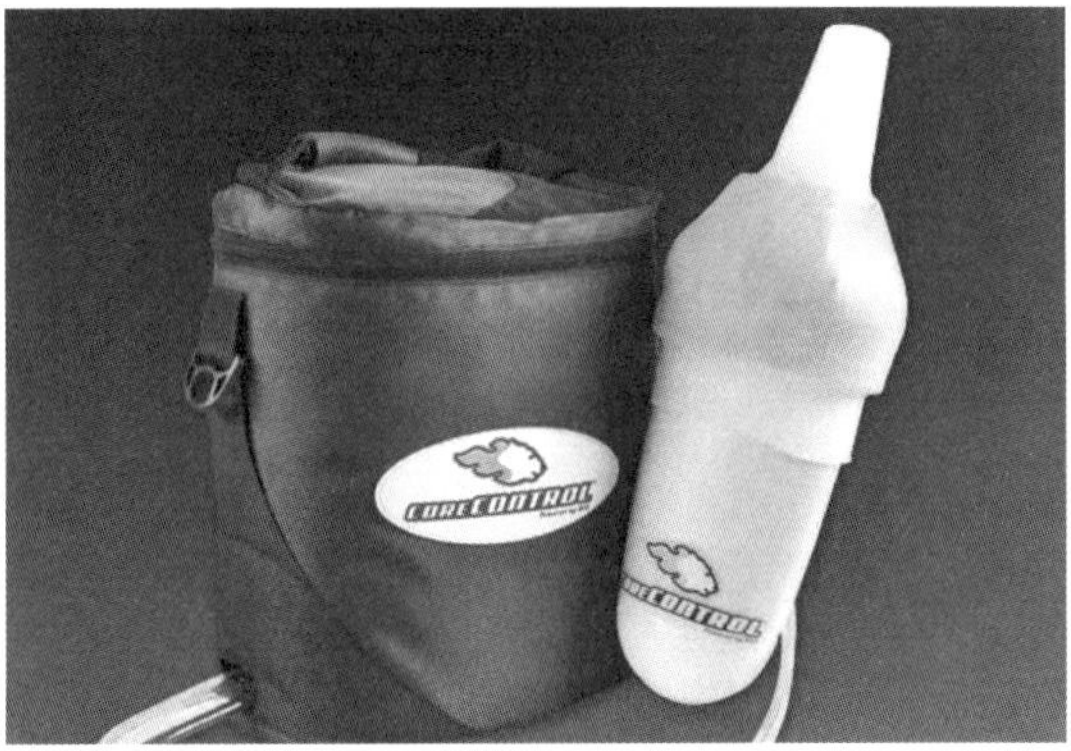

CoreControl™　軽量・コンパクトでどこでも携帯可能
販売代理店：トップアスリート株式会社
http://www.topathlete.co.jp/

CoreControl™は、米国スタンフォード大学で約一〇年の研究を経て開発されました。手のひらを適度に吸引・冷却することで、運動や過酷な労働により上昇した深部体温を急速・効率的に元の体温に戻します。同時に適温で冷却することで、手のひらで冷やされた血液が素早く身体の深部を巡り、体内幹部を冷却します。

体内幹部温度を元に戻すことで早期に疲労を回復させ、パフォーマンスを向上させます。このシステムの有効性は自律神経、特に副交感神経レベルを向上させることです。副交感神経レベル向上はアスリートの身体能力向上の鍵を握っています。

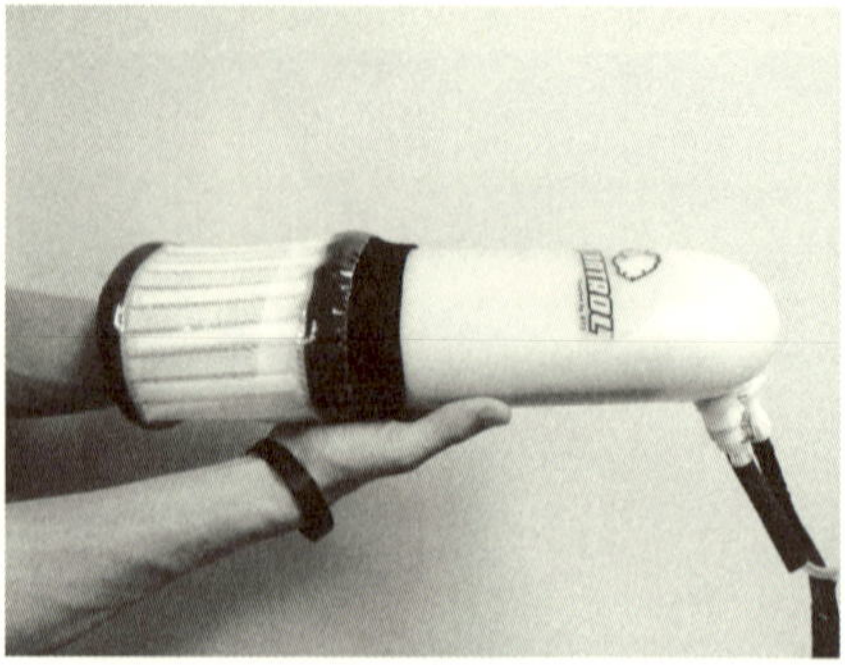

手のひらをシステム内へ挿入して冷却・陰圧吸引

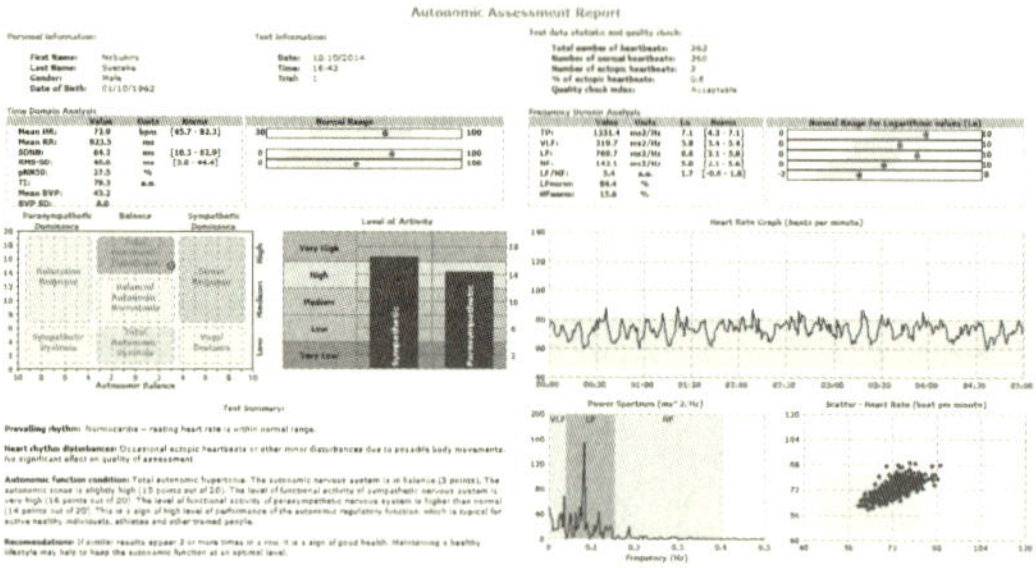

ハードトレーニング後の著者の自律神経レベル：交感神経優位

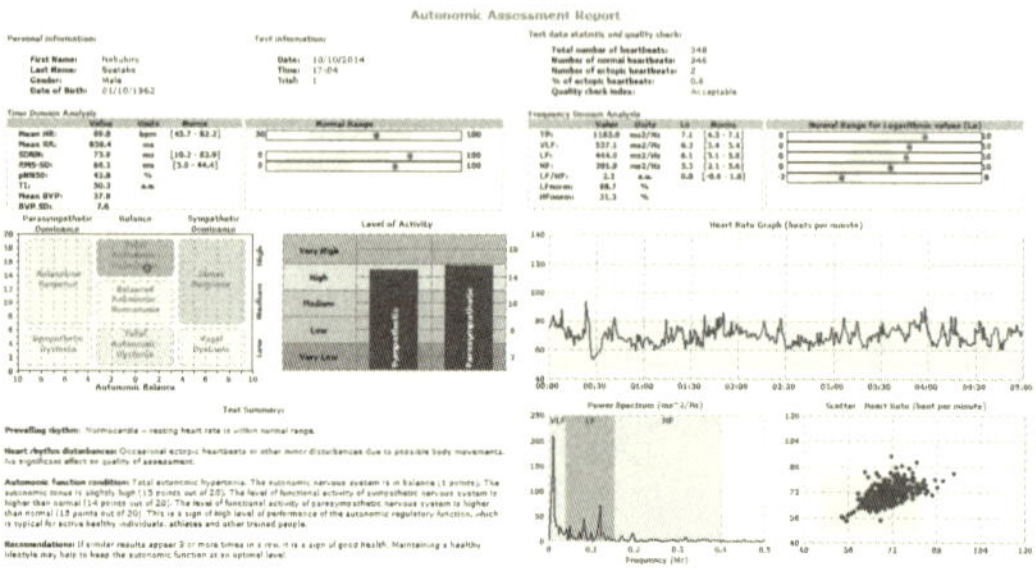

コアコントロール　5分間使用後の著者の自律神経レベル：副交感神経優位に変化

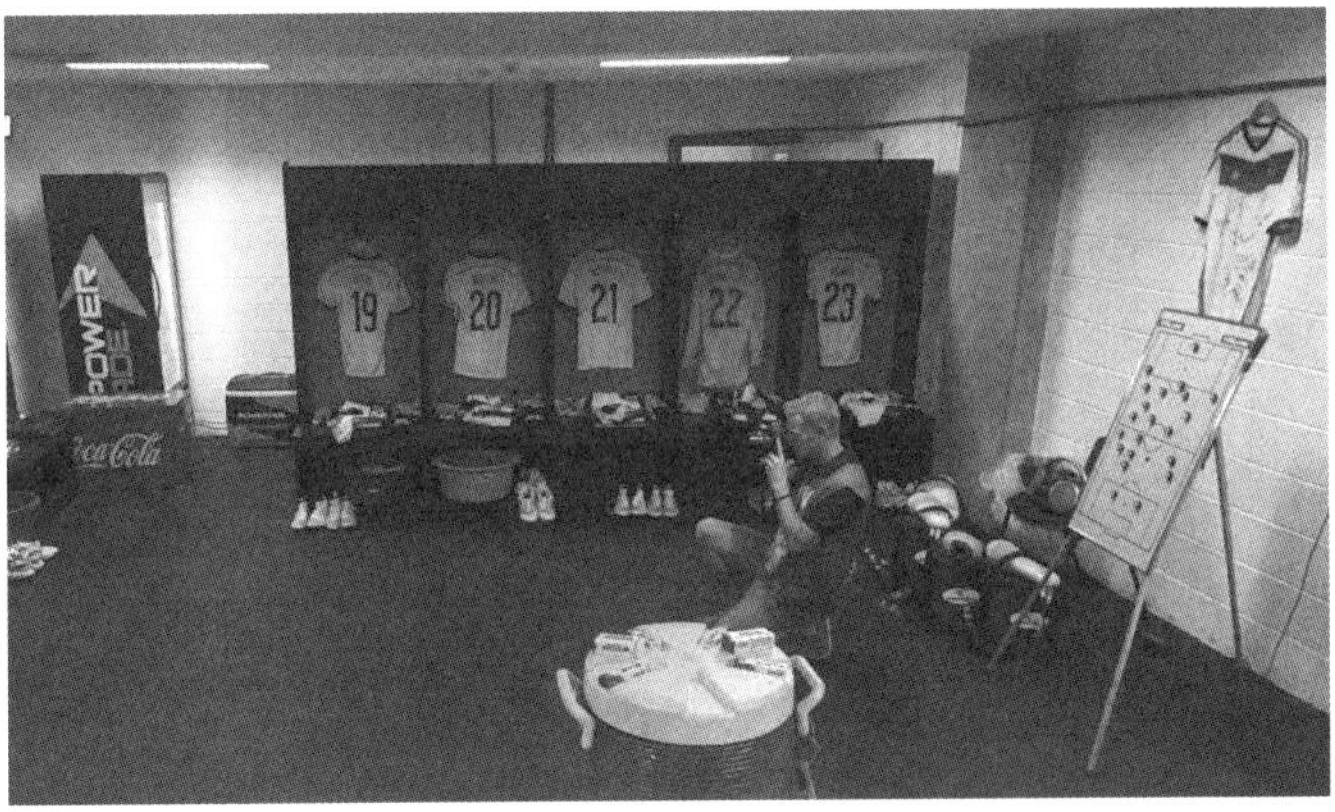

2014年 FIFA World Cupブラジル大会で優勝したドイツナショナルチームのロッカールーム。右側にCoreControlが4台並んでいます。最強の秘密兵器。

米国オリンピックチーム、NBA、NFL、メジャーリーグの各球団でも導入され効果は実証されています。

当院でのスポーツ診療部でも既に多くのトップアスリートが使用して目覚ましい疲労回復効果、パフォーマンス向上が確認されています。

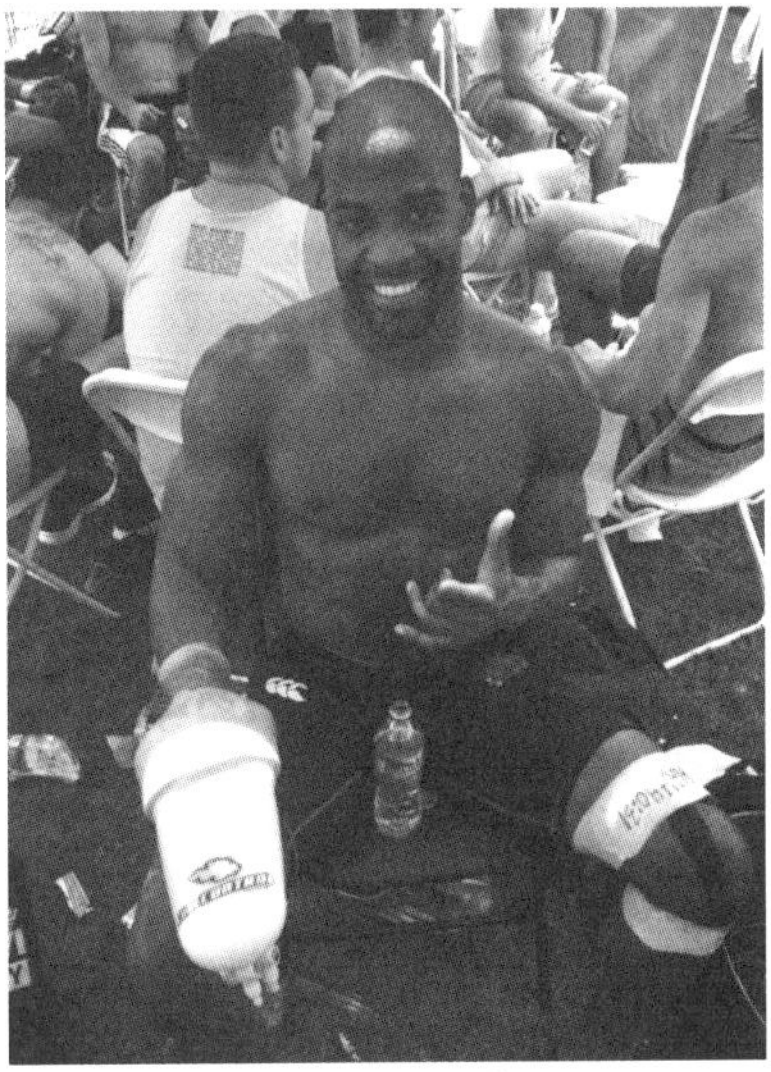

トップアスリート使用風景

セル・エクササイズ（自律神経トレーニング）

順天堂大学医学部の小林弘幸教授と、非常勤講師の私が共同で開発しました。

単に筋肉や関節が強化されるだけでなく、内臓や自律神経機能が強化できます。

肉体であるハードウエアの部分と、自律神経であるソフトウエアの部分が強化できる、医学的根拠がある世界初！の自律神経機能に注目した、次世代の複合エクササイズです。エクササイズは筋トレではありません。身体の機能を神経レベルまでも向上させるものです。脳、神経、内臓、筋肉、関節や腱、靭帯が連動してスムーズに動く身体を作り上げることで、いかに健康な身体を作り上げるかを目標とします。

自律神経と呼吸、そして体幹は大きな関係があります。

私どもの研究チームは、自律神経機能向上、体幹機能向上を可能にした世界初の自律神経トレーニング法、セル・エクササイズを開発しました。

セル・エクササイズの効果

1：ダイエット
2：姿勢矯正
3：健康（便秘改善、不眠改善、冷え、尿漏れ、むくみ改善）
4：ストレスケア
5：アンチエイジング
6：フィジカルパフォーマンス向上
7：動的可動域の向上
8：認知症予防
9：EQ向上
10：身体のリハビリテーション

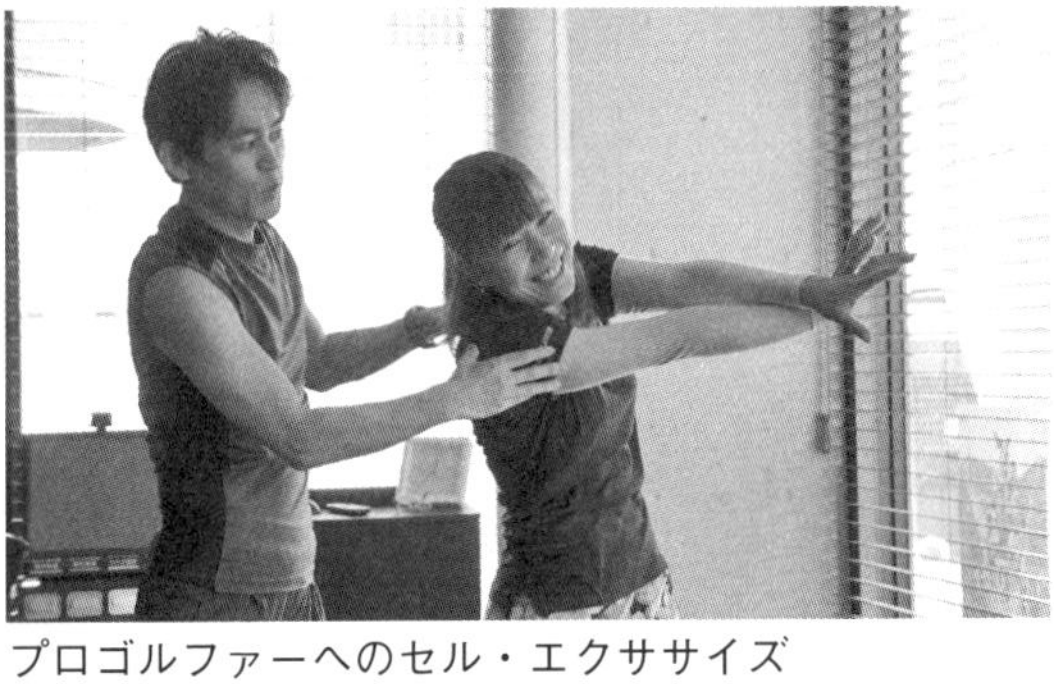

プロゴルファーへのセル・エクササイズ指導　短時間で確実に飛距離アップ

セル・エクササイズの特徴

1：呼吸・循環機能向上
2：インナーマッスル強化、骨盤位置正常化
3：内臓強化（腸管血流増加、腸管蠕動改善など）
4：副交感神経機能向上
5：関節の可動域の向上

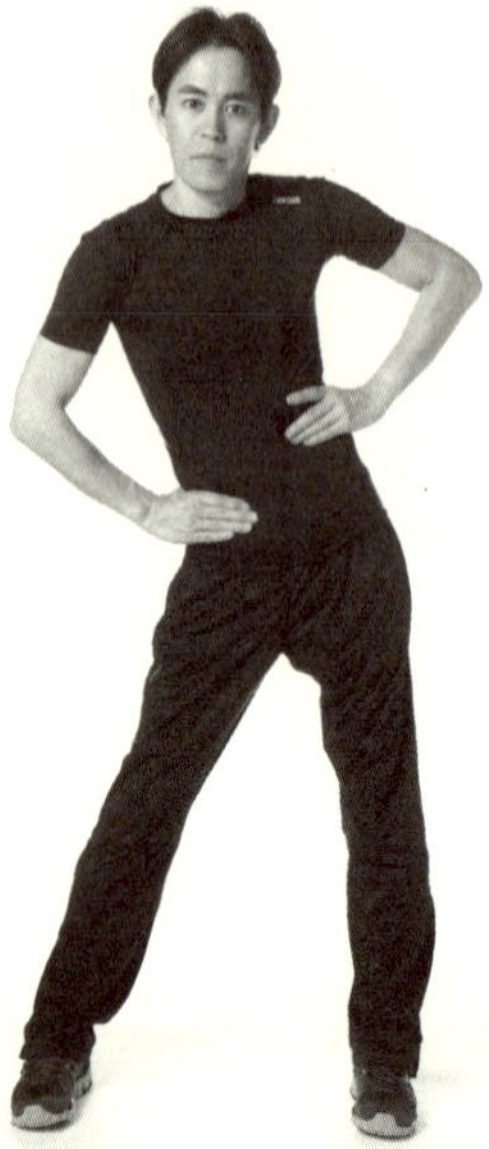

50代の私が自ら考案・実践する
セル・エクササイズで
アスリートレベルの身体能力を維持

6：筋肉の可動性の向上
7：腱、靭帯の強化
8：基礎代謝の向上
9：全身細胞血流の増加
10：バランス能力向上
11：脊椎・骨盤バランス正常化

に繋がります。

これまでのエクササイズの多くは専門医が監修を行っていませんでしたが、セル・エクササイズは、医学的研究成果を元に専門医が身体の機能をベストパフォーマンスできるように研究・開発しました。

子供から高齢者まで、女性も、トップアスリートも、いつでも、どこでも、手軽に、短時間で、特別な器具も不要、負荷が少なく、費用もかからず、医学的根拠がある、運動生理学と解剖学に基づいたトップアスリートも指導する医学博士が開発、推奨、実践するセル・エクササイズは、次世代トレーニングとして多くのアスリートから支持されています。

AVEXアーティストアカデミー名古屋校、F1レーシングドライバー育成を目指すNODAレーシングアカデミー（野田英樹校長）をはじめ、すでに多くの格闘技ジム、学校教育現場、陸上やサッカーなどのクラブチーム、バレエ教室、ゴルフスクールなどで導入され確実な結果が出ています。ストレッチ時間が不要になり効率的にトレーニングできるようになった、練習中の怪我が全くなくなった、競技パフォーマンスが飛躍的に向上したという多くの報告を受けています。

セル・エクササイズを行えば、最高のコンディショニングになり、日々の生活の動作がとてもスムーズにラクに行うことができるようになります。

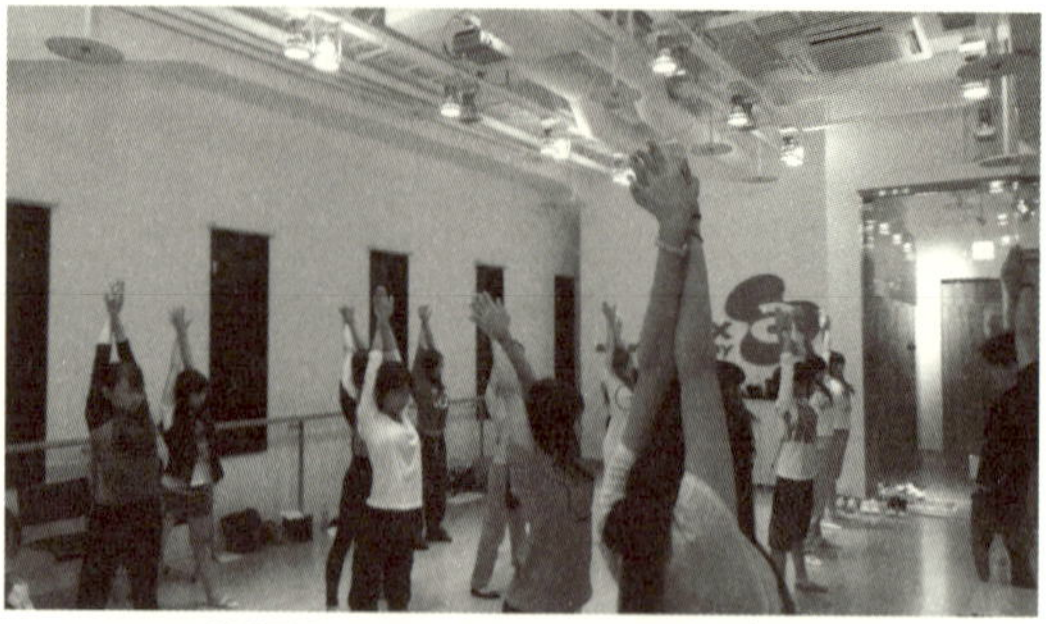

AVEX　アーティストアカデミー
プロ育成クラスでのセル・エクササイズ指導

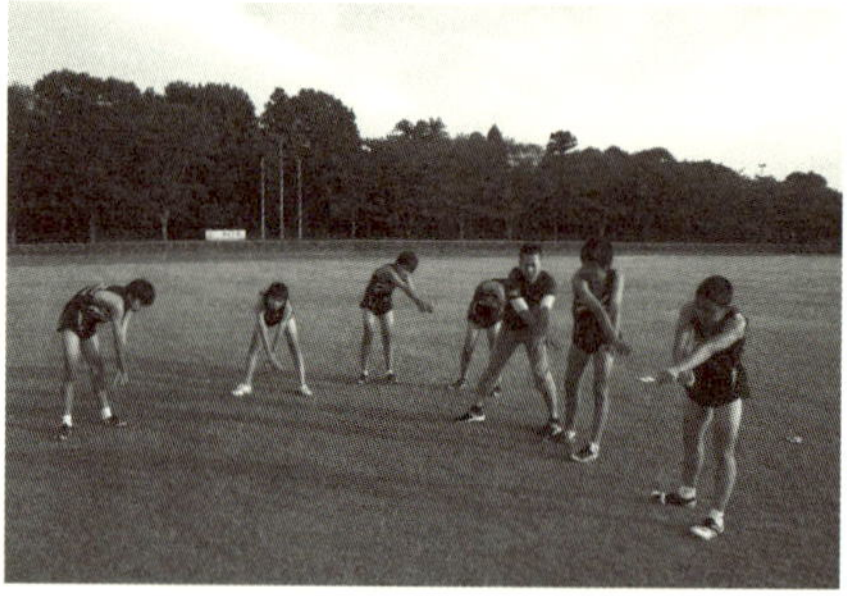

セル・エクササイズ
ジュニア陸上選手への指導風景

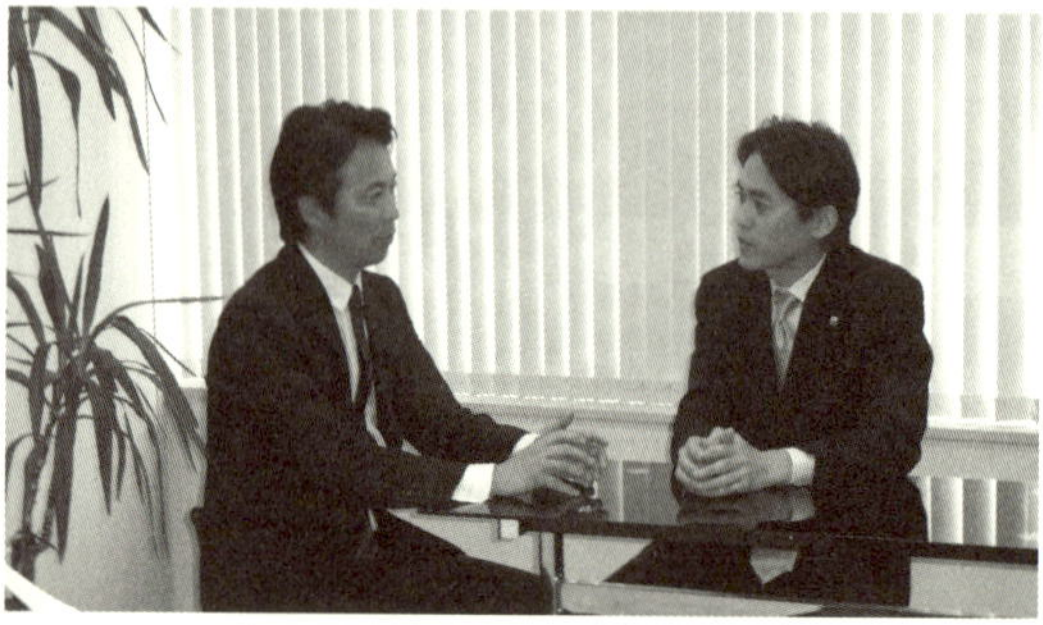

セル・エクササイズ共同開発者
順天堂大学医学部 小林弘幸教授と

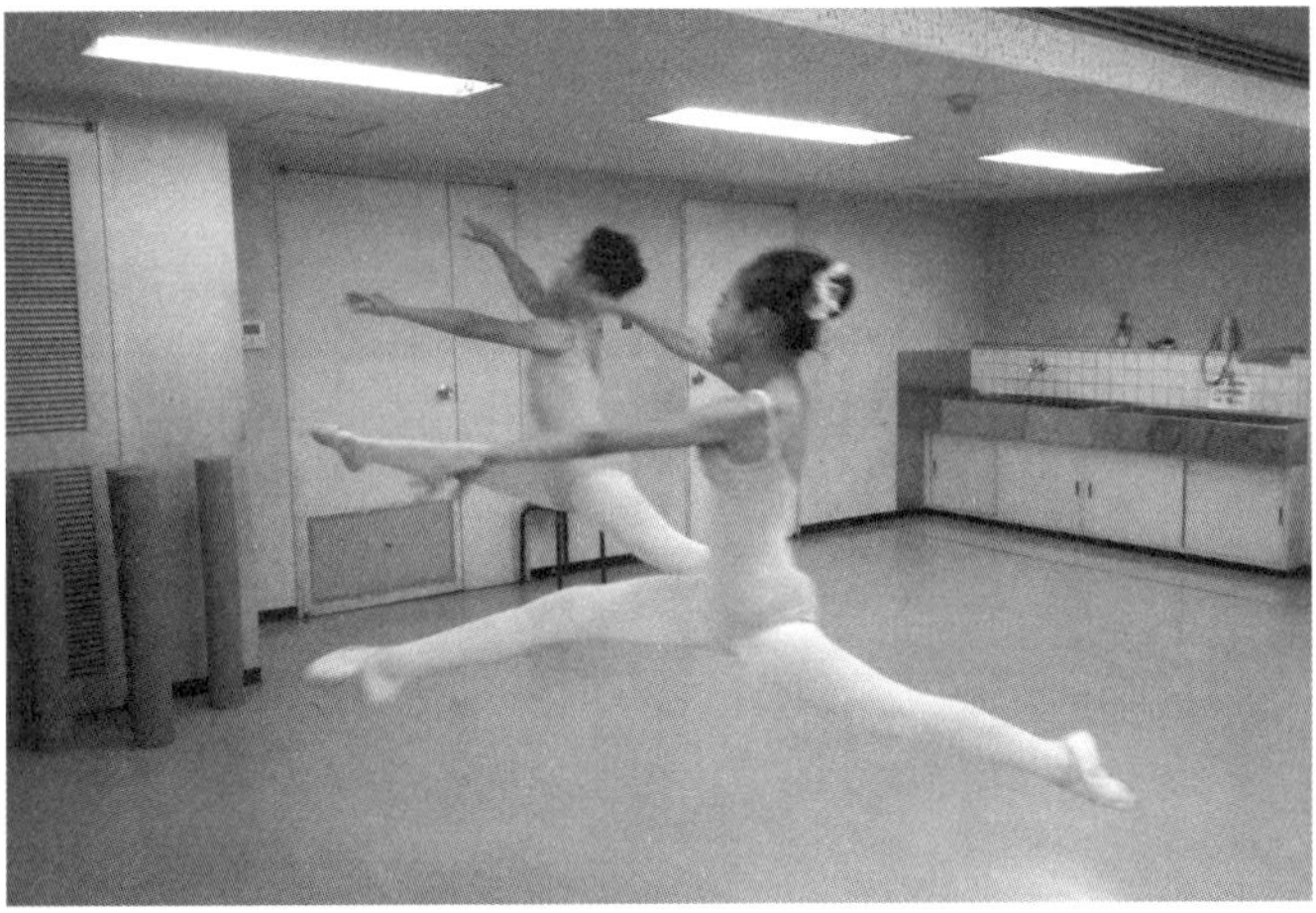

セル・エクササイズ後の開脚ジャンプを行う子供達
姿勢も安定して大きなジャンプが可能となった

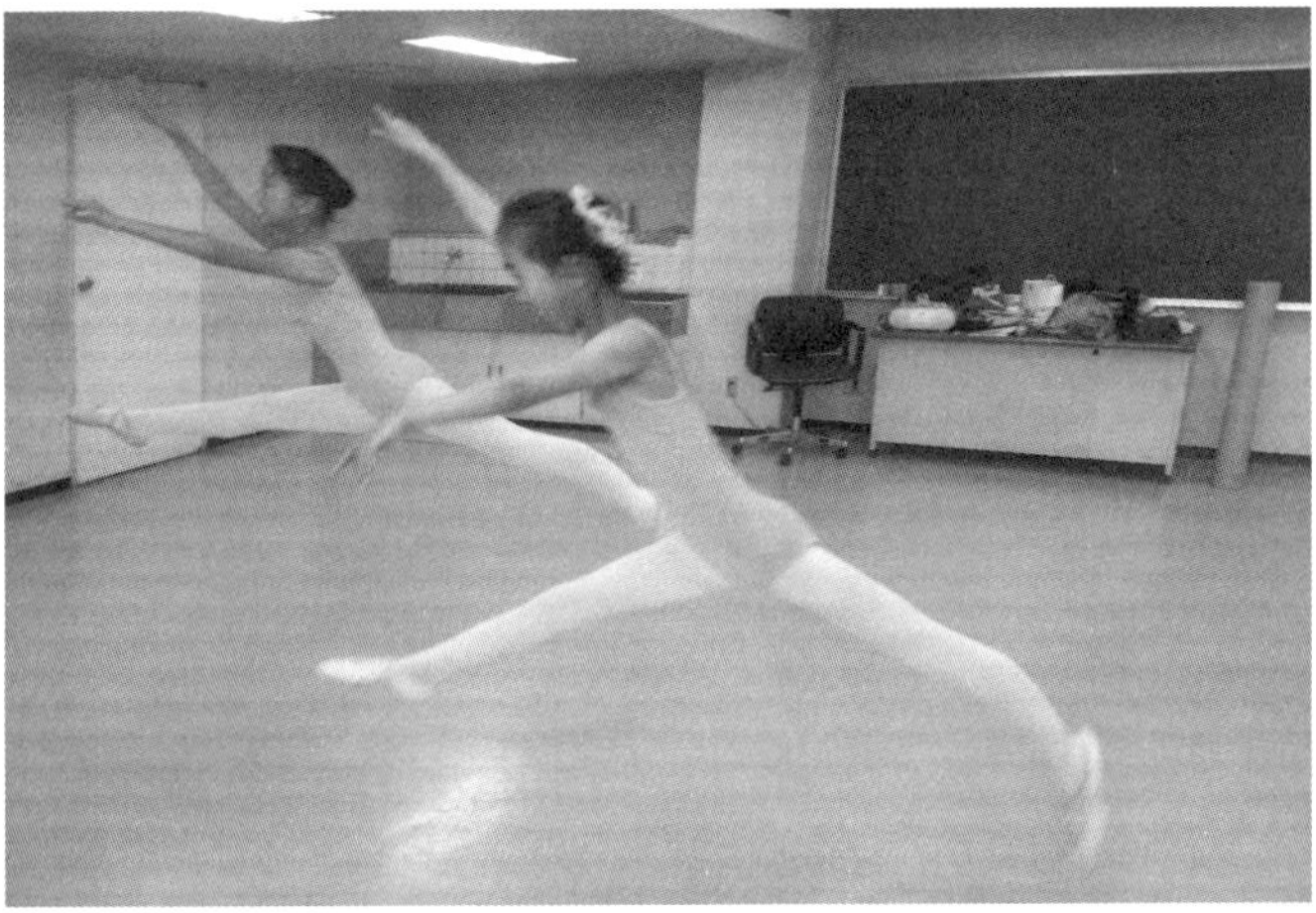

セル・エクササイズ前の開脚ジャンプを行う子供達

上下写真共プルミエール バレエ教室 提供

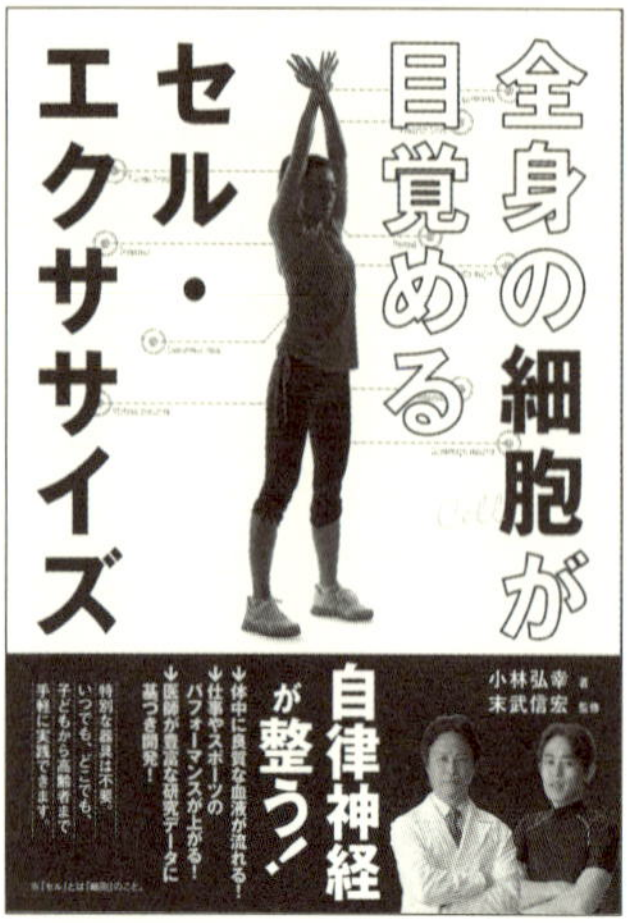

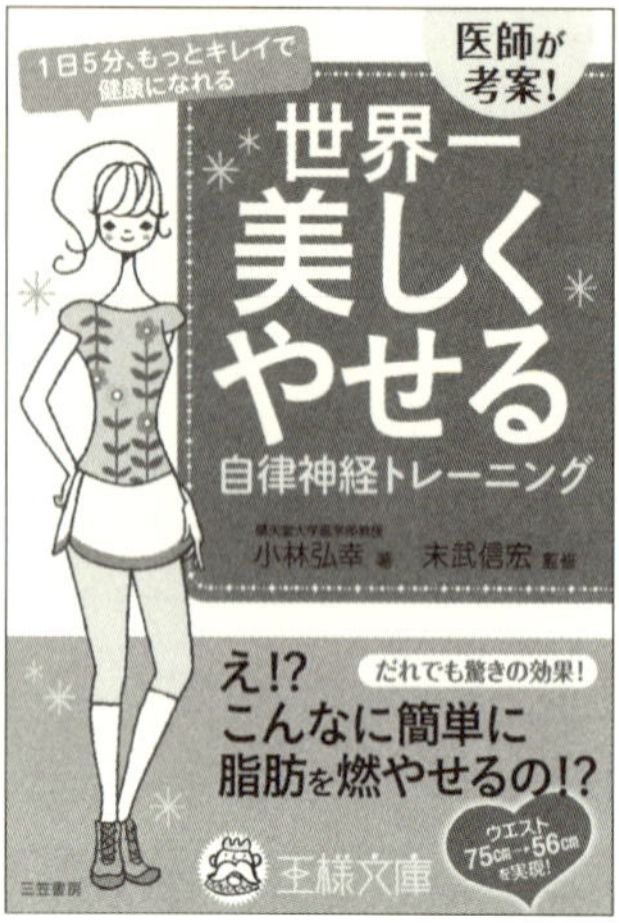

AMAZONでエクササイズ他
３部門で１位を獲得した
セル・エクササイズ書

世界初のダイエット版
自律神経トレーニング書

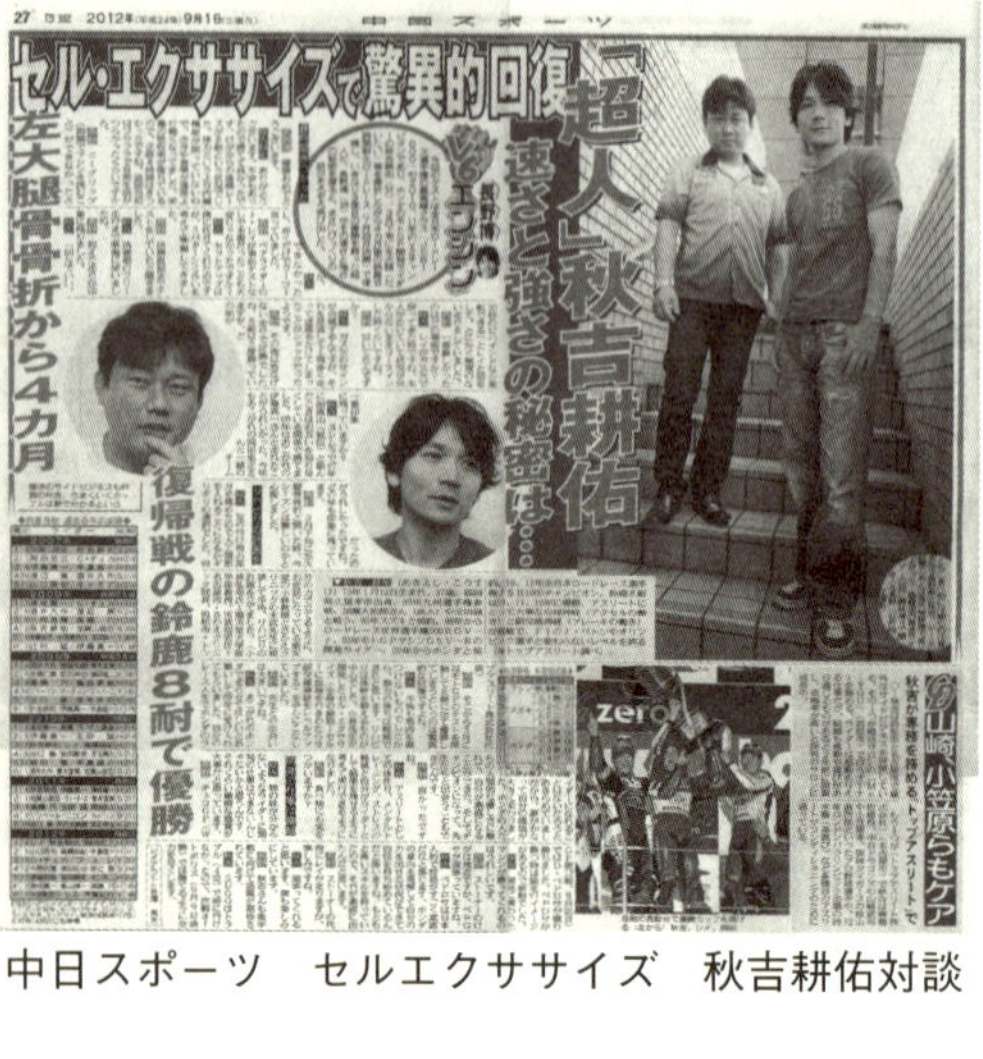

中日スポーツ　セルエクササイズ　秋吉耕佑対談

77ブラックウォーター（77 BLACKWATER）

八〇〇〇万年前の堆積層から採取したフルボ酸、フミン酸、多くのミネラルを含有したブラックウォーター。

フルボ酸、フミン酸が身体の生化学的活動を刺激し、細胞活性を促進することがわかっています。

国内では、多くのトップアスリートが愛飲して疲労回復や体のケアに努めています。HEATミドル級王者で国内二冠のキックボクシング王者ダニロ選手をはじめ、国内最速レーシングライダーの秋吉耕佑選手も愛飲されコンディショニングされています。

最近では、キレート効果も期待されることがわかり、アンチエイジングへの有効性の研究が始まっています。

私自身、毎日飲んでいますが、篠田麻里子さんが「VOCE」二〇一四年一〇月号で夜寝る前に愛飲されていることを紹介され、業界で話題になりました。

多くのタレントの皆さんも体のケアで愛飲されています。

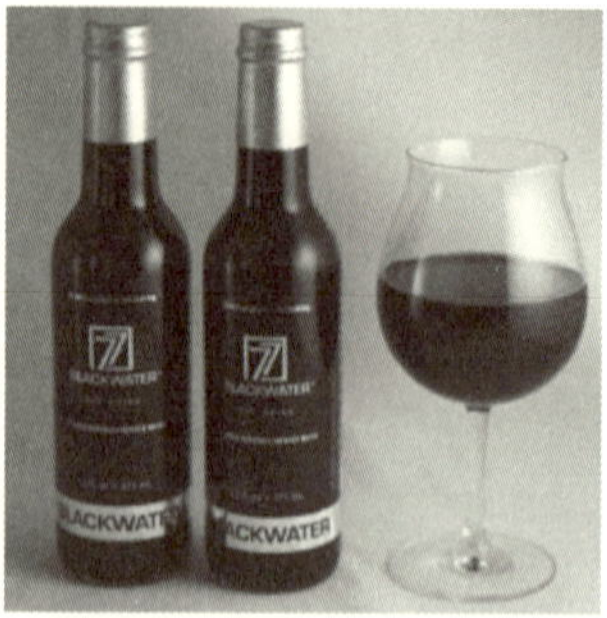

77ブラックウォーター

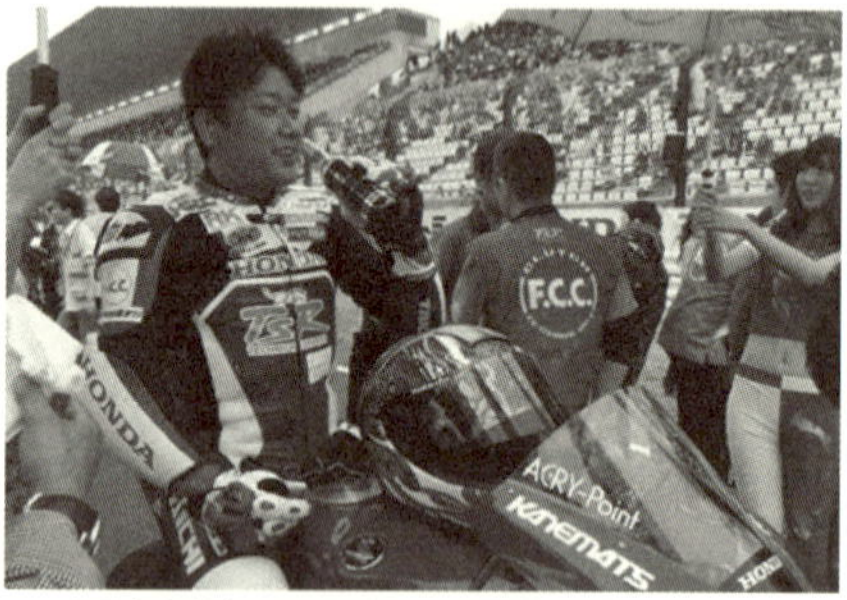

国内最速ライダー　秋吉耕佑選手は
レース前にブラックウォーター飲用

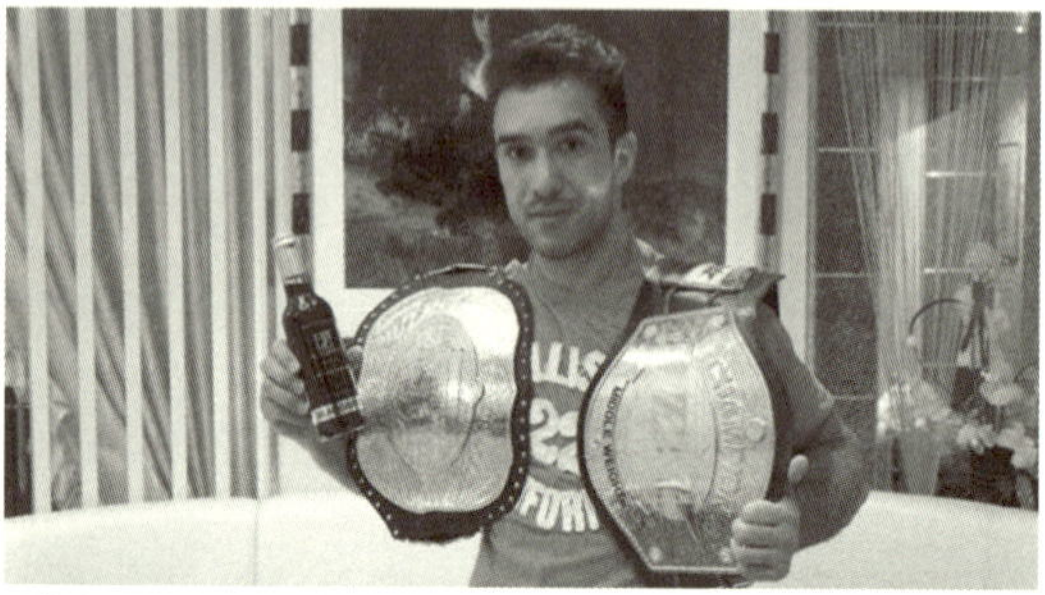

試合前のコンディショニング：ブラックウォーター
を愛用するダニロ・ザノリニ選手

セル・エクササイズと組み合わせる最強リカバリー重炭酸ケア

トップアスリートにとって、副交感神経を高め、いかに疲労を回復し、パフォーマンスアップさせ、また快眠できるリラクゼーションリカバーを可能にするかが勝負となります。ロンドンオリンピックでもこの目的で、人工炭酸泉プールが選手村に設置され、選手のリカバリーケアとして効果を発揮し、三八個のメダルラッシュの原動力の話題になり、その効果の高さも注目されています。

セル・エクササイズとの組み合わせで自律神経の調整効果が高く、リカバリー効果が高く、自宅のお風呂や遠征先のホテルでの入浴でもシャワーでも炭酸泉効果を発揮させる方法として開発されたのが、アスリートRLX「リラックス」という重炭酸入浴剤。

三八度から四〇度以下の副交感神経が優位となるぬるま湯で一五分以上の入浴で六倍の血流アップ、副交感神経優位へとリラックスさせ、体を癒し、疲労物質乳酸などをデトックスし、代謝向上、ホルモン分泌促進、快眠などで大きなリラクゼーション効果が発揮されます。

アイシングは現在では、血流抑制の点から現場では注意が必要。

アスリートＲＬＸ重炭酸ケアは、大掛かりな装置不要で同じ以上の効果が期待されますが、湘南ベルマーレチーム全選手が使い、後半ハーフ、最後の一〇分を走りまくれる好結果を出し続け、ダントツ首位でＪ１昇格を決めるなど、選手達もその効果を認識しています。

鈴鹿八時間耐久ロードレース三度の優勝を誇る秋吉耕祐選手も、アスリートＲＬＸ重炭酸を愛用、男子重量挙チームや女子サッカー大儀見選手、多くの若手女子プロゴルファー、競輪選手が使用を始めています。

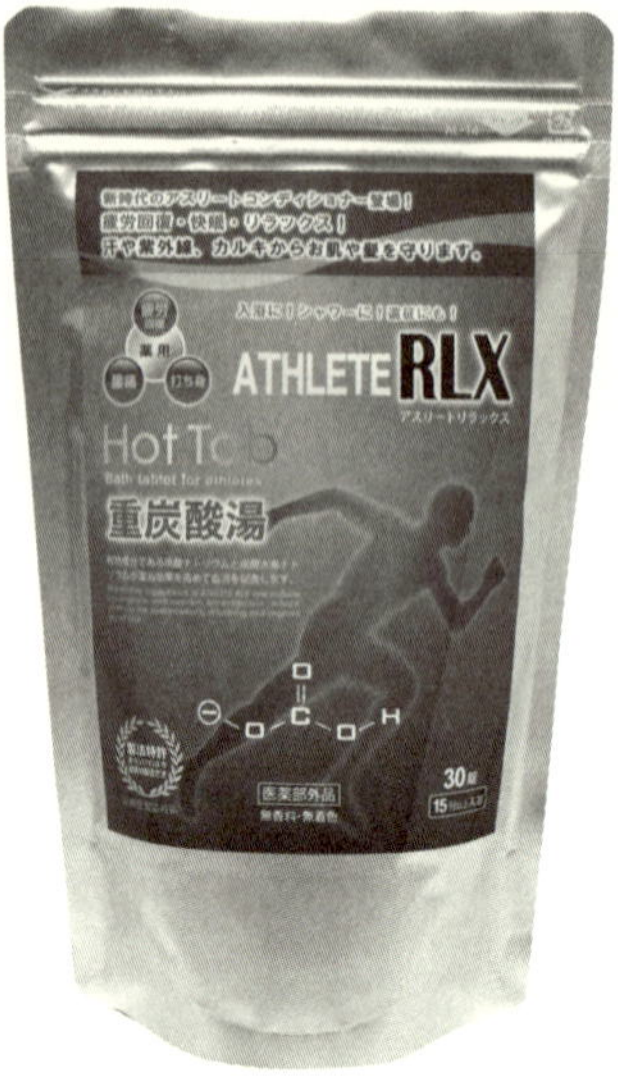

HOT TAB アスリート RLX

アスリートＲＬＸでの毎日の入浴による血流アップと体温アップは、赤筋中のミトコンドリアを増やし酸

重炭酸ケアによる血管拡張　血流アップのメカニズム

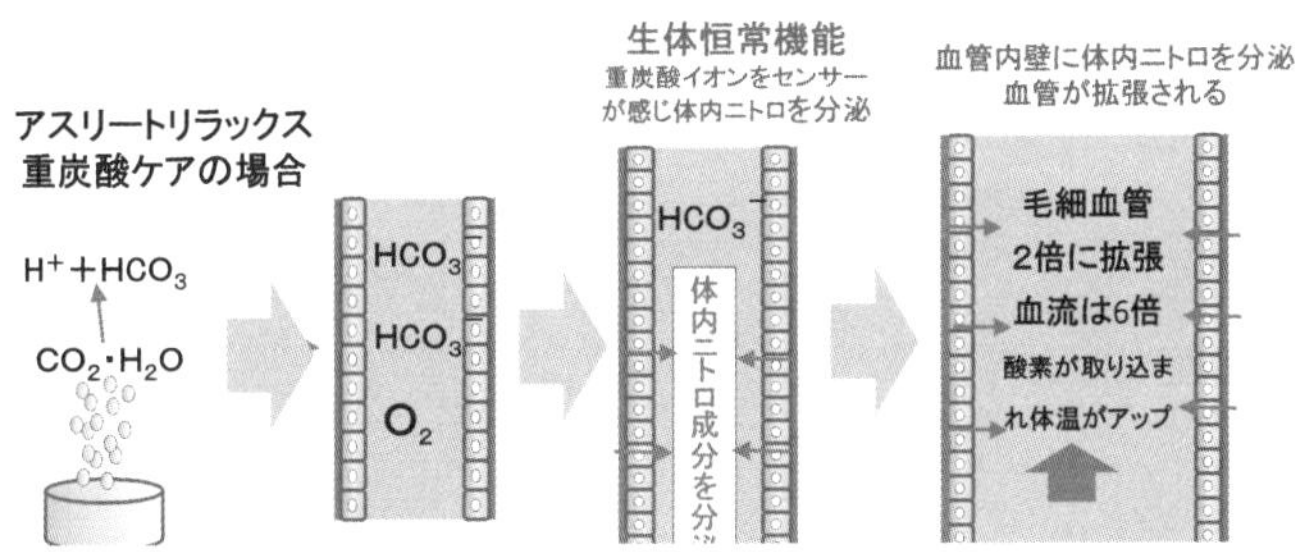

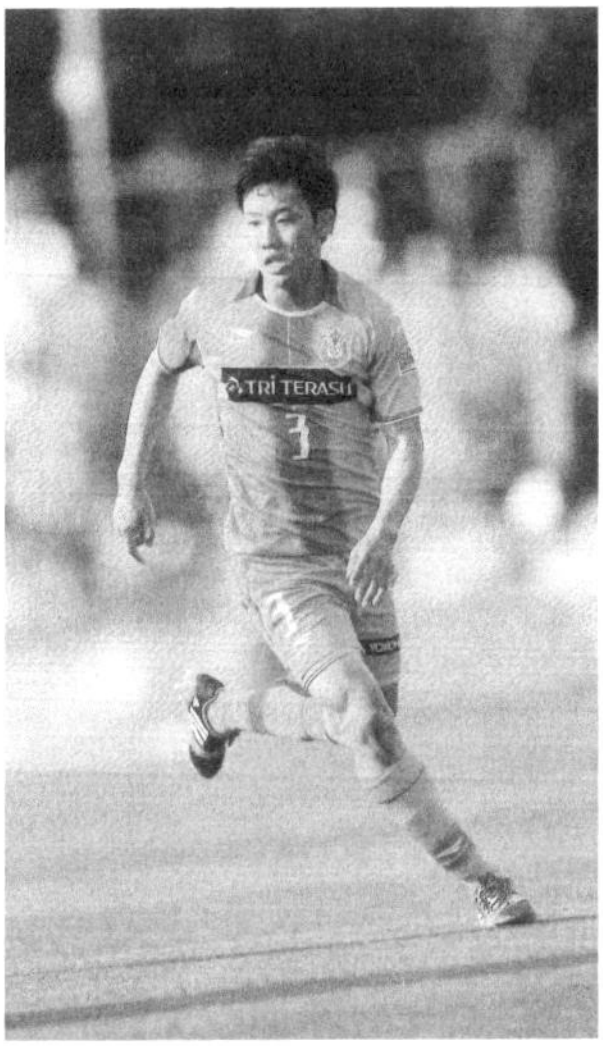

素吸収力と持久力アップ、ホルモン生成や細胞活性化機能をも向上させ、基礎パフォーマンスアップにつながります。

セル・エクササイズとアスリートRLXを組み合わせたリカバリーコンデショニング療法は重曹とクエン酸を錠剤化して手軽で効果の高いリカバリー効果を発揮することが注目されます。

自律神経アーティスト

大矢たけはる　ミュージックセラピスト：

名古屋市出身のシンガーソングライター。

○五年○五月、メジャーデビュー。

○五年一二月、稲垣潤一氏ライブのオープニングアクト。

○六年○二月、「空」が有線週間リクエストランキング全国第五位。

○七年一一月、東海ラジオ放送にて「大矢たけはるのマイウェイラジオ！」担当。

○八年○五月、ＮＨＫ総合名古屋放送「マン★テン」出演。視聴者投票No.１を獲得。ＮＨＫ総合名古屋放送「サラサラさらだ」出演。

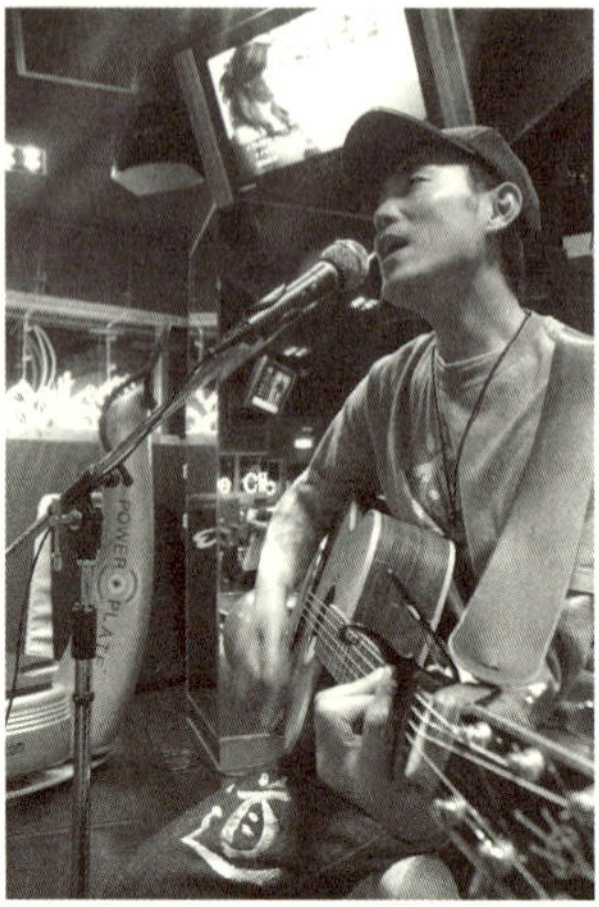

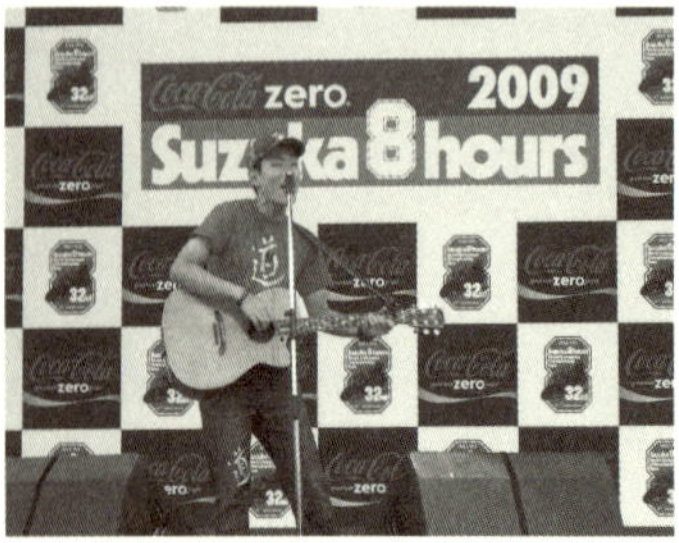

2009年鈴鹿８時間耐久ロードレースでのイベントで歌う
シンガーソングライター　大矢たけはる

○八年一〇月、ＴＷ-ＣＭソングとして「勝利の笑顔」（片山学園ＣＭソング）採用
○九年〇七月、国内最速レーシングライダー秋吉耕佑選手応援ソングに起用。トップ10トライアル走行時にＢＧＭとして流れ、八耐初ポールポジション（一位）獲得。決勝日、ライブステージ出演。
一〇年〇八月、中京テレビ放送「二四時間テレビ32愛は地球を救う」出演。（三年連続出演。）
一〇年〇六月～、ＦＭ愛知レギュラー番組「MOVE ON DREAM」担当
一三年一〇月～ミス・ユニバース愛知大会 ビューティーキャンプ講師

日本モンキーパークのメインキャラクター「モンパ君」テーマ曲を作詞、エンターテイナー「風船太郎」氏、Ｋ１戦士へ楽曲提供、中日ドラゴンズ選手への登場曲提供。アスリート支援の第一人者、**東海地方No.1アーティスト**の地位を確立。

東海ラジオのパーソナリティ、ベストボディジャパン音楽プロデューサーとして活躍。

小林弘幸教授と共同で「自律神経に効く」音楽開発に努め、セル・エクササイズＢＧＭ制作も担当。

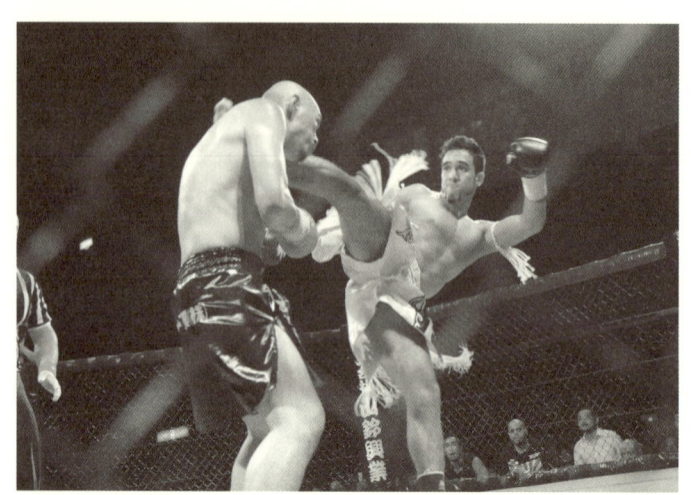

K1 戦士　HEATミドル級王者ダニロ・ザノリニ

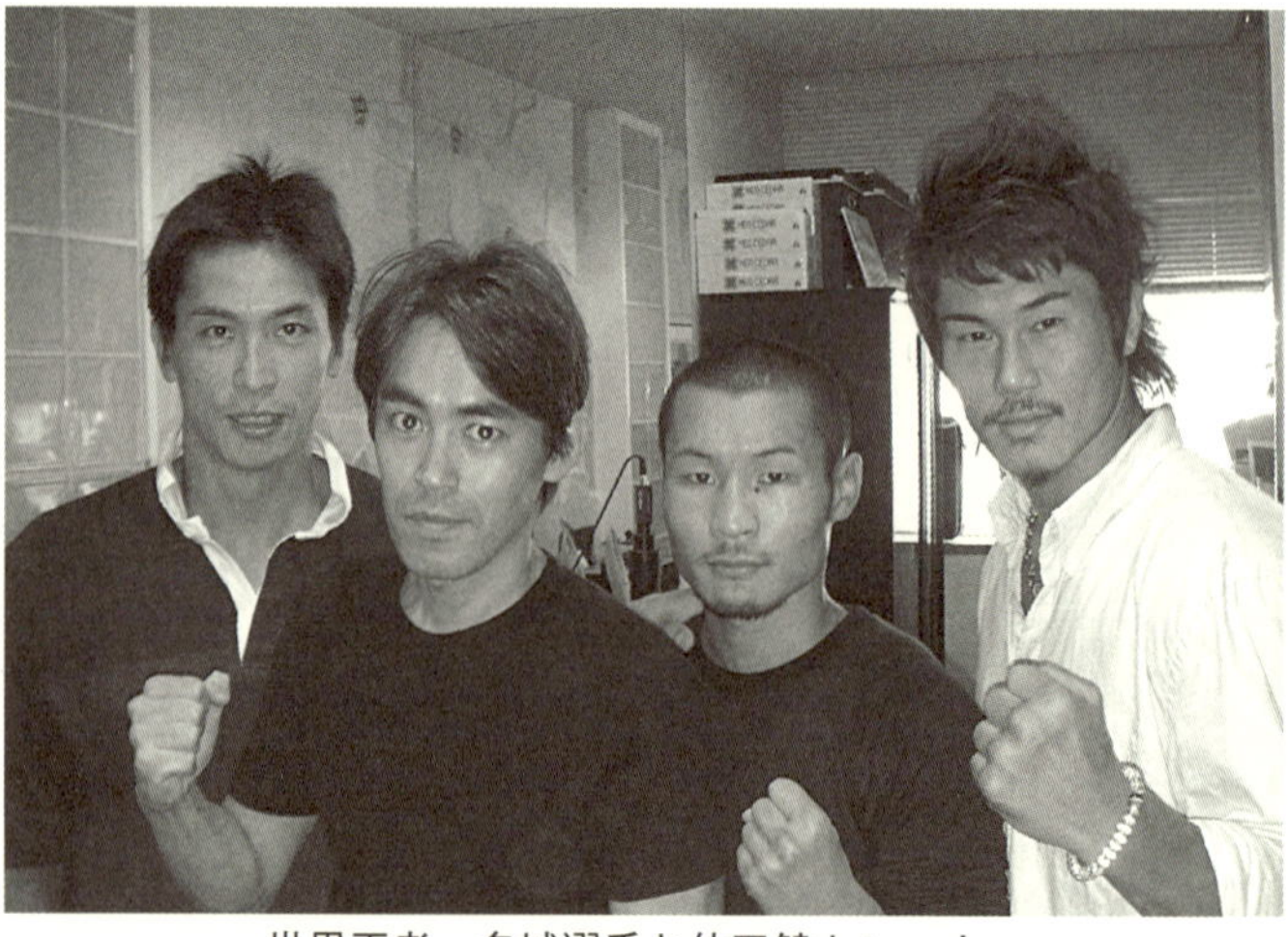

世界王者　名城選手と仲田健トレーナー

世界への挑戦!!

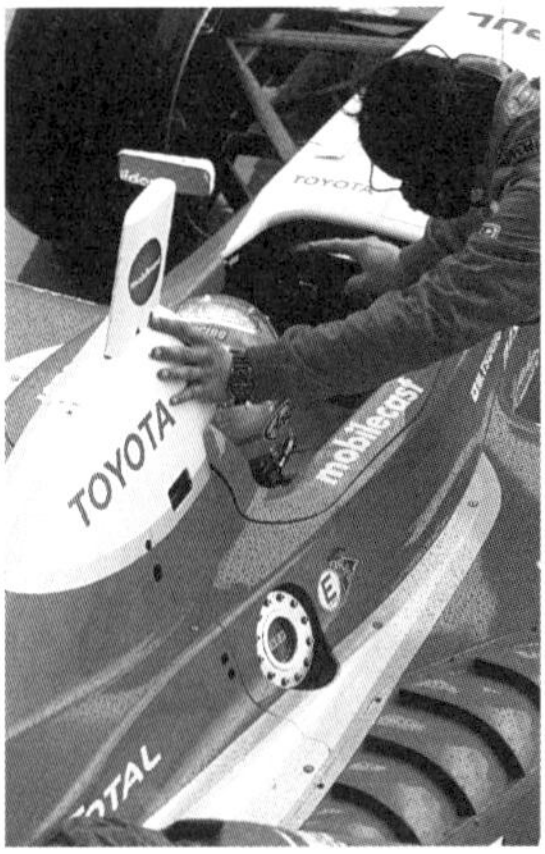

レーシングドライバーの支援

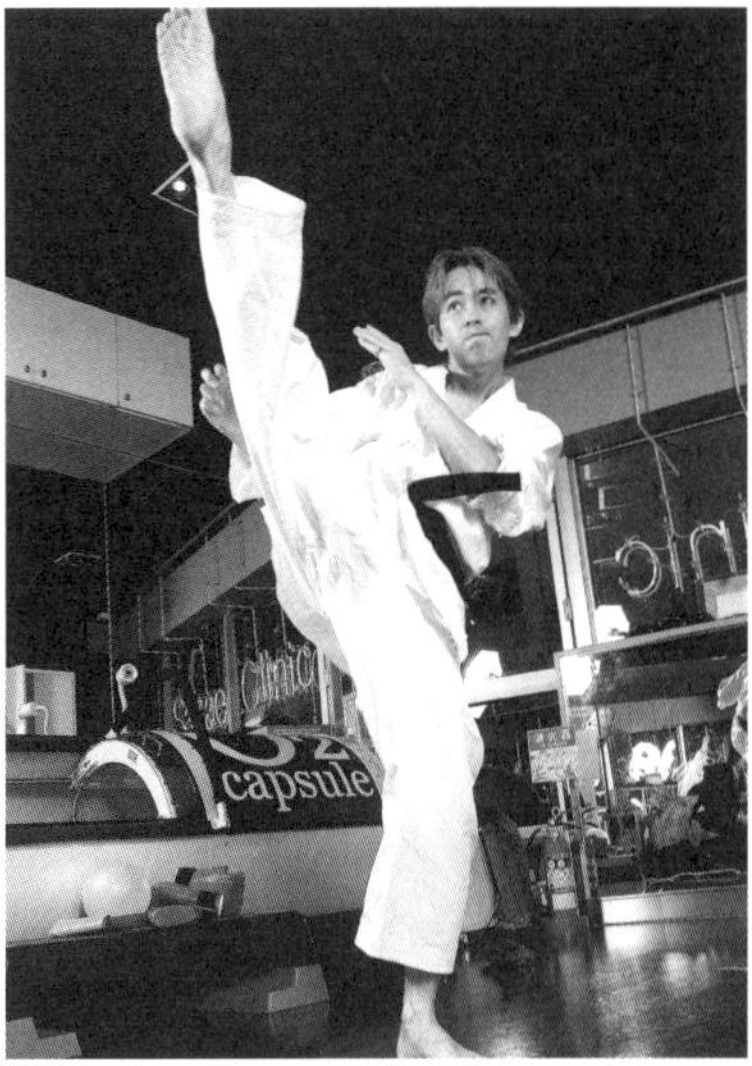

50代でも身体能力は20代の著者

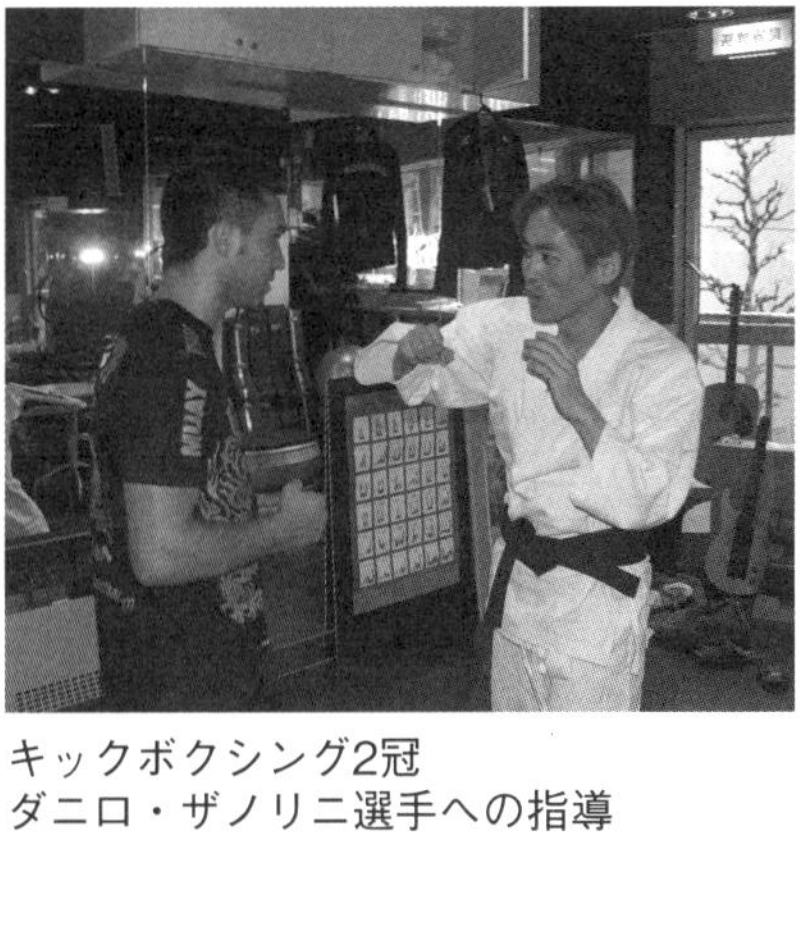

キックボクシング2冠
ダニロ・ザノリニ選手への指導

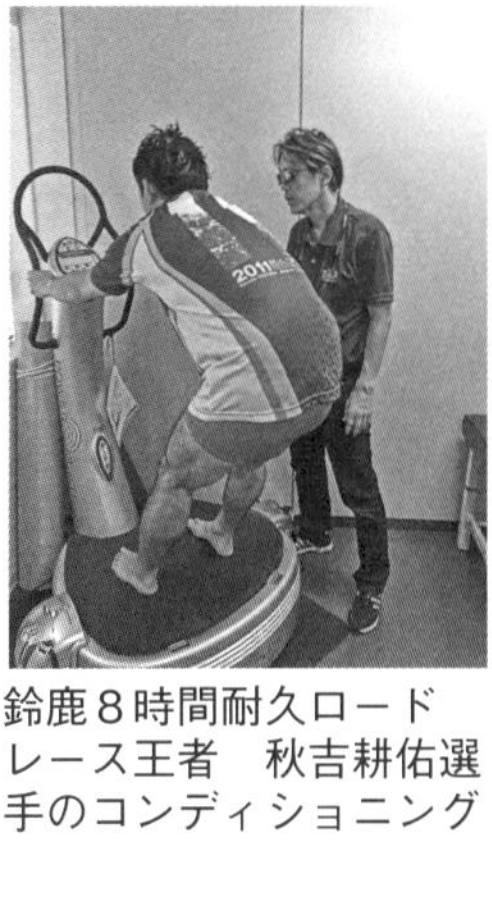

鈴鹿８時間耐久ロード
レース王者　秋吉耕佑選
手のコンディショニング

末武信宏（すえたけ　のぶひろ）**医学博士**

昭和37年岐阜県生まれ。国立岐阜大学医学部卒業。順天堂大学大学院医学研究科博士課程卒業。同大学医学部附属病院第一外科に入局。アジア最大規模を誇る長庚記念病院形成外科・美容外科部長の蔡博士の指導を受け、5万例以上の手術を経験。日本美容外科学会認定専門医、日本美容外科学会学術委員、日本美容外科医師会理事、ミス日本審査員等をつとめた。

第88回日本美容外科学会会長。

オリンピック日本代表選手ほかトップアスリートのトレーナーを務める。

プロボクシングトレーナー（JBC認定)。プロ野球主力選手メディカルトレーナー。

トップアスリート株式会社代表取締役。順天堂大学医学部非常勤講師。

一般社団法人 先端医科学スポーツアカデミー（AMSA）理事。

日本臍帯・胎盤研究会筆頭理事。

《著者連絡先》さかえクリニック
名古屋市中区錦3－5－21　錦HOTEIビル2F
TEL 052(953)9676　FAX 052(953)7810
フリーダイヤル 0120-566680
http://www.sakae-clinic.com

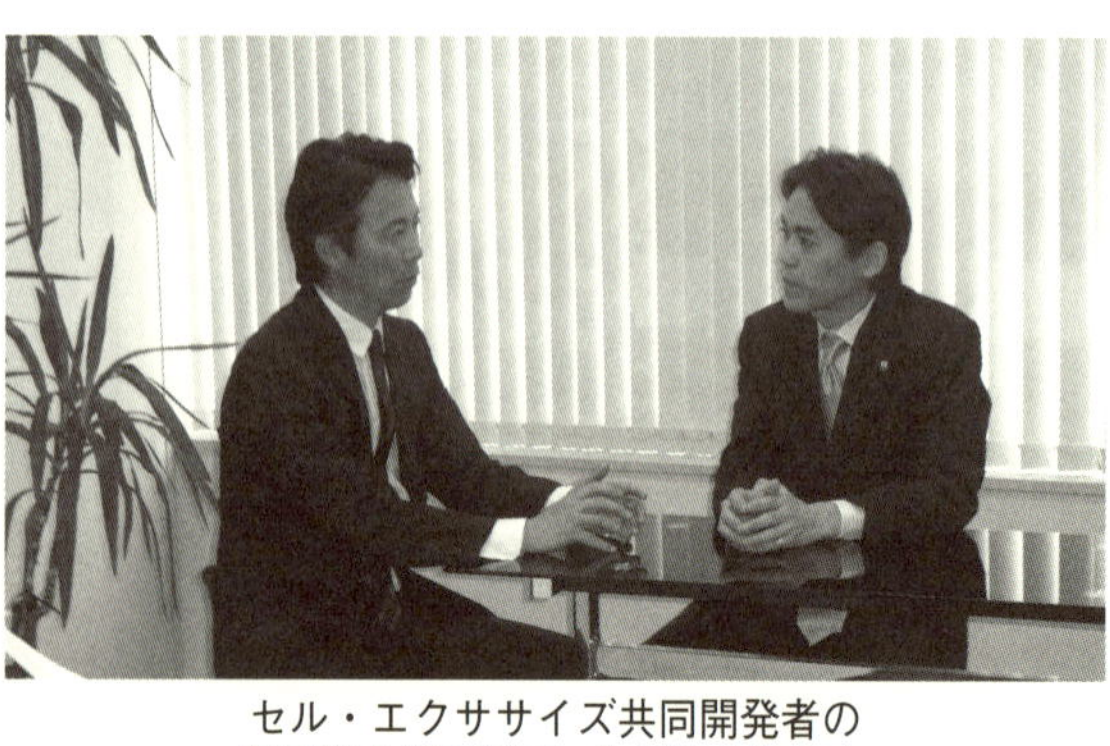

セル・エクササイズ共同開発者の
順天堂大学医学部 小林弘幸教授と